·四川大学精品立项教材·

U0682241

基于病案的口腔医学临床思维培养

JIYU BINGAN DE KOUQIANG YIXUE
LINCHUANG SIWEI PEIYANG

主　编　张凌琳　华成舸

副主编　郑庆华　王　剑　江　潞

编　委（按姓氏笔画数排名）

王　了　王　亚　王诗达　王　剑　王　琪

王　琨　王　龑　伍　俊　任　倩　华成舸

刘孝宇　刘　显　刘济远　江　潞　李春洁

杨　波　张倩倩　张凌琳　郑　巧　郑庆华

孟　姝　赵　蕾

四川大学出版社

项目策划：许　奕
责任编辑：许　奕
责任校对：张伊伊
封面设计：墨创文化
责任印制：王　炜

图书在版编目（CIP）数据

基于病案的口腔医学临床思维培养 / 张凌琳，华成
舸主编 . — 成都：四川大学出版社，2019.10
　　ISBN 978-7-5690-3169-0

　　Ⅰ．①基… Ⅱ．①张… ②华… Ⅲ．①口腔疾病－诊
疗 Ⅳ．① R78

中国版本图书馆 CIP 数据核字（2019）第 253998 号

书名　　基于病案的口腔医学临床思维培养
主　　编　张凌琳　华成舸
出　　版　四川大学出版社
地　　址　成都市一环路南一段 24 号（610065）
发　　行　四川大学出版社
书　　号　ISBN 978-7-5690-3169-0
印前制作　四川胜翔数码印务设计有限公司
印　　刷　郫县犀浦印刷厂
成品尺寸　185mm×260mm
印　　张　16
字　　数　386 千字
版　　次　2019 年 12 月第 1 版
印　　次　2019 年 12 月第 1 次印刷
定　　价　55.00 元

◆ 读者邮购本书，请与本社发行科联系。
　电话：(028)85408408/(028)85401670/
　(028)86408023　邮政编码：610065
◆ 本社图书如有印装质量问题，请寄回出版社调换。
◆ 网址：http://press.scu.edu.cn

四川大学出版社
微信公众号

前　言

临床思维方法是医师认识疾病和判断疾病过程中所采用的推理和逻辑方法。科学的临床思维是医学理论与临床经验在具体患者身上的结合。作为未来的口腔临床医师，具备良好的临床思维能力对口腔医学生至关重要。当代著名的医学史家亨利·欧内斯特·西格里斯特曾在《最伟大的医生》一书中说："医学理论来自实践，并且指导实践，只有医学理论和实践科学结合，医学科学才会富有成果。"我国清朝著名医家陆九芝所言的"读书而不临证，不可以为医；临证而不读书，亦不可以为医"也是这个道理。现有的医学基础教材都是以疾病和系统为导向和主线索进行编写的，而临床诊疗是以症状为导向的，这导致一些学生不能很好地运用所学的理论知识对各种临床现象进行全面分析，不能透过现象看到本质，使其对临床症状及体征的认识表面化和片面化，缺乏对疾病的综合判断能力。

近年来，以病案为基础的教学法（CBL）在医学教学中得到应用。这一教学法起到了桥梁的作用，衔接了基础理论知识和临床实践，可提高医学教学的质量和效果。基于强化训练口腔医学生临床思维能力的目的，我们把近几年在临床工作中遇到的具有基础性、典型性和代表性的真实病案拿出来与大家分享，希望通过CBL，在培养学生针对特定口腔疾病的临床思维能力的同时，使学生掌握临床思维训练的方法，为学生今后职业素质的提升提供一

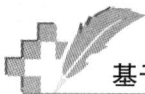

些启发和帮助。

本书特别选择了适合教学的典型病例，引导学生具体病例具体分析，动态观察复杂多变的病情，在诊断及治疗中层层深入，将理论知识点与具体病例科学结合。这一教学模式较传统教学模式内容更加丰富、深刻，让学生成为学习主体，对学生临床思维能力的培养起到良好的促进作用。

CBL 的成功取决于教师与学生的共同努力。教师通过病例展示、启发引导、自主探究、归纳总结和应用迁移的病案教学模式取得使学生举一反三、触类旁通的良好教学效果。希望本书能够为口腔医学的教学团队提供参考与借鉴。

由于作者时间和水平有限，书中难免存在疏漏之处，恳请广大读者指正。

张凌琳　华成舸
2019 年 9 月

目　录

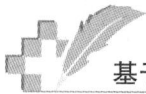

第一章　绪　论

以病案为基础的教学法（case-based learning，CBL）已成为提升医学教育质量的重要教学方法之一。

CBL 可以从现代的联结理论、认知理论、观察理论、人本主义理论和建构主义理论中找到相应的理论基础。以病案为载体的教学方法自古有之，而作为系统的理论与实践结合的教学方法，CBL 最初于 1870 年由哈佛大学法学院院长 Christopher Columbus Langdell 教授提出，并应用到法学教育当中。而后，CBL 逐渐被引入医学教育，并逐步在欧美发达国家推广，目前已经成为医学教育中最主要的教学方法。20 世纪 80 年代，CBL 被引入我国法学、医学高等教育中。经过多年实践与探索，CBL 在医学领域的应用渐趋成熟。

CBL 发展至今，体现出较多的教学优势。其核心是"以病例为先导，以问题为基础，以学生为主体，以教师为主导"的小组讨论式教学法。CBL 主张理论联系实际，学生通过在实际临床问题中转化和运用所学知识，加强对基础知识的掌握，锻炼了发现问题和解决问题的实践能力。CBL 摒弃传统的"填鸭式"教学，不仅符合医学教育的特点，而且在医学生临床课程的学习和实践环节中，对培养学生主动学习的能力和临床技能具有明显的优势。

同时，CBL 的程序较为简单，学生可以从讨论一个临床病例开始，经过一次或两次课堂讨论即可达到教学要求。在授课过程中，学生是教学的主体，能充分发挥主观能动性。教师在这一过程中则起到引导及点拨的作用，最大限度地激发学生的学习自觉性，启发学生去深入探索有关的医学基础与临床知识。CBL 有助于学生尽快适应和融入口腔医学临床实践，在基于岗位胜任力的临床实践技能培训中起到了很大的促进作用，极大地推动了我国口腔医学专业的教育改革和发展。

第二章　龋病、牙髓病和根尖周病

龋病是发生于牙体硬组织的细菌感染性疾病，如果治疗不及时，就会导致牙髓病和根尖周病。这些疾病在临床上颇为常见，其发病率和就诊率非常高。本章遴选了6个典型病例，包括深龋、可复性牙髓炎、急性牙髓炎、急性化脓性根尖周炎、慢性根尖周炎和根管治疗后疾病。通过对这6个病例的学习，学生综合分析临床信息做出诊断及鉴别诊断，掌握这类疾病的临床表现、影像学表现、治疗原则并熟悉治疗措施，建立起基于病例分析的科学临床思维。

病例1　深龋

【关键知识点】

1. 深龋的定义。
2. 深龋的临床表现。
3. 深龋的诊断。
4. 深龋的鉴别诊断。
5. 深龋的治疗措施。

【参考文献】

樊明文，2012. 牙体牙髓病学 ［M］. 4 版. 北京：人民卫生出版社.
OLE FEJERSKOV, BENTE NYVAD, EDWINA KIDD, 2015. Dental Caries：The Disease and its Clinical Management ［M］. New York：Wiley−Blackwell.

【病例课堂】

1. 病史

患者：×××，女，18岁。

主诉：右下后牙进食时疼痛1周。

现病史：右下后牙1周前开始出现进食时疼痛，饮冷水亦引起疼痛。疼痛呈一过性。无自发痛、夜间痛等不适。

既往史：既往体健，否认全身疾病史、传染病病史、药物过敏史。

口腔检查：46 牙远中邻殆面大面积龋坏，可探及深龋洞，洞内有大量食物残渣，洞内牙体组织色黑，质软，探痛（＋）。该牙无松动、无叩痛。

2. 症状解读

（1）患者进食及饮冷水时疼痛。

<解析>进食及饮冷水时疼痛可能由龋坏、磨耗、牙隐裂、残髓炎等多种因素造成，需进一步明确疼痛的位置、诱因和特点，如咀嚼时有无定点痛，是冷水进入龋洞才痛还是接触到就痛。

（2）患者疼痛呈一过性，无自发痛、夜间痛等不适。

<解析>患牙有疼痛，提示牙髓未坏死；无自发痛、夜间痛，提示牙髓尚未发生不可复性牙髓炎；一过性疼痛，无延迟，提示牙髓状态可能正常，需结合进一步检查，判断是否存在牙髓充血。

3. 互动性提问

（1）患者还需询问什么病史或做什么临床检查？

［答］应询问患者疼痛的程度以及是否有明显激发痛，并应完成患牙的温度测试和牙髓电活力测试。

［结果］患者诉疼痛程度尚可接受，患牙冷诊（－），热诊（－），牙髓电活力测试值为 16（对侧同名牙为 14）。

［教学点］正确判断牙髓状态是制订深龋治疗措施的前提。患牙冷诊（－），热诊（－），提示牙髓无明显充血和炎症。激发痛不明显，提示牙髓状态较为正常。

（2）患者需要做何检查？

［答］可行 X 线根尖片或 X 线咬翼片检查。

［结果］给出 X 线根尖片，让学生读片。46 牙 X 线检查结果见图 2-1。

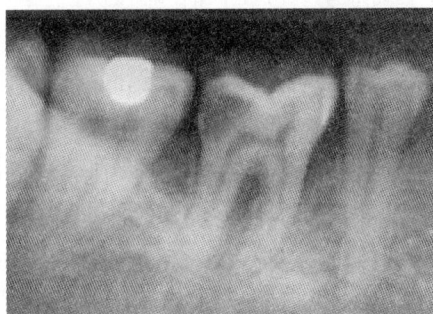

图 2-1 46 牙 X 线检查结果

X 线根尖片显示 46 牙牙冠远中邻殆面大面积低密度影，最深处距髓腔约 1mm。根尖周未见明显透射影。

［教学点］X 线咬翼片是诊断隐匿的邻面龋坏的重要手段。本病例诊断较为明确，不需 X 线咬翼片辅助。对于较深的龋洞，可通过 X 线根尖片辅助预判龋坏深度、与髓腔的距离以及根尖周组织受累情况，以协助诊断和治疗。

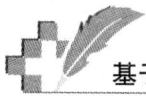

（3）患者的诊断及诊断依据是什么？

［答］诊断为深龋。结合患者病史、视诊、探诊、叩诊、温度诊和牙髓电活力测试等综合判断。

（4）应与哪些疾病进行鉴别诊断？鉴别诊断的依据是什么？

［答］患者鉴别的重点应为不可复性牙髓炎和慢性牙髓炎。不可复性牙髓炎和慢性牙髓炎无典型自发痛症状，容易混淆。另外，应与无临床症状的牙髓坏死进行鉴别。

不可复性牙髓炎的鉴别诊断依据如下：不可复性牙髓炎通常在冷诊（冰棒等在牙面上测试）时表现为一过性敏感，而深龋仅当冰水进入龋洞时才引起疼痛，冷诊时的表现与对照牙相同。

慢性牙髓炎的鉴别诊断依据如下：首先应仔细询问病史，慢性牙髓炎可有自发性钝痛病史。无明显自发痛病史的慢性牙髓炎，可通过冷诊与深龋进行区分。冷诊可引起慢性牙髓炎患牙一过性疼痛，与不可复性牙髓炎类似，但程度更重，持续时间更久。此外，慢性牙髓炎可出现轻度叩痛，而深龋的叩诊结果与对照牙相同。

（5）在制订患者治疗方案时，需考虑哪些因素？

［答］需考虑患者的龋损深度、牙髓状态、经济因素等。

［教学点］软龋是否能一次性去净、牙髓是否处于充血状态、龋坏边缘是否位于龈下以及患者的经济因素等，均影响治疗方案的选择。

（6）首选治疗方案是什么？

［答］患者的首选治疗方案为垫底充填治疗。

处置：46牙去净龋坏组织，备洞，未见明显穿髓孔，备洞过程中患牙一过性敏感。隔湿，干燥，消毒窝洞，封氢氧化钙，膏体树脂分层充填修复，调𬌗，打磨抛光。

医嘱：常规医嘱，不适随诊。

（7）若患牙在备洞过程中极其敏感，是否可以进行充填治疗？

［答］不可以。应进行安抚治疗，待症状消除再进行下一步处理。

（8）若患牙近髓软化牙本质无法一次性去净，应进行什么处理？

［答］保留洞底少量软化牙本质，先行氢氧化钙间接盖髓。

4. 治疗要点解析

软化牙本质是否能一次性去净、牙髓是否处于充血状态、龋坏边缘是否位于龈下以及患者的经济因素等，均影响治疗方案的选择。

对于软化牙本质能够一次性去净的情况，若备洞过程中激发痛不严重，患牙牙髓状态正常，可行一次垫底充填治疗。若备洞过程中患牙极其敏感，应先行安抚治疗，在窝洞内封丁香油酚小棉球，并用氧化锌丁香油酚暂封窝洞，观察1～2周。复诊时，需再次判断牙髓状态，若患者在复诊期间无不适，牙髓状态正常，可去除封物，行垫底充填治疗。

若软化牙本质不能一次性去净，则需区分龋病的进展速度。急性龋患者牙本质感染程度较轻，若窝洞底残留少量软龋，可行氢氧化钙间接盖髓后垫底充填，若牙髓充血，则先行安抚治疗，再垫底充填。慢性龋患者的第一次处理同急性龋患者，窝洞底保留少量软化牙本质，氢氧化钙间接盖髓后封洞观察3～6个月，待修复性牙本质形成。与急性龋患者不同的是，慢性龋患者复诊时，若牙髓状态正常，需去净全部残留软化牙本质，确定无牙髓穿通后再垫底充填治疗。

若龋坏边缘位于龈下，常因隔湿不良而影响复合树脂的粘接效果，可采用玻璃离子结合复合树脂的三明治技术或银汞合金进行充填。

【教师参考要点】

1. 龋病的临床分类。

按发病情况和疾病进展速度，龋病可分为急性龋、慢性龋和继发龋。按损害部位，龋病可分为窝沟龋、平滑面龋、根面龋、隐匿性龋等。按病变深度，龋病可分为浅龋、中龋和深龋。

2. 深龋的诊断。

龋病进展到牙本质深层为深龋，综合患者的症状和体征、口腔检查及 X 线检查，可以较容易诊断。若患牙龋坏较隐匿，应结合患者的主观症状仔细检查。

3. 深龋的鉴别诊断。

深龋主要需与可复性牙髓炎及无明显自发痛的慢性牙髓炎进行鉴别。

4. 深龋的治疗。

深龋的治疗需根据龋坏的进展速度、软化牙本质是否能一次性去净、牙髓是否处于充血状态、龋坏边缘是否位于龈下以及患者的经济因素等，采取不同的治疗手段和材料。

病例 2 可复性牙髓炎

【关键知识点】

1. 可复性牙髓炎的临床表现。
2. 可复性牙髓炎的诊断。
3. 可复性牙髓炎的鉴别诊断。
4. 可复性牙髓炎的治疗措施。

【参考文献】

樊明文，2012.牙体牙髓病学［M］.4 版.北京：人民卫生出版社.
KENNETH HARGREAVES LOUIS BERMAN，2015. Pathway of the pulp［M］.
11th ed. St Louis：Elsevier－Health Sciences Division.

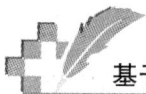

【病例课堂】

1. 病史

患者：×××，男，15岁。

主诉：左下后牙冷刺激疼痛2周。

现病史：患者2年前行左下第二前磨牙复合树脂充填修复。2周前患牙出现冷刺激疼痛，疼痛持续数秒缓解，无自发痛、咬合痛等不适。

既往史：既往体健，否认全身疾病史、传染病病史、药物过敏史。

口腔检查：口腔卫生状况可。充填物松动移位，可探及继发龋。该牙无松动。冷诊（＋），5秒后缓解，热诊（－），无叩痛及扪痛，牙髓电测试值正常。

2. 症状解读

患者35牙冷刺激疼痛。

<解析>患者35牙曾行复合树脂充填修复，目前探及继发龋，最可能的原因是继发龋导致牙本质感染，引起患牙牙髓症状。

3. 互动性提问

（1）35牙X线根尖片可看到哪些问题？

[答] 远中邻𬌗面充填物，充填物与牙体组织之间存在间隙，根尖周未见明显透射影。35牙X线检查结果见图2-2。

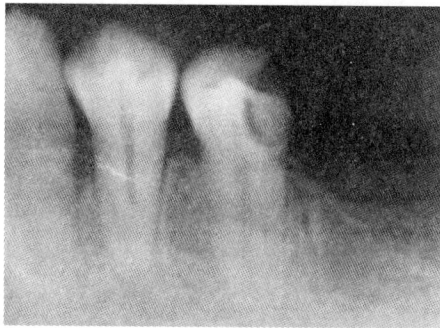

图2-2 35牙X线检查结果

（2）患者的诊断是什么？

[答] 35牙可复性牙髓炎。

[教学点] 该处主要考察可复性牙髓炎与不可复性牙髓炎和深龋的鉴别诊断。患牙无自发痛，仅有冷刺激疼痛并在数秒内缓解，应是可复性牙髓炎。

（3）患者的治疗计划是什么？

[答] 可复性牙髓炎理论上可行充填治疗。但应先去除患牙充填物，评估龋坏程度和残留牙体组织的情况，再制订治疗方案。

[教学点] 评估残留牙体组织情况和龋坏程度有重要意义。若残留牙体组织不能修复，患牙失去保留价值，则考虑拔除。若患牙可修复，去除龋坏后露髓与否的治疗方案不同。若去除龋坏后患牙未露髓，可采用复合树脂或银汞合金充填窝洞；若去除龋坏后

牙髓暴露，则应根据暴露情况，在充填前给予相应治疗。

（4）患者龋坏去除后发现露髓，牙体可修复，可选择哪些治疗方案？

［答］可选择的治疗方案包括直接盖髓术、活髓切断术、活髓切除术、根管治疗术等，也可不处理。

处置：35 牙 2% 利多卡因局部浸润麻醉，放置橡皮障，去除现有修复体，用低速球钻去除洞壁龋坏组织，挖器去除洞底龋坏组织，发现露髓孔，直径约 0.3mm。0.9% 氯化钠注射液（生理盐水）冲洗窝洞，无菌球钻切除露髓孔处表层 2mm 的炎症牙髓组织，用 1% 次氯酸钠无菌小棉球覆盖牙髓创面处 30 秒，牙髓出血停止。无机三氧化物聚合物（MTA）盖髓，玻璃离子水门汀垫底，复合树脂粘接修复，调𬌗，打磨抛光。

医嘱：3 个月后复查，不适随诊。

（5）部分活髓切断术的操作重点是什么？

［答］应严格执行无菌操作，控制出血，准确放置盖髓剂，及时进行永久修复以获得良好封闭。

（6）常用的盖髓剂有哪些？

［答］常用的盖髓剂有氢氧化钙或 MTA。

［教学点］盖髓剂要求能够促进牙髓修复再生，具有良好的生物相容性、抗菌作用，药效稳定持久，便于操作等。氢氧化钙一直以来是盖髓材料的金标准，近年来 MTA 因其良好的密闭性、生物相容性、诱导成骨性以及一定的抑菌功能等优点，被越来越广泛地应用于盖髓治疗。

（7）患者定期复查包括哪些内容？

［答］需要询问患者主观症状，进行口腔检查，包括温度测试、牙髓电测试、叩诊、扪诊等，以及拍摄患牙 X 线根尖片。患者通常应于术后 3 个月、6 个月及 1 年复查。若 1 年复查时所有检查均无阳性结果，则可改为每年复查 1 次。

（8）哪些症状或体征提示患者活髓保存治疗失败？

［答］患者出现自发痛、夜间痛、咀嚼痛及根尖区扪痛，黏膜窦道，对冷热刺激的敏感性增加，疼痛延迟。

4. 治疗要点解析

患者 35 牙龋源性露髓，选择部分活髓切断术治疗，这主要是根据患者的牙髓状况、年龄、露髓情况、保髓意愿等多方面综合确定。深龋露髓，牙髓多存在细菌感染，根管治疗是最常采用的方法。但在本病例中，患牙无自发症状，对温度测试、牙髓电测试均有反应，X 线根尖片未提示根尖周感染，再结合患者年龄较小，牙髓血运丰富，有利于牙髓愈合，露髓面积较小，综合考虑后试行了保髓治疗。相较于根管治疗，保髓治疗的成本低、疗程短、损伤小，减少牙折的风险。

直接盖髓术和部分活髓切断术的临床操作步骤相似。本病例之所以选择部分活髓切断术，是因为对于龋源性露髓，部分活髓切断术能够有效去除表层感染的牙髓，更有利于牙髓愈合，并为盖髓剂的放置提供容纳空间。在操作过程中，需严格执行无菌操作，选择有效的盖髓剂，做好修复体的严密封闭。在牙髓切断过程中，根据牙髓出血情况判断牙髓状态，对于预后非常重要。牙髓感染较重的患牙，通常牙髓出血时间较长，更难

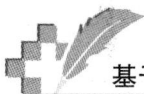

控制止血，应考虑行根管治疗。

【教师参考要点】

1. 可复性牙髓炎的临床表现。

（1）当患牙受到冷热刺激或酸甜化学刺激时，立刻出现疼痛反应，尤其对冷刺激敏感。疼痛呈一过性，刺激一去除，疼痛立即消失，无自发痛。

（2）患牙常可查及近髓的牙体硬组织病损，如深龋、深楔状缺损、重度磨耗等，或可探及深牙周袋，也可存在咬合创伤或患牙所受正畸外力过大，有时可见患牙冠部存在裂纹。

（3）患牙对温度测试特别是冷测试表现为一过性敏感，去除刺激后敏感症状仅持续数秒即缓解。

（4）叩诊反应同正常对照牙，无叩痛不适。

2. 可复性牙髓炎的诊断要点。

（1）患者主诉对冷热刺激特别是冷刺激一过性敏感，但无自发痛病史。

（2）患牙常查及引起牙髓病变的牙体硬组织病损或牙周组织损害的病因。

（3）患牙对冷测试表现为一过性敏感。

3. 可复性牙髓炎的鉴别诊断。

可复性牙髓炎主要应与深龋、不可复性牙髓炎、牙本质过敏症进行鉴别。

（1）深龋：两者的主要区别是冷热刺激接触正常牙面时是否出现一过性敏感症状。深龋的患牙通常是冷热刺激进入龋洞时才出现敏感症状，冷热刺激接触正常牙面时，患牙的反应与健康对照牙相同；而可复性牙髓炎患牙表现为冷热刺激接触正常牙面时即出现一过性敏感症状。当两者难以区别时，临床上可先按可复性牙髓炎进行安抚处理。

（2）不可复性牙髓炎：两者的主要区别是患者是否有自发痛病史。可复性牙髓炎患者无自发痛病史，不可复性牙髓炎患者一般存在自发痛病史。对温度测试，可复性牙髓炎的疼痛反应较轻，是一过性的，而不可复性牙髓炎的疼痛反应重，刺激消失后，疼痛反应持续较长时间。不可复性牙髓炎有时可有叩痛。临床上，可复性牙髓炎和无自发痛的慢性牙髓炎难以区别时，先按可复性牙髓炎的治疗原则处理，即行安抚治疗，观察患牙是否出现自发痛症状。

（3）牙本质过敏症：两者的主要区别是对不同类型刺激的敏感程度不一样。牙本质过敏症患牙对探、触等机械刺激和酸、甜等化学刺激比冷热刺激更敏感，而可复性牙髓炎患牙则对冷热刺激，特别是冷刺激更敏感。

4. 可复性牙髓炎的治疗措施。

首先查明病因，对于有明确牙体疾病的患牙，应及时去除致病因素，进行相应治疗。如深龋患牙应先去龋，去龋后结合患牙露髓情况，选择相应的治疗方案。若髓腔未暴露，可行间接盖髓术和树脂充填治疗；若髓腔暴露，结合患者年龄、露髓面积、感染程度等选择直接盖髓术、活髓切断术等。牙隐裂患牙应先磨除裂纹，针对深楔状缺损、重度磨耗等先行安抚治疗，观察无症状者行银汞合金或树脂充填治疗。需注意：若随访过程中患牙出现自发痛等不可复性牙髓炎症状，应及时进行根管治疗。

对于非牙体疾病引起的可复性牙髓炎，以去除病因、对症治疗为主。如正畸外力过大者，调节正畸力；由深牙周袋引起者，应及时到牙周科就诊；对于由近期牙外漂白术引起的可复性牙髓炎，应建议患者近期内尽量避免刺激患牙牙髓。

病例 3 急性牙髓炎

【关键知识点】

1. 牙髓炎的分类。
2. 急性牙髓炎的临床表现。
3. 急性牙髓炎的诊断。
4. 急性牙髓炎的鉴别诊断。
5. 急性牙髓炎的治疗措施。

【参考文献】

樊明文，2012.牙体牙髓病学［M］. 4 版. 北京：人民卫生出版社.

KENNETH HARGREAVES LOUIS BERMAN，2015. Pathway of the pulp［M］. 11th ed. St Louis：Elsevier－Health Sciences Division.

DE PABLO OV，ESTEVEZ R，PÉIX SÁNCHEZ M，HEILBORN C，COHENCA N，2010. Root anatomy and canal configuration of the permanent mandibular first molar：a systematic review［J］. J Endod，36（12）：1919－1931.

【病例课堂】

1. 病史

患者：×××，女，26 岁。

主诉：左下后牙自发痛 3 日伴夜间痛 1 日。

现病史：左下后牙半年前开始出现遇冷后酸痛数秒的现象，并有咀嚼不适。3 日前出现自发痛，疼痛呈放射性，不能定位，冷热刺激加重疼痛。1 日前出现夜间剧痛，无法入睡。

既往史：既往体健，否认全身疾病史、传染病病史、药物过敏史。

口腔检查：36 牙合面中央窝大面积龋坏，可探及深龋洞，色黑，质软。该牙无松动。冷诊时疼痛加剧并延续超过 5 分钟，热诊（±），无叩痛，牙髓电测试值为 5（对侧同名牙为 12）。

2. 症状解读

（1）患者有前驱症状。

＜解析＞牙髓过敏症状可能由龋坏、磨耗、牙隐裂、牙龈退缩后牙根暴露等因素

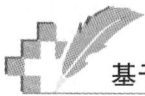

引起。

（2）患者疼痛无法定位。

<解析>疼痛无法定位是牙髓激惹性疼痛的特点，多见于牙髓炎、三叉神经痛、上颌窦癌、颌骨中央型肿瘤等。

（3）患者夜间疼痛加剧。

<解析>牙髓炎疼痛是由牙髓腔压力引起的，夜间副交感神经活跃导致局部血管扩张，炎性渗出加重，加之平卧可能导致局部压力增高，于是出现疼痛。这一特点与三叉神经痛等与局部压力无关的疼痛可以鉴别。

3. 互动性提问

（1）患者还需询问什么病史或做什么临床检查？

[答] 先应全面检查同侧上下颌牙，并仔细检查隐匿的可能的龋坏，还应关注有无跳痛。

[结果] 余牙均未见龋坏、叩痛。

[教学点] 既然牙髓炎疼痛不定位，那么若怀疑为牙髓炎，必须全面检查同侧上下颌牙。疼痛性质的变化提示病情的不同阶段，若出现跳痛则应考虑牙髓化脓，根管治疗方案相应地就会有差异。

（2）患者需要做何检查？

[答] 需要行 X 线根尖片检查。

[结果] 给出 X 线根尖片，让学生读片。36 牙 X 线检查结果见图 2-3。

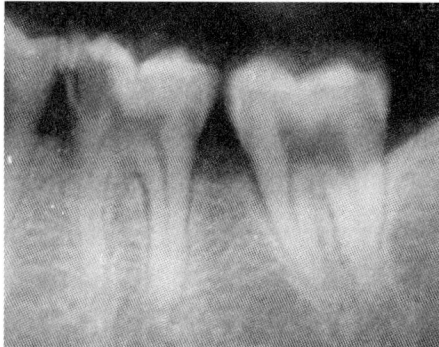

图 2-3　36 牙 X 线检查结果

X 线根尖片显示 36 牙牙冠大面积低密度影，近髓。根尖周未见透射影。

[教学点] 牙髓激惹性疼痛可能由其他疾病（如髓石、颌骨内病变等）引起。需要了解根尖周情况，原则上以 X 线根尖片为宜。

（3）患者的诊断及诊断依据是什么？

[答] 诊断为急性牙髓炎、深龋。根据临床检查、自发痛、夜间痛等急性牙髓炎的典型症状进行诊断。

（4）应与哪些疾病进行鉴别诊断？鉴别诊断的依据是什么？

[答] 鉴别诊断的重点应为慢性牙髓炎的急性发作。慢性牙髓炎常伴有根尖周炎，该鉴别诊断直接反映学生对牙髓炎和根尖周炎发生发展的理解。另外，还应与三叉神经

痛、龈乳头炎、牙髓激惹性痛、髓石、上颌窦癌等鉴别。

三叉神经痛的鉴别诊断依据如下：三叉神经痛表现为突然发作的电击样或针刺样剧痛，与牙髓炎的疼痛相似。但三叉神经痛一般都有"扳机点"，且无明显夜间疼痛，温度刺激也不会诱发或缓解疼痛。

龈乳头炎的鉴别诊断依据如下：龈乳头炎也可出现剧烈的自发痛，但疼痛性质为持续性胀痛。冷热刺激会使龈乳头敏感，但不会导致激发痛。疼痛多可定位。检查时可见龈乳头充血、水肿等，触痛明显。

上颌窦炎的鉴别诊断依据如下：患有上颌窦炎时，患侧的上颌后牙可出现类似牙髓炎的疼痛症状，通常为持续性胀痛，且疼痛可放射至同侧头面部。除了感觉牙痛，患者还可能出现头痛、鼻塞、脓涕等上呼吸道感染症状，以及在跑、跳、蹲等体位突然改变时，牙痛症状加重。叩诊时患侧的上颌前磨牙及磨牙可出现两三颗牙均有疼痛，按压上颌窦前壁患者可出现疼痛反应。

髓石的鉴别诊断依据如下：在头位或体位改变时产生疼痛，症状颇似三叉神经痛，常为剧烈的阵发痛，向三叉神经分布区放射。有时表现为偏头痛。有的患者的疼痛与运动有关，常在跑跳时随运动节奏产生跳痛。牙髓电测试正常或反应变钝。临床检查无明显牙体及牙周组织病变，疼痛与温度刺激的关系不明显，典型者 X 线片可见髓腔内圆球样阻射影。

上颌窦肿瘤的鉴别诊断依据如下：上颌窦肿瘤患者可有上颌牙持续性痛，夜间加重，伴同侧头面部痛，有鼻塞、流脓血鼻涕及患侧上牙牙龈麻木、蚁爬感，有时出现同侧眼痛流泪。检查可见前磨牙或磨牙松动，叩痛（一）。眶下区麻木或感觉异常。晚期出现张口受限及面颊部膨胀。影像学检查可见上颌窦内有占位性病变，窦壁被破坏。

（5）在制订患者治疗方案时，需考虑哪些因素？

［答］需考虑患者的全身性因素、患牙牙体和牙周情况、经济因素等。

［教学点］急性牙髓炎需要局部麻醉下开髓引流，应考虑不能耐受局部麻醉的情况，如心血管疾病、妊娠期妇女、麻醉药过敏等。育龄期妇女需询问是否处于妊娠期，因为治疗过程中存在风险，口腔诊断常需拍摄 X 线片，应考虑到辐射因素的影响。

（6）首选治疗方案是什么？

［答］患者的首选治疗方案为根管治疗。

处置：36 牙下颌 2％利多卡因阻滞麻醉下开髓引流，放置橡皮障，显微镜下探查根管口，探及 4 个根管口，拔髓，以 10♯、15♯K 锉疏通根管，测量工作长度，近颊根 17mm，近舌根 17mm，远颊根 18mm，远舌根 17mm。GG 钻建立直线通路，机用 S3 锉预备根管至 04 35♯。预备根管过程中配合 5％次氯酸钠溶液冲洗根管。06 25♯牙胶尖修剪直径后示踪，X 线片显示：预备到位。根管干燥，涂布根管糊剂，根管中下端牙胶尖垂直加压充填，根管上段热熔牙胶注射充填。消毒窝洞，流体树脂垫底，膏体树脂分层充填修复，调𬌗，打磨抛光。

医嘱：常规医嘱，半年后复诊，不适随诊。

（7）本病如何应急处理？

［答］开髓引流。

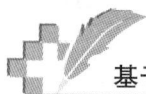

（8）下颌第一磨牙常用什么开髓洞形？

［答］下颌第一磨牙开髓洞形常为钝圆的长方形，位于咬合面近远中径的中 1/3 偏颊侧部分，洞形近中边稍长，远中边稍短，颊侧洞缘在颊尖的舌斜面上，舌侧洞缘在中央沟处。尽量避免破坏边缘嵴。

（9）根管治疗后是否需要后续治疗？

［答］需要。根管治疗后还需根据牙冠缺损情况选择合适的方案进行冠修复。

4. 治疗要点解析

急性牙髓炎的患牙根管深部尚未感染或感染较轻微时，根管预备的目的主要是去除根管内牙髓组织并使根管成形，以便于根管充填。在操作过程中需注意防止感染，橡皮障的使用至关重要。局部麻醉下即刻摘除牙髓并一次完成根管治疗可最大限度地防止感染扩散。

61%左右的下颌第一磨牙为三根管，35%左右为四根管。近中94%为双根管，近中三根管的比例在 2.3%左右。黄种人下颌第一磨牙解剖变异较大，有报道中国人51.4% 的下颌第一磨牙存在 4 个根管，25.8%的牙齿有远舌根。在近中或远中呈 30°拍摄第二张 X 线片，有利于发现远舌根。

探查根管时需注意：下颌第一磨牙近中通常为双根管，远中若为单根管，则其投影应位于近颊和近舌根管连线的中央，若偏向一侧，则应再探查是否有额外根管。

【教师参考要点】

1. 牙髓炎的分类。

牙髓炎包括可复性牙髓炎和不可复性牙髓炎。不可复性牙髓炎又分为急性牙髓炎（包括慢性牙髓炎急性发作）、慢性牙髓炎（包括残髓炎）和逆行性牙髓炎。

2. 急性牙髓炎的诊断。

急性牙髓炎的诊断需综合考虑以下几点：

（1）典型的疼痛症状：自发性阵发性痛、夜间痛、温度刺激加剧疼痛（晚期热痛冷缓解）、疼痛不能自行定位。

（2）患牙牙体可找到引起牙髓病变的龋坏等牙体损害或其他病因。

（3）牙髓温度测试结果有助于定位患牙。确定患牙是诊断急性牙髓炎的关键。

3. 急性牙髓炎的鉴别诊断。

急性牙髓炎主要与非牙源性牙痛疾病进行鉴别。

4. 急性牙髓炎的治疗。

急性牙髓炎首选根管治疗。无法行根管治疗的患牙需根据具体情况考虑干髓术或拔除。

病例 4　急性化脓性根尖周炎

【关键知识点】

1. 急性根尖周炎的分类。
2. 急性化脓性根尖周炎的临床表现。
3. 急性化脓性根尖周炎的诊断。
4. 急性化脓性根尖周炎的鉴别诊断。
5. 急性化脓性根尖周炎的治疗措施。

【参考文献】

樊明文，2012.牙体牙髓病学［M］.4 版.北京：人民卫生出版社.

KENNETH HARGREAVES LOUIS BERMAN，2015.Pathway of the pulp［M］.
11th ed. St Louis：Elsevier—Health Sciences Division.

【病例课堂】

1. 病史

患者：×××，男，45 岁。

主诉：左下后牙自发痛 4 日伴口内鼓包 1 日。

现病史：左下后牙半年前曾因龋坏行树脂充填治疗。4 日前出现左下后牙自发痛，呈持续性跳痛，疼痛日益剧烈，可定位，咬合时疼痛加重，不敢触碰患牙。1 日前发现左下后牙对应黏膜处鼓起，压之疼痛，不敢触碰。冷热刺激时患牙疼痛无明显加重。左下后牙半年前曾出现自发痛、夜间痛等不适，未就医，后自行缓解。

既往史：既往体健，否认全身疾病史、传染病病史、药物过敏史。

口腔检查：35 牙远中邻𬌗面有树脂充填物，可探及继发龋。叩痛（＋＋＋），松动Ⅲ°。冷诊（－），热诊（－），牙髓电测试无反应（读数 80）。35 牙唇侧牙龈红肿，前庭沟扁平，压痛明显，扪诊深部有波动感。36 牙缺失，采用种植体修复。

2. 症状解读

（1）左下后牙半年前曾出现自发痛、夜间痛等不适。

<解析>结合患者本次就诊的症状，最可能的原因是左下后牙曾发生过急性牙髓炎。

（2）左下后牙自发痛自行缓解。

<解析>结合患者本次就诊的症状，最可能的原因是患牙牙髓逐渐坏死。

（3）患者咬合时疼痛加剧。

<解析>这是由于感染扩散至根尖周组织，导致根尖周膜内渗出物堆积，牙周间隙

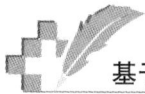

内压力升高，咬合、触碰患牙等机械压力进一步刺激牙周膜神经，引起更为剧烈的疼痛。

3. 互动性提问

（1）患者还需询问什么病史或做什么临床检查？

［答］应询问患者有无发热等全身症状，观察患者面部有无肿胀，进行淋巴结扪诊和患牙牙周探诊。

［结果］患者全体情况正常，无发热，面部对称，左侧下颌下淋巴结扪痛。牙周探诊发现：35牙远中牙龈萎缩，牙体颈部暴露，未探及明显牙周袋。

［教学点］急性化脓性根尖周炎患者可出现体温升高、全身乏力的症状，必要时需进行抗生素治疗。若全身症状明显，应注意跟踪观察，防止颌骨骨髓炎、败血症等严重的并发症发生。面部肿胀患者需警惕有无弥散性脓肿形成（蜂窝织炎）。牙周探诊有助于辅助判断患牙是否患牙周病，进一步明确脓肿是牙髓源性还是牙周源性。

（2）患者需要做何检查？

［答］需要行X线根尖片检查。35牙X线检查结果见图2-4。

［结果］给出X线根尖片，让学生读片。

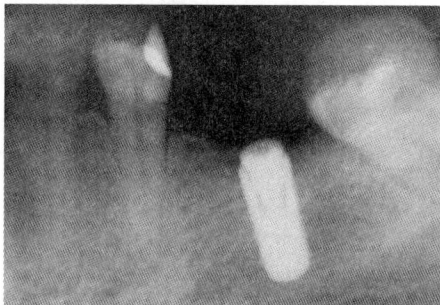

图2-4　35牙X线检查结果

X线根尖片显示35牙牙冠远中邻牙合面大面积阻射影，近髓腔。根尖周牙周膜间隙略增宽。近中牙槽骨高度及形态正常，远中牙槽骨轻度吸收。36牙缺失，牙槽骨内见种植体。

［教学点］急性化脓性根尖周炎应与急性牙周脓肿鉴别，需要了解患牙牙槽骨嵴的破坏情况，同时，根据有无根尖暗影，判断患牙是否为慢性根尖周炎急性发作，了解感染程度。原则上以X线根尖片为宜。

（3）患者的诊断和诊断依据是什么？

［答］急性化脓性根尖周炎。根据患者典型临床症状和X线片进行诊断。

（4）应与哪些疾病进行鉴别诊断？鉴别诊断的依据是什么？

［答］鉴别诊断的重点为急性牙周脓肿。急性牙周脓肿患牙也可有跳痛、松动、咬合痛等症状，并形成颊侧或舌侧牙龈处的脓肿突起。该鉴别诊断直接反映学生对急性根尖周炎发生发展的理解。根据疾病进程，急性化脓性根尖周炎在临床上可分为三个阶段，本病例为骨膜下脓肿阶段。三个阶段症状不同，治疗的注意事项也不尽相同，应予

以鉴别。另外，还应与慢性根尖周炎急性发作相鉴别。

急性牙周脓肿的鉴别诊断依据如下：急性牙周脓肿的感染来源是牙周袋，而急性化脓性根尖周炎的感染来源是感染牙髓，因此，两者可从疾病的临床特点加以区分。在临床检查中，可通过患牙外形完整性（有无龋洞、非龋性牙体疾病）、牙髓有无活力、有无深牙周袋、脓肿的位置、X线片中有无牙槽骨嵴破坏等来鉴别。通常来说，急性牙周脓肿患牙常有较长的牙周病史，牙体多完整，牙髓活力正常，可探及深牙周袋，脓肿的位置局限于牙周袋壁，叩痛相对较轻，X线片常可见牙槽骨嵴破坏和骨下袋。这些特点可与急性化脓性根尖周炎有效鉴别。

慢性根尖周炎急性发作的鉴别诊断依据如下：慢性根尖周炎急性发作时，可见 X 线根尖片中患牙根尖部不同程度的透射影，这是因为慢性根尖周炎病情较长，根尖部已出现不同程度的牙槽骨吸收。

急性根尖周炎不同阶段的鉴别如下。

急性浆液性根尖周炎：主要表现为咬合痛，患牙无持续性跳痛。初期患者可诉咬紧患牙反而缓解疼痛。

急性化脓性根尖周炎：该期患区出现持续性跳痛，可与急性浆液性根尖周炎相鉴别。急性化脓性根尖周炎的三个阶段虽然是连续发展的过程，但各阶段有各自的特征，可相对识别。

一是根尖周脓肿：该期的主要特点是患牙咬合痛和持续性跳痛。此时根尖区黏膜尚无明显肿胀，无全身症状或症状较轻。

二是骨膜下脓肿：症状更加严重，根尖区黏膜明显红肿，范围广泛，患者可出现全身症状，如发热、乏力、白细胞增多等。

三是黏膜下脓肿：黏膜下脓肿患者的疼痛有所减轻，相较于根尖周脓肿，患牙根尖区黏膜有明显的局部肿胀，扪之有较明显的波动感。

（5）本病如何应急处理？

［答］局部麻醉下开髓行根管预备，同时行脓肿切开引流。

（6）脓肿切开引流的指证是什么？如何处置？

［答］脓液抵达骨膜或黏膜下，可扪及波动感是脓肿切开引流的指征。骨膜下脓肿的黏膜肿胀界限不明显，移行沟变平，需仔细检查，扪及深部有波动感时才可切开。切开过早，出血多，不能缓解疼痛，也未起到引流作用。

（7）脓肿切开的目的和操作要点是什么？

［答］脓肿切开的目的是建立引流通道，缓解根尖区肿胀疼痛，防止感染扩散。脓肿切开应在局部麻醉下进行，切口应位于脓肿波动感最强处。做纵向切口，直达骨膜下，使用止血钳或骨膜分离器轻柔分离全层组织至骨膜下，彻底探查脓肿腔，使炎症分泌物和感染物排出。放置引流条以防切口过早闭合。引流条需每日更换至无明显脓液溢出。

（8）本病例患牙在初次急症处理时开放髓腔有无益处？

［答］该方法尚存争议。髓腔开放是急性根尖周炎的传统处置手段，然而越来越多的研究表明，开放髓腔可能会使急性根尖周炎的治疗更加复杂，这是因为开放髓腔可能

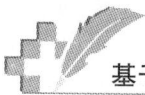

引入新的细菌感染。因此，除非通过根管系统可形成必要的引流通道，否则，在通常情况下，并不推荐急症处理时开放髓腔。

（9）患者是否需要服用抗生素？

［答］不需要。服用抗生素并非治疗急性根尖周炎的必需措施。以下情况需考虑抗生素治疗：患者存在进行性或持续性感染的全身症状和体征，如发烧（超过37℃）、萎靡不振、蜂窝织炎、原因不明的破伤风、肿胀进行性发展或维持不消散、颌面部间隙感染等。

（10）患者后续应完成哪些治疗？

［答］患者应尽快完成根管预备和充填治疗。

（11）下颌第一前磨牙的根管解剖特征是什么？

［答］下颌第一前磨牙解剖变异较大，研究报道60%～94%的下颌第一前磨牙为单根管，6%～40%左右为双根管，三根管的情况也有报道。单根管下颌第一前磨牙根管口呈卵圆形，双根管的根管口呈圆形。舌侧根管也可从主根管分离，形成一个陡峭的弯曲，增加预备难度。由于下颌第一前磨牙牙冠舌倾，增加了舌侧根管的探查难度，临床上若怀疑有舌侧根管，应尽量向髓腔舌侧壁探查，以免遗漏。下颌第二前磨牙的根管形态与第一前磨牙相似，根管口通常呈卵圆形，可能为双根管、三根管或四根管，但变异率显著低于第一前磨牙。

4. 治疗要点解析

急性化脓性根尖周炎的治疗要点是建立引流通道和消除感染源。根管预备是本病治疗的关键，因为根管内的残留细菌是急性感染的源头。在脓肿较局限的情况下，可通过开髓引流，使渗出物通过根管排出。此种方法创伤最小，也是首选方法。开髓过程中，因患牙通常有剧烈疼痛，可以手辅助固定患牙，尽量减少患牙的震动，减轻患者的痛感。一旦根管干燥，应及时封闭髓腔，以免再感染。病情发展至骨膜下脓肿或黏膜下脓肿时，应在局部麻醉下切开排脓。对于发生蜂窝织炎的患者，务必密切观察，每日复诊，若临床症状表明感染已被控制，抗生素应在2天内停用。

【教师参考要点】

1. 急性根尖周炎的分类。

急性根尖周炎在临床上分为急性浆液性根尖周炎和急性化脓性根尖周炎。急性化脓性根尖周炎又称为急性根尖周脓肿，根据病情的进展，可依次分为根尖周脓肿、骨膜下脓肿和黏膜下脓肿。

2. 急性化脓性根尖周炎的诊断。

急性化脓性根尖周炎主要依据患牙表现出来的典型临床症状和体征诊断。

（1）病史：患牙迅速产生自发、剧烈、持续的跳痛，患者通常不敢咬合。

（2）口腔检查：牙体常可见深龋洞、近髓的非龋疾病或修复体等。口腔检查时患牙有不同程度的松动，有剧烈叩痛和触痛，牙髓电测试无反应。患牙根尖区黏膜可轻度或明显肿胀。患侧对应的下颌下淋巴结或颏下淋巴结可扪及肿大及压痛。

（3）X线片：可见牙周膜间隙增宽，患牙髓腔及根管内可有阻射影（曾行牙髓治疗）。

3. 急性化脓性根尖周炎的鉴别诊断。

4. 急性化脓性根尖周炎的治疗措施。

急性化脓性根尖周炎应先行急症处理，缓解症状。局部麻醉下开髓引流，疏通根管，若形成脓肿并伴有波动感，行脓肿切开引流，以缓解根尖部压力和疼痛。急性炎症消退后完成常规治疗，首选根管治疗。无法行根管治疗的患牙需根据具体情况考虑干髓术或拔除。

病例 5　慢性根尖周炎

【关键知识点】

1. 慢性根尖周炎的临床表现。

2. 慢性根尖周炎的诊断。

3. 慢性根尖周炎的治疗措施。

【参考文献】

樊明文，2012. 牙体牙髓病学 [M]. 4 版. 北京：人民卫生出版社.

KENNETH HARGREAVES LOUIS BERMAN，2015. Pathway of the pulp [M]. 11th ed. St Louis：Elsevier—Health Sciences Division.

DE PABLO OV，ESTEVEZ R，PÉIX SÁNCHEZ M，HEILBORN C，COHENCA N，2010. Root anatomy and canal configuration of the permanent mandibular first molar：a systematic review [J]. J Endod，36 (12)：1919—1931.

【病例课堂】

1. 病史

患者：×××，男，28 岁。

主诉：左上后牙区牙龈长脓包 1 周。

现病史：半年前自觉左上后牙区剧烈疼痛，伴松动感，近一周发现左上后牙颊侧牙龈长包，挤压有少量脓液溢出。患牙无疼痛。

既往史：既往体健，否认全身疾病史、传染病病史、药物过敏史。

口腔检查：24 牙牙体变色，远中邻𬌗面大面积龋坏，探及穿髓孔，探痛（－）。该牙无松动，有叩痛。牙周探诊深度正常。患牙对温度测试及牙髓电测试无反应。

辅助检查：X 线根尖片示 24 牙冠部透射影累及牙髓，根尖周透射影。24 牙 X 线检查结果见图 2－5。

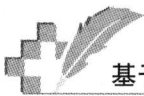

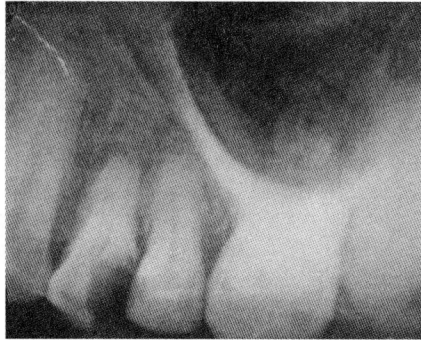

图2-5 24牙X线检查结果

2. 症状解读

（1）患者半年前患牙剧烈疼痛伴松动感。

＜解析＞结合患牙曾行牙体充填治疗并伴继发龋，考虑为急性根尖周炎。

（2）患者牙龈长脓包。

＜解析＞最可能的原因是患牙根尖周脓肿的脓液突破骨壁和黏膜，形成内衬上皮细胞的窦道。

3. 互动性提问

（1）患者牙体变色的原因是什么？

［答］牙髓坏死。

［教学点］坏死牙髓在分解过程中产生硫化氢，与血红蛋白作用形成黑色的硫化铁，或产色素的病源菌产生黑色素，缓慢渗入牙本质小管，导致牙体变色。

（2）患者的诊断和诊断依据是什么？

［答］牙髓坏死、慢性根尖周炎伴窦道。唇侧黏膜窦道形成以及患牙X线片上根尖区骨质破坏是确诊慢性根尖周炎的关键依据。患牙牙髓电测试及温度测试无反应也具有重要的参考价值。另外，患牙临床症状、牙冠充填物和继发龋具有重要的提示作用。

（3）若患牙根尖周骨质破坏不明显，如何判断窦道的来源？

［答］可从窦道插入诊断丝（通常是牙胶尖）拍摄X线根尖片，有效判断窦道来源。

（4）患者的治疗计划是什么？

［答］患者可选择的治疗计划包括：①根管治疗；②拔除；③不处置，任其发展，可能因炎症迁延不愈导致窦道反复流脓、牙槽骨吸收及牙齿松动等后果。

患者希望保留患牙，同意根管治疗，要签署知情同意书。

（5）根管治疗的目的是什么？

［答］根管治疗的目的是将根管系统的坏死牙髓及细菌清除，以促进根尖周组织愈合。

（6）本病例如何处置？

处置：24牙放置橡皮障，开髓，揭全髓室顶，显微镜下探查根管口。探及根管口2，拔髓2，10♯、15♯K锉疏通根管，测量工作长度，颊根17mm，腭根19mm。GG

钻建立直线通路，机用 S3 锉预备根管至 04 35♯。根管预备过程中配合 1‰次氯酸钠溶液冲洗根管。06 25♯牙胶尖示踪。X 线片显示：预备到位。根管干燥，根管内封入氢氧化钙，暂封窝洞。

2 周复诊。

检查：24 牙暂封物存，叩痛（－），无松动，颊侧窦道愈合。

处置：24 牙放置橡皮障，去暂封及棉球，次氯酸钠溶液冲洗根管，超声荡洗根管。根管干燥，涂布根管糊剂，根管中下端牙胶尖垂直加压充填，根管上段热熔融牙胶注射充填。消毒窝洞，流体树脂垫底，膏体树脂分层充填修复，调𬌗，打磨抛光。

医嘱：建议 24 牙全冠修复，半年后复诊，不适随诊。

半年复查，24 牙根尖 X 线片显示根尖周透射影消失。

（7）哪些情况下患牙首选拔除而非根管治疗？

［答］这些情况下，患牙首选拔除而非根管治疗：患牙处于牙周炎晚期、根管完全钙化无法疏通、牙冠缺损面积大导致无法修复、患者无保牙意愿等。

（8）常见的根管感染因素有哪些？

［答］常见的根管感染因素有深龋、牙隐裂、牙外伤（冠折露髓）、牙齿慢性损伤（磨耗、磨损、酸蚀症等）、牙周病、修复体微渗漏等。

（9）根管治疗中如何定位根管口？

［答］牢固掌握各个牙位髓室底的解剖特征是准确定位根管口的前提。多根牙在开髓后，可能因为髓石或第三期牙本质的形成，影响根管口的探查。可借助牙科显微镜，在直视下采用根管探针（DG－16）探查根管。该探针无法插入坚硬的牙本质，但在根管口存在时，可准确插入根管口而不发生移位。活髓牙在开髓后可见两根管口连线的凹陷处有血迹，另外，开髓时堆积在两根管口连线的凹陷处的牙本质碎屑也有助于定位根管口。染色法有助于定位根管口，具体操作方法：在髓室底涂布 1‰亚甲蓝溶液，冲洗掉染料后，寻找髓室底染色较深的点来进一步探查。若患牙未行全冠修复，可以采用光导纤维束从颊侧或舌侧投照来提升髓腔的可见度，定位根管口的黑点。次氯酸钠与牙髓接触后会产生气泡，对于髓腔钙化较严重的患牙，也可在髓室清理后，滴入次氯酸钠溶液，等待数分钟，在显微镜下观察产生气泡的位置，产生气泡的位置即为所要探查的根管位置。在以上方案都无法探查根管时，可借助影像学技术，通过拍摄锥体束 CT 定位根管口。

4. 治疗要点解析

牙髓坏死和患慢性根尖周炎时，细菌通过根尖系统达到根尖，定植于侧枝根管及根尖分歧等，很难进行有效的清理和消毒，致使根管治疗成功率降低。在操作过程中需注意治疗器械不应超出根尖孔，避免将细菌人为带入根尖周病损中，配合大量次氯酸钠溶液冲洗，尽可能清除根管系统内定植的细菌。根管预备后切不可开放，以免导致更多致病细菌定植根管系统。

【教师参考要点】

1. 慢性根尖周炎的定义和病变类型。

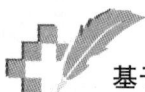

慢性根尖周炎是指因根管内长期存在感染及病原刺激物而导致的根尖周围组织慢性炎症反应，表现为炎症性肉芽组织的形成和牙槽骨的破坏。病变类型包括根尖周肉芽肿、慢性根尖周脓肿、根尖周囊肿和根尖周致密性骨炎。

2. 慢性根尖周炎的临床表现。

（1）慢性根尖周炎患者一般无明显的自觉症状，可有咀嚼时不适感或疼痛，也有因牙龈长包就诊者。患者常有牙髓病史、牙体牙髓治疗病史，以及患牙反复肿痛等情况。

（2）患牙常可查见深龋洞、深楔状缺损、大面积充填物、其他牙体硬组织疾病。牙冠可变色，失去光泽。患者对探诊、温度测试无反应，牙髓电测试无反应。患牙对叩诊可有不适感，一般无松动。慢性根尖周炎伴窦道者可查及窦道开口。窦道开口多位于患牙根尖部的唇、颊侧牙龈表面，也可见于患牙腭、舌侧牙龈表面。偶见口外窦道，最常见的发生部位为颏部和颊部。

（3）X线根尖片：可见患牙根尖区透射影。

3. 慢性根尖周炎的治疗措施。

慢性根尖周炎患牙首选根管治疗。根管治疗不能治愈的患牙需根据具体情况考虑根尖外科手术或拔除。

病例 6　根管治疗后疾病

【关键知识点】

1. 根管治疗失败的原因。
2. 根管再治疗的适应证。
3. 根管再治疗的术前评估。
4. 根管再治疗的治疗措施。

【参考文献】

樊明文，2012. 牙体牙髓病学［M］. 4 版. 北京：人民卫生出版社.

王娟，唐志娟，李谨，2014. 根管治疗后伴或不伴根尖周炎患牙根管内微生物群落的比较分析［J］. 中华口腔医学杂志，49（10）：607-61.

【病例课堂】

1. 病史

患者：×××，女，36 岁。

主诉：右下后牙咬合痛伴颊侧牙龈反复肿胀 3 个月。

现病史：患者自诉 3 个月前右下后牙出现咬合痛，并伴有颊侧牙龈反复肿胀，疼痛能定位，2 年前曾于当地行"46 牙根管治疗及全冠修复"。

既往史：既往体健，否认全身疾病史、传染病病史、药物过敏史。

口腔检查：患者口腔卫生尚可，46牙可见全冠修复体，探痛（－），叩痛（＋），咬诊疼痛明显，无明显松动，颊侧牙槽黏膜未见瘘管，可扪及肿胀，按压疼痛明显，未探及牙周袋。

辅助检查：X线根尖片示46牙根管充填后，根充不致密、欠填，根尖周组织可见低密度影像。

46牙X线检查结果见图2－6。

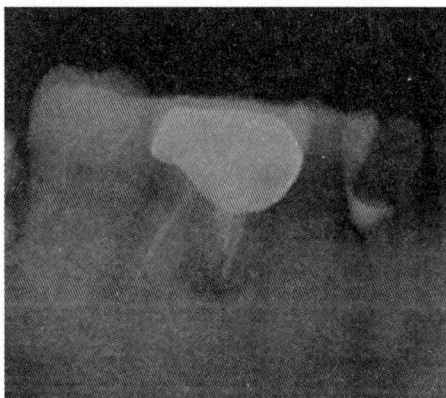

图2－6 46牙X线检查结果

2. 症状解读

引起牙痛的原因如下。

（1）深龋：冷热刺激产生一过性疼痛，叩痛（＋），探诊洞底敏感，无自发痛。

（2）牙本质敏感：一般患者年龄较大，颌面磨耗严重，颈部楔状缺损或有不同程度的牙龈萎缩。

（3）急、慢性牙髓炎：可有自发性、阵发性、放射性疼痛且不能定位，冷热刺激加重疼痛，可有叩痛或不适。慢性牙髓炎可有长期牙痛史，多可定位患牙，稍有叩痛或不适。

（4）根尖周炎：可有定位的自发性跳痛、咬合痛，患者不敢用患牙咀嚼食物，叩痛严重，牙髓活力测试无反应，患牙根部红肿、扪痛、松动，并可诱发间隙感染、淋巴结肿大及全身症状。

（5）智齿冠周炎：第三磨牙红肿，可有咀嚼和吞咽困难、张口受限、下颌淋巴结肿大、压痛及体温升高。

（6）干槽症：近期有拔牙病史，一般2～3天后拔牙窝内有腐败血块、臭味，覆盖灰白色假膜，有剧痛。

（7）牙周脓肿：脓肿部位近龈缘，有牙周袋，松动明显，X线显示牙槽骨吸收，相应淋巴结压痛，体温升高，全身不适。

（8）牙龈乳头炎：自发性胀痛，可有冷热刺激反应，有食物嵌塞史、邻面龋或不良修复体。龈乳头红肿，探诊易出血，牙髓活力正常。

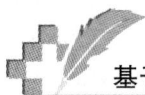

（9）三叉神经痛：有扳机点，患者有阵发性电击样剧痛，白天重。冷热刺激正常，口服卡马西平有效。

（10）冠心病：高血压引起的牙痛，无法找到牙体病损，患者有冠心病史和心绞痛史。

3. 互动性提问

（1）患者的诊断和诊断依据是什么？

［答］46牙根管治疗后疾病、46牙慢性根尖周炎。诊断依据如下：①口腔检查46牙可见全冠修复体，叩痛（＋），咬诊疼痛明显，颊侧牙槽黏膜可扪及肿胀，按压疼痛明显；②X线根尖片示46牙根管充填后，根充不致密、欠填，根尖周组织可见低密度影像。

［教学点］根管治疗后根尖周炎指根管治疗完成后根尖周组织再次感染，因此不完善的根管治疗是诊断的一个重要依据。患者伴有颊侧牙龈反复肿胀，在临床检查中要特别注意评估患者牙周状况，并与牙周脓肿相鉴别。

（2）根管治疗失败的常见原因有哪些？本病例中最可能的原因是什么？

［答］根管治疗失败的常见原因如下：

1）因根管解剖的复杂性（如侧支根管、根尖分歧、根管峡部等），根管内致病微生物清除不彻底。

2）初次根管预备时器械未达到根尖孔。

3）根管全部或部分遗漏。

4）开髓洞形不良导致龋坏组织去除不净、冠部充填物或修复体边缘缺损等形成微漏。

5）根管超填等可产生异物反应，导致持续性根尖周炎。

6）髓室壁和髓室底穿孔、根管偏移、根管壁穿孔、根管器械分离、根管壁台阶形成等。

7）根尖周囊肿。

造成本病例治疗失败的原因很可能是46牙预备不到位，根管内微生物清除不彻底，且根管充填不密实，未良好封闭，也可能是冠部微渗漏引起新感染。

［教学点］根管治疗失败的原因有很多，根管再治疗的预后相对较差，因此要重视患牙的首次根管治疗，加强感染控制，形成良好的封闭。

（3）除了本病例，还有哪些情况需要进行再治疗？

［答］以下情况需要进行再治疗：

1）根管治疗后出现临床症状和体征的患牙。

2）由根管感染引起的根尖周病损未愈合并扩大的根管治疗牙。

3）由根管感染引发根尖周新病损的根管治疗牙。

4）根管治疗后4～5年根尖周病损仍持续存在的根管治疗牙。

5）根管治疗牙旧的修复体出现破损和裂隙。

6）根管欠填的患牙。

7）根管治疗4年后需要重新进行根管桩修复和冠修复的患牙。

［教学点］根管再治疗预后通常较差，故应严格把握根管再治疗的适应证。

（4）可供患者选择的治疗方案有哪些？

［答］46 牙根管再治疗、46 牙根尖外科手术、46 牙拔除。

（5）去除根管内充填物（如牙胶和封闭剂等）的常用方法有哪些？

［答］将牙胶从根管去除的常用方法如下。

1）不锈钢锉去除法：选择合适的 H 锉或 K 锉顺着根管壁做 1/4 圈的顺时针旋转深入，使锉刃与牙胶嵌合，然后提拉取出牙胶，反复数次即可将牙胶去除干净。

2）镍钛旋转器械去除法：选择适当的镍钛旋转器械，按照厂家推荐的速度和扭矩，逐步深入去除牙胶。

3）超声波法：利用超声波的振动和冲洗作用将牙胶振松，然后冲洗出来。若根管充填较为致密，器械无法直接插入充填材料而导致去除困难，可首先加热或利用溶剂软化牙胶，然后器械进入材料内分段分层逐步去除牙胶。根管内封闭剂伴随着牙胶的去除而同时被清除，因此临床中很少将根管封闭剂单独清除。

［教学点］根管再治疗过程中，不可避免地需要去除根管内的原充填物（主要是牙胶）。在临床中，我们应掌握各种技巧，灵活配合使用。

（6）为了提高根管再治疗的质量，我们在预备和充填过程中应该注意些什么？

［答］根管再预备应彻底去除根管内充填物并到达根尖孔，彻底清除坏死牙髓，探查并预备遗漏根管或初次预备不全的根管，通过化学药物冲洗消毒进一步清除根管内感染物，根管充填前进行诊间封药 1~2 周，根管充填时严格隔湿，选用生物相容性好的根管封闭剂，大锥度非标准牙胶尖采用热牙胶垂直加压充填，以获得良好的充填效果。

［教学点］加强感染控制，形成良好的封闭是根管治疗的原则。

（7）根管治疗及再治疗后牙体修复有哪些注意事项？

［答］根管治疗及再治疗后牙体修复的注意事项主要有：

1）牙齿根管治疗后要尽可能早地进行牙体修复，以维持咬合与功能稳定。

2）形成良好的冠封闭，预防来自口腔的微渗漏。

3）根管治疗后牙齿脆性增加，抗力减弱，应特别注意保留牙颈部的牙本质组织，避免过多切削健康牙体组织。

4）除了形态和功能的恢复，还应根据患者的美观需求选择合适的修复材料。

（8）本病例中患牙若行根管再治疗，是否可行一次性根管预备及充填？为什么？

［答］根管再治疗患牙一般不可进行一次性根管预备及充填。因为根管治疗失败的患牙根管为感染根管，通过根管再预备以及化学药物冲洗消毒并不能保证根管内感染物被完全清除，遂需要在根管充填前进行 1~2 周的诊间封药。氢氧化钙是目前临床常用的药物。一般情况下，根尖周炎的患牙不建议行一次性根管预备及充填。

［教学点］根管再治疗的感染较难控制，需要通过机械预备和诊间封药来清除感染物。

4. 治疗要点解析

根管再治疗要求彻底清除根管系统内的致病微生物并严密充填，治疗已经产生的根尖周疾病，预防健康根尖周组织发生疾病。

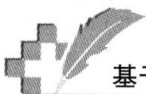

【教师参考要点】

1. 根管再治疗与根管治疗的异同。

根管再治疗的基本步骤与根管治疗一致：建立进入髓室的通道（开髓）、进入根管的通道（髓室预备）、进入根管尖部的通道（疏通根管），根管再预备，根管消毒以及根管再充填。然而与根管治疗不同的是，根管再治疗的牙冠常有修复体，髓室内填满牙体修复材料，根管内存在充填材料，以及存在根管壁台阶、根管壁侧穿、根管器械分离、根管钙化等，这在根管预备通道的建立以及根管内并发症的处理上对医师提出了更高的要求。

2. 根管充填质量的评价。

充填物与根管壁紧密贴合，严密封闭整个根管系统；充填物内部致密无空隙；充填物末端到达牙本质牙骨质界；最小限度地使用根管封闭剂；X 线根尖片上表现为充填物到达牙本质牙骨质界，没有明显的超填和欠填。

（张凌琳　郑庆华　任倩　王琨）

第三章　牙体硬组织非龋性疾病

牙体硬组织非龋性疾病的病因多种多样，临床表现及治疗措施也各不相同。本章遴选了8个典型病例，包括畸形中央尖、畸形根面沟、牙隐裂、酸蚀症、牙根纵裂、冠折、根折、牙脱位，内容涵盖牙发育、牙外伤及牙慢性损伤的发病机制及治疗措施。通过对这8个病例的学习，学生要掌握这类疾病的临床表现、影像学表现、治疗措施并熟悉治疗方法，综合分析临床信息做出诊断及鉴别诊断，建立起基于病例分析的科学临床思维。

病例 1　畸形中央尖

【关键知识点】

1. 畸形中央尖的临床表现。
2. 畸形中央尖的诊断。
3. 畸形中央尖的治疗措施。
4. 牙根未发育成熟患牙的牙髓治疗。

【参考文献】

樊明文，2012.牙体牙髓病学 [M]. 4 版.北京：人民卫生出版社.

【病例课堂】

1. 病史

患者：×××，女，15 岁。

主诉：左下后牙自发痛 3 日。

现病史：左下后牙 3 日前出现自发痛，疼痛可定位，咬合加重疼痛。自服消炎止痛药后，症状缓解。

既往史：既往体健，否认全身疾病史、传染病病史、药物过敏史。

口腔检查：35 牙𬌗面中央白色锥状突起，突起尖端磨损，断面见黄色牙本质暴露，

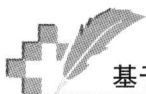

中央见黑点。该牙无松动。冷诊（一），热诊（一），叩痛（＋＋），牙髓电测试无反应。唇侧黏膜未见窦道，未探及牙周袋。

2. 症状解读

（1）35牙𬌗面中央白色锥状突起。

<解析>牙体表面白色突起物可能是畸形中央尖、釉珠、多生牙尖等。可根据突起物的形状和存在的位置进行判断。畸形中央尖位于牙冠咬合面中央。畸形中央尖折断后，常表现为同心圆黑环，中央是黄色牙本质，若折断或磨损较严重，可见断面中央的黑点，即髓角。而釉珠多位于磨牙根分叉或附近的牙骨质表面，呈球形。多生牙尖则位于牙冠侧壁。

（2）患牙疼痛。

<解析>中央尖折断导致牙髓暴露于口腔，细菌进入牙体组织，引起牙髓及根尖周病变，导致急性根尖周炎。

3. 互动性提问

（1）35牙X线根尖片显示什么结果？

［答］X线根尖片显示35牙牙冠低密度影累及髓腔。根尖孔未闭合，呈喇叭形。牙周膜间隙增宽。根尖部组织未见明显低密度影。

［教学点］35牙牙冠累及髓腔的低密度影，实际为凸起的髓角。畸形中央尖因磨耗折断后，髓角暴露于口腔导致牙髓感染，最终引起急性根尖周炎。另外，畸形中央尖折断引起的牙髓病变发生于年轻恒牙时，将导致患牙牙根停止发育，呈喇叭形，此时的治疗原则应为保存患牙并促使牙根继续发育完成。因此，务必通过X线根尖片对牙根发育情况进行判读。35牙X线检查结果见图3-1。

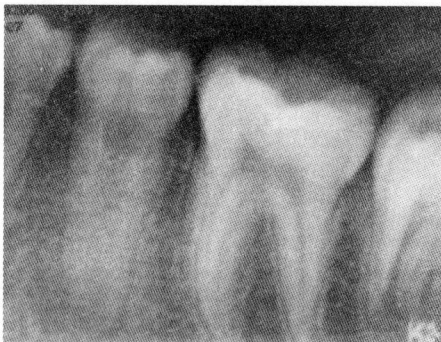

图 3-1　35 牙 X 线检查结果

（2）患者的诊断是什么？

［答］畸形中央尖折断伴急性根尖周炎。

（3）未引起疾病的畸形中央尖是否需要治疗？

［答］是否治疗需根据畸形中央尖的形态而定。若畸形中央尖较圆钝，无髓角突入，可不做处理。尖而长的中央尖容易折断或因磨损而露髓，可选择多次少量调磨牙尖，或局部麻醉下磨除此尖行盖髓治疗。

（4）牙根停止发育的潜在危害有哪些？

［答］常规根管治疗不能封闭根尖孔，微渗漏和感染风险增加，导致根管治疗失败；根管壁薄弱，牙根长度不足，牙折风险增加；冠根比不协调，可能引起咬合创伤及牙周疾病。

（5）牙根发育不成熟患牙的牙髓治疗方案有哪些？

［答］可选择牙髓血运重建术、根尖诱导成形术、"根尖屏障术＋根管治疗"等。

［教学点］使学生了解根尖发育未成熟患牙牙髓根尖周病的治疗方法及优缺点。

（6）本病例的治疗方案是什么？

本病例选择 35 牙牙髓血运重建术。

处置：35 牙阿替卡因浸润麻醉，上橡皮障，术区消毒，降低咬合，显微镜下开髓，见脓血溢出，引流，测量工作长度为 18mm，使用侧方开口冲洗针头，以 1％次氯酸钠溶液冲洗根管，髓腔封氢氧化钙，丁氧膏暂封窝洞。

医嘱：一周复诊，患牙忌咬硬物，不适随诊。

第二次复诊的情况如下。

检查：35 牙暂封物完好，叩痛（－），无松动，唇侧黏膜未见窦道，未探及牙周袋。

处置：35 牙颊、舌侧黏膜表面麻醉，上橡皮障，术区消毒，显微镜下去除暂封物及髓腔内消毒药物，使用侧方开口冲洗针头，以 1％次氯酸钠溶液大量、轻柔地冲洗根管 5 分钟，用生理盐水冲洗根管 5 分钟，灭菌纸尖干燥根管，根管内置氢氧化钙行根管内换药，髓腔置洗必泰棉球 1 个，丁氧膏封闭窝洞。

医嘱：二周复诊，患牙忌咬硬物，不适随诊。

注意：为减少冲洗液对根尖干细胞的毒性，应降低次氯酸钠冲洗液的浓度（选用 1.5％左右），并应严格控制冲洗针头到根尖的距离，保证针头距根尖 1mm。

除了氢氧化钙消毒剂，根管内封药还可以选择三抗糊剂，1∶1∶1 环丙沙星、甲硝唑、米诺环素，浓度为 1～5mg/ml。若使用三抗糊剂，应确保糊剂位于釉牙骨质界下，以减少牙齿着色。

第三次复诊的情况如下。

检查：35 牙暂封物完好，叩痛（－），无松动，唇侧黏膜未见窦道，未探及牙周袋。

处置：35 牙盐酸甲哌卡因局部浸润麻醉，上橡皮障，术区消毒，显微镜下去除暂封物及髓腔内消毒药物，使用双侧冲洗针头，以 17％EDTA 大量、轻柔地冲洗根管，灭菌纸尖干燥根管。15♯K 锉超预备根管至血液充满根管，待血凝块凝固后置 MTA 于血凝块表面，髓腔置洗必泰棉球 1 个，丁氧膏暂封窝洞。X 线根尖片示根管封闭完善。

医嘱：一周复诊，患牙忌咬硬物，不适随诊。

第四次复诊的情况如下。

确认 MTA 硬固后采用玻璃离子或光固化复合树脂充填窝洞。嘱患者定期复诊（6 个月、12 个月、24 个月）。

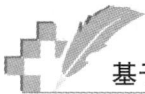

（6）牙髓血运重建术的基本要素是什么？

［答］种子细胞（根尖乳头干细胞）、支架（血凝块或富血小板血浆）、无菌环境、严密的冠部封闭等。

（7）选择局部麻醉药的注意事项有哪些？

［答］应选择不含肾上腺素的局部麻醉药，以免导致血管收缩，影响根尖出血和根管内血凝块的形成。

4. 治疗要点解析

本病例选用了牙髓血运重建术，这是一项新型技术，为牙髓坏死患牙提供了一个新的选择。该技术敏感性高，对医师的操作水平和治疗条件都有较高的要求。在治疗过程中，需要注意以下几点：

（1）若根管消毒药物选择三抗糊剂，应确保患者对抗生素不过敏。

（2）全程应严格执行无菌操作和在显微镜下进行，操作过程中避免损伤根尖周组织。

（3）不进行或尽量少进行机械预备。

（4）治疗中涉及的米诺环素、MTA等药物有着色的可能，若患牙有美观需求，应考虑替代药物。

（5）务必密切随访，一旦治疗失败，应及时更换治疗方案，以免延误病情，加重感染。

【教师参考要点】

1. 畸形中央尖的诊断。

畸形中央尖通过临床检查可以较明确地诊断。

好发牙位：多见于下颌前磨牙，尤以下颌第二前磨牙多见，常对称性发生。

好发位点和形态：好发于咬合面中央，呈圆锥形凸起，也可出现在颊、舌嵴、近中窝和远中窝，高1～3mm。中央尖折断或磨损后，临床上表现为圆形或椭圆形黑环，中央有浅黄色或褐色的牙本质，中央有时可见黑点，此处为髓角。因磨耗露髓者，可有不同程度的牙髓及根尖周病的症状与体征。

2. 畸形中央尖的治疗。

并非所有畸形中央尖都会发病，磨耗程度不同，会导致不同的症状和体征，需结合具体情况制订治疗方案。对于圆钝而无咬合妨碍的畸形中央尖，可不处理。尖而长的畸形中央尖，应及时进行多次少量调磨，以避免折断或过度磨损，也可在局部麻醉和无菌操作下将此尖一次性磨除，制备洞形后常规行盖髓治疗。若中央尖折断，已引起牙髓或根尖周病变，可通过牙髓血运重建术等方式促进牙根继续发育完成。

3. 牙根未发育成熟患牙根尖周炎的治疗方案比较。

牙根未发育成熟患牙根尖周炎的治疗方案有根尖诱导成形术、根尖屏障术、牙髓血运重建术等。

根尖诱导成形术是指在消除感染或治愈根尖周炎的基础上，用氢氧化钙等药物诱导根尖部的牙髓和（或）根尖周组织形成硬组织，促进牙根继续发育和根尖形成的方法。

该方法的主要缺点：疗程长，复诊次数多，治疗效果不确切，易导致患者丧失信心而难以坚持治疗；即使治疗成功，根管壁厚度没有理想的变化，患牙仍然有较大的牙折风险；诱导中需多次使用氢氧化钙封药，而研究报道氢氧化钙有潜在的增加牙根脆性的风险。

根尖屏障术将 MTA（或生物陶瓷材料 iRootBP 等）封闭在根尖 3~5mm 处，利用该类材料作为屏障，封闭开放的根尖孔，待 MTA 硬固后即可充填。该方法较根尖诱导成形术快捷简便，但由于其不能促进牙根发育，不能克服根尖发育未成熟患牙牙根短、根管壁薄等缺点，远期预后欠佳。

牙髓血运重建术在尽量保护牙髓干细胞和牙乳头间充质干细胞的前提下进行彻底有效的根管消毒，刺激根尖出血并充盈根管，形成以血凝块为主的再生支架，并进行严密的冠部封闭，通过促进根尖干细胞的增殖和分化，使牙根在长度和厚度上能够继续发育。该方法可达到促进根管壁增厚和根尖闭合的目的，是目前牙根发育未成熟患牙根尖周炎的最佳治疗方案。

【课堂拓展】

2018 版美国牙髓病学协会（AAE）牙髓血运重建技术临床操作要点

1. 病例选择。
（1）牙髓坏死伴根尖发育不成熟的牙齿。
（2）不需要为桩/核、最终修复体留出牙髓空间。
（3）患者和家长依从性好。
（4）患者对完成治疗所需的药物和抗生素不过敏（ASA Ⅰ或Ⅱ）。
2. 知情同意。
（1）两次（或更多）就诊。
（2）使用抗生素。
（3）可能出现的不良反应：冠或根变色、治疗无效、疼痛、感染。
（4）替代治疗有 MTA 根尖成形术、拔除（患牙无法挽救），也可以不治疗。
（5）同意将信息输入 AAE 数据库（可选）。
3. 首诊。
（1）局部麻醉，用橡皮障隔离，开髓。
（2）使用冲洗液超出根尖周空间可能性最小的冲洗系统（例如针尖不开口或侧方开口的冲洗针头、EndoVac），用 20ml 次氯酸钠溶液充分、徐缓地冲洗。建议使用低浓度次氯酸钠（1.5% 次氯酸钠，每根管 20ml，5 分钟），然后使用生理盐水或 EDTA（每根管 20ml，5 分钟），冲洗针头距根尖 1mm，以减少对根尖干细胞的毒性。
（3）灭菌纸尖干燥根管。
（4）氢氧化钙或低浓度的三抗糊剂封药。如使用二抗糊剂：①使用牙本质粘接剂封闭髓腔，减少染色风险；②配制 1∶1∶1 环丙沙星、甲硝唑、米诺环素，最终浓度为 0.1mg/ml。

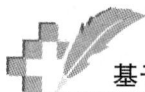

用针头输送入根管。如果使用三抗糊剂，确保其位于釉牙骨质界下（减少冠部染色）。

（5）使用临时修复材料（如 Cavit、IRM、玻璃离子或其他临时材料）封闭，1～4周后复诊。

4. 二诊（首诊后 1～4 周）。

（1）评估初次治疗后的反应，如有持续感染的症状和体征，考虑延长抗菌药物的治疗时间或更换药物。

（2）用不含血管收缩剂的 3％盐酸甲哌卡因麻醉，橡皮障隔离。

（3）20ml 17％EDTA 溶液充分、徐缓地冲洗。

（4）灭菌纸尖干燥根管。

（5）通过超出预备（根管锉、根管探针）使血液进入根管系统（旋转一根预弯的 K锉超出根尖孔 2mm，目的是使整个根管中充满血液至釉牙骨质界）。可替代的方法是使用富血小板血浆（PRP）、血小板富纤维素（PRF）或内源性纤维基质（AFM）。

（6）停止刺激出血，为修复材料留出 3～4mm。

（7）如有需要，在血凝块上放置可吸收基质，如 CollaPlug、Collacote、CollaTape或其他材料，MTA 作为覆盖材料。

（8）将一层 3～4mm 厚的玻璃离子（如 FujiIX）轻柔地置于覆盖材料上，光固化 40秒。MTA 与牙齿着色有关系。对于有美观要求者，可考虑使用 MTA 替代物（如树脂改良玻璃离子或生物陶瓷）。

（9）前牙和前磨牙考虑使用 CollaTape（CollaPlug），用 3mm 不着色的修复材料进行修复，然后使用填充性复合材料粘接釉斜面。

（10）磨牙或烤瓷冠修复的牙齿使用 CollaTape（CollaPlug），用 3mm MTA 修复，然后使用 RMGI、复合树脂或合金。

5. 随访。

（1）临床表现和 X 线检查：

1）无疼痛、软组织肿胀或窦道（常在首诊和二诊中出现）。

2）根尖周透射影消失（常在治疗后 6～12 个月观察到）。

3）根壁厚度增加（通常在牙根长度明显增加前观察到，常发生于术后 12～24 个月）。

4）牙根长度增加。

5）牙髓电活力测试阳性。

（2）牙髓再生治疗的成功程度主要通过可能获得的第一目标、第二目标及第三目标来衡量。

1）第一目标：症状消除，骨质愈合。

2）第二目标：根壁厚度和（或）根长增加（令人满意的目标，但可能不是必需的）。

3）第三目标：牙髓电活力测试阳性（如该目标实现，可能提示更有活力的牙髓形成）。

文献来源：美国牙体牙髓病学协会，https：//www.aae.org/specialty/wp－content/uploads/sites/2/2018/04/ConsiderationsForRegEndo_AsOfApril2018.pdf。

病例 2　畸形根面沟

【关键知识点】

1. 牙内陷的分类。
2. 畸形根面沟的临床表现。
3. 畸形根面沟的诊断。
4. 畸形根面沟的治疗措施。

【参考文献】

樊明文，2012.牙体牙髓病学［M］.4版.北京：人民卫生出版社.

KENNETH HARGREAVES LOUIS BERMAN，2015.Pathway of the pulp［M］.
11th ed. St Louis：Elsevier－Health Sciences Division.

【病例课堂】

1. 病史

患者：×××，男，25岁。

主诉：右上前牙区牙龈反复流脓1年。

现病史：右上前牙区牙龈1年前出现流脓，病情反复，时好时坏。

既往史：既往体健，否认全身疾病史、传染病病史、药物过敏史。

口腔检查：12牙牙冠完整，未见明显龋坏及裂纹，腭侧舌隆突近中见一沟裂延伸至龈下。该牙无松动。患牙对温度测试及牙髓电测试无反应。腭侧近中可探及10mm深牙周袋，挤压有脓液溢出。颊侧牙周探诊深度正常，颊侧牙龈见窦道，挤压有脓液溢出。全口口腔卫生一般，牙龈轻度红肿，牙石Ⅰ°，BOP（＋），余牙未探及明显牙周袋。12牙口内照片见图3－2。

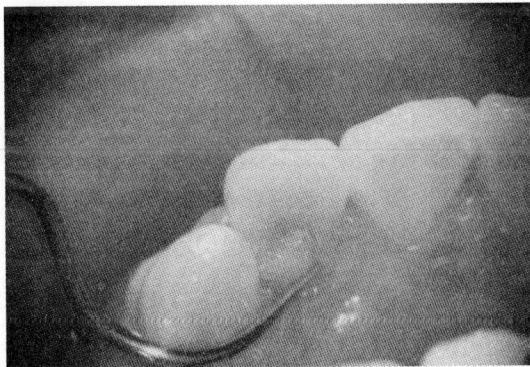

图3－2　12牙口内照片

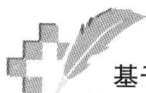

2. 症状解读

患者牙龈反复流脓。

＜解析＞牙龈流脓的最大原因为牙髓或牙周组织感染，结合该患者临床检查结果，考虑为牙体牙髓联合病变引起的化脓性炎症。

3. 互动性提问

（1）患者 12 牙 X 线检查结果见图 3-3，应如何解读？

［答］12 牙根尖区透射影，提示根尖周骨质破坏和根尖周炎。远中牙槽骨嵴顶三角形透射影，提示牙周炎。主根管旁见线样透射影，为畸形根面沟的典型影像学表现。

［教学点］畸形根面沟的典型影像学表现为线样透射影，易被误认为额外根管或牙根纵裂。学生应熟悉其影像学表现，可结合病史和临床检查辅助判断。

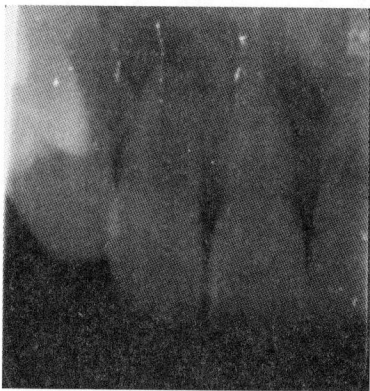

图 3-3　12 牙 X 线检查结果

（2）患者的诊断是什么？

［答］12 牙畸形舌侧沟、慢性根尖周炎、牙周牙髓联合病变。

（3）患者可选择的治疗方案有哪些？

［答］由于患牙同时存在牙髓及牙周病变，需考虑采用综合治疗方案，消除牙髓和牙周病变。本病例可选择的治疗方案有"根管治疗＋牙周翻瓣术＋根面平整""根管治疗＋意向性牙再植术＋根面平整"和拔除。

［教学点］畸形根面沟在牙颈部和牙根形成凹陷，导致该处龈沟封闭不良，上皮病理性附着，使细菌和毒素易于侵入和破坏牙周组织，这是本病的直接病因。因此，首先应考虑去除感染组织，消除根面沟，这是治疗成功的前提。具体治疗方案应根据沟的深浅、长短，牙髓及牙周累及程度综合决定。根据 X 线根尖片，本病例中 12 牙的畸形舌侧沟已达根尖三分之一，由于沟裂相互交通造成了牙周组织及根尖组织的广泛破坏，远期预后不确定。

由于患者保留牙齿的意愿强烈，故选择以下治疗方案。

处置：12 牙行常规显微根管治疗。

复诊：1 个月后复查，患牙窦道未愈合，拟行意向性牙再植术。右上前牙区局部麻醉后，拔除 12 牙，患牙腭侧可见畸形根面沟延伸至根尖。生理盐水冲洗患牙，使用金刚砂车针修整腭侧畸形根面沟，截去根尖约 3mm，超声工作尖逆向预备根管 3mm，清理并干燥，使用自粘接流动树脂封闭畸形根面沟凹陷处，生物陶瓷材料 iRoot BP Plus 充填凹陷处并行根尖倒充填。刮匙搔刮拔牙窝根尖区，去除根尖周肉芽组织后，植回 12 牙至牙槽窝复位，唇侧树脂夹板固定。

医嘱：常规医嘱，3 个月后复诊，不适随诊。

复诊检查时患者无主观症状，12 牙唇侧窦道愈合，腭侧探诊深度减少约 3mm，探诊无出血及溢脓，牙齿无松动。X 线根尖片示根尖透射影消失，根尖周骨组织密度较周围骨组织稍偏低。

1 年后复诊，患者无主观症状，牙周探诊深度正常，X 线根尖片示 12 牙根尖病损愈合。

（4）为什么在磨除根面沟后需要用材料封闭凹陷？

［答］因为消除凹陷可以形成光滑的表面，防止细菌再附着，降低感染风险。

（5）哪些材料可用于根面沟修型后的凹槽充填？

［答］玻璃离子、自粘接流体树脂、生物陶瓷材料、MTA 等。

（6）意向性牙再植术的主要风险是什么？

［答］牙根外吸收、炎症性吸收及粘连。

4. 治疗要点解析

本病例患牙畸形根面沟长度已达根尖，由于沟裂相互交通造成了牙周组织及根尖组织的广泛破坏，存在严重的牙周牙髓联合病变。腭侧根面凹陷处、根尖周以及根管内均存在细菌性生物膜，仅采用根管治疗和简单的牙周治疗，无法获得满意的预后，通常需要拔除。对于根尖周组织感染较严重的患牙，有研究报道可采用腭侧牙周翻瓣术进行显微根尖外科手术，结合牙周引导性组织再生术（GTR）尝试保存患牙。但此类术式造成创伤较大，费用较高，且操作难度较大。意向性牙再植术操作简单，耗时较少，且不需特殊材料，与牙周翻瓣术和显微根尖手术等相比更简单易行，可作为疑难病例治疗的最后手段。影响意向性牙再植术成功率的最重要因素是体外操作时间和残余牙周膜干细胞的分化活性。患牙拔除后操作时间越短，牙根表面牙周膜细胞的存活数量越多，意向性牙再植术达到一期愈合的成功率越高。在行根尖倒预备和磨除根面沟的操作中，可用生理盐水滴注患牙以保持牙周膜全程处于湿润状态，防止牙周膜坏死及牙根外吸收的发生。

【教师参考要点】

1. 牙内陷的定义和分类。

牙内陷为牙发育时期，成釉器过度卷叠或局部过度增殖，深入牙乳头所致。牙萌出后，在牙面可出现一囊状深陷的窝洞。牙内陷常见于上颌侧切牙，偶发于上颌中切牙或尖牙。牙内陷根据深浅程度及形态变异，可分为畸形舌侧窝、畸形根面沟、畸形舌侧尖和牙中牙。

2. 畸形根面沟的定义和临床表现。

畸形根面沟常见于上颌侧切牙，是牙内陷的一种，为一条纵行沟裂，通常起始于舌隆突，向下沿根面延伸，长度不定，严重者可达根尖，甚至将牙根一分为二，形成额外

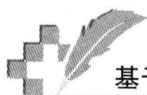

根。研究报道根面沟的发生率为2.8%~8.5%。临床检查可见患牙舌面沟裂向下延伸至龈下，沟裂对应的牙龈侧可探及深牙周袋，患牙牙髓可能正常或坏死。牙髓及牙周破坏的程度取决于根面沟的深度、长度以及复杂程度（累及牙髓程度等）。初期患者可能毫无症状，直至引起牙周及牙髓病变后，才出现相应的临床症状和体征。

3.畸形根面沟的影像学表现。

畸形根面沟的典型影像学表现为线样透射影，似双根管或牙根纵裂。CBCT常显示患牙沟裂挤压髓腔，呈"C"形、月牙形或其他不规则形，可与髓腔相通。

4.畸形根面沟的治疗措施。

畸形根面沟的治疗措施包括去除感染组织，消除根面沟，促进根尖周组织和牙周组织的愈合。对于畸形根面沟较浅，局限于牙冠且未引起牙髓病变和牙齿松动的患牙，磨除根面沟，并进行相应的牙周清洁（洁刮治等）即可；对于沟裂较深，牙周病变较广的患牙，则治疗相对复杂，预后也更加多变。

（1）通过手术途径去除感染肉芽组织和细菌刺激物。

（2）磨除畸形根面沟的沟槽并视情况行牙周引导性组织再生术。

（3）充填沟裂。具体而言，若病变累及牙髓，先完成患牙的根管治疗，然后在畸形根面沟对应的牙龈侧行牙周翻瓣术，暴露沟裂，行牙周刮治术和根面平整术消除定植于牙根表面的细菌。磨除沟裂后采用玻璃离子、树脂等材料充填沟槽，形成平滑的牙根表面。对于较深的牙周袋，可配合牙周引导性组织再生术促进牙周组织的再附着（骨质破坏较广泛者可行骨粉充填）。若沟裂较长，已达牙根长度的1/2以上，应同时行显微根尖手术。治疗完成后应定期随访，观察患牙的恢复情况，必要时拔除患牙。

病例3 牙隐裂

【关键知识点】

1.牙隐裂的病因。
2.牙隐裂的临床表现。
3.牙隐裂的诊断。
4.牙隐裂的鉴别诊断。
5.牙隐裂的治疗措施。

【参考文献】

樊明文，2012.牙体牙髓病学［M］.4版.北京：人民卫生出版社.

陈宇，林正梅，2009.牙隐裂的临床研究［J］.国际口腔医学杂志，36（3）：355-357.

卢群，2007.牙隐裂早期治疗的临床疗效观察［J］.华西口腔医学杂志，25（2）：

159-160.

LYNCH C D，MCCONNELL R J，2002. The cracked tooth syndrome ［J］. Journal of the Canadian Dental Association，68（8）：470-475.

LUBISICH E B，HILTON T J，FERRACANE J，2010. Cracked Teeth：A Review of the Literature ［J］. British Dental Journal，22（3）：158-167.

【病例课堂】

1. 病史

患者：×××，女，41岁。

主诉：右下后牙咬物疼痛1个多月。

现病史：患者自诉1个多月前吃饭不慎咬到骨渣引起右下后牙剧烈疼痛，休息后缓解。近期该牙遇冷热反复出现疼痛不适。

既往史：既往体健，否认全身疾病史、传染病病史、药物过敏史。

口腔检查：患者口腔卫生尚可，46牙牙体完整，𬌗面可见一裂纹延伸至远中邻面及舌侧，探痛（-），叩痛（-），冷诊（+），咬诊疼痛明显，无明显松动，牙龈无红肿，未探及深牙周袋，牙髓电活力测试同对照同名牙。

辅助检查：X线片示46牙牙体完整，根尖周组织无明显异常。46牙口内照见图3-4。46牙X线检查结果见图3-5。

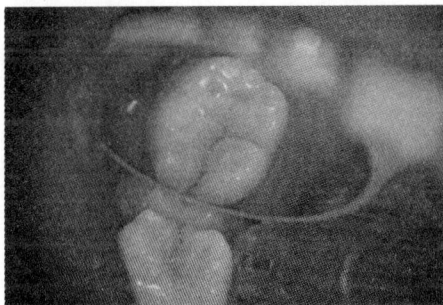

图3-4　46牙口内照

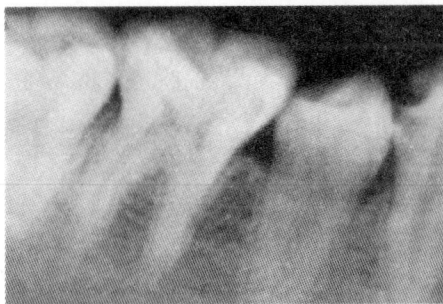

图3-5　46牙X线检查结果

2. 症状解读

牙髓的病理变化与临床疼痛的关系

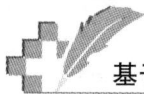

<解析>牙髓炎疼痛被认为与牙髓组织压升高和某些炎症介质直接作用于神经末梢有关，特别是C纤维的兴奋与炎症性疼痛关系密切。

（1）牙髓组织压升高：牙髓在损伤因子的作用下所发生的炎症反应，可导致局部组织水肿和牙髓组织压升高。牙髓中的感觉神经纤维主要是C纤维，其对压力非常敏感，组织压升高的压迫作用可使C纤维兴奋，冲动传至中枢，最后导致疼痛。随着炎症的发展，大量白细胞所释放的各种酶可导致组织坏死，甚至导致脓肿的形成，这使局部组织压力更高，从而引发剧烈的疼痛。

（2）炎症介质：炎症中的组织细胞、血浆成分和白细胞可释放各种炎症介质，它们除了可通过升高牙髓组织压引发疼痛外，还可直接作用于神经末梢。一般认为，炎症介质可使痛的阈值下降，导致机体对环境的刺激更为敏感。

3. 互动性提问

（1）根据口内照片及X线片，患者的诊断和诊断依据是什么？

［答］诊断为46牙牙隐裂。诊断依据如下：46牙咬硬物出现剧烈疼痛；46牙牙体完整，𬌗面可见一裂纹延伸至远中邻面及舌侧；46牙冷诊出现一过性疼痛；46牙咬诊疼痛明显。

［教学点］牙隐裂具有隐匿性，在临床上常常被误诊或漏诊。我们应结合患牙的临床表现、发生特点以及辅助检查明确诊断。

（2）牙隐裂的诊断要点是什么？

［答］牙隐裂的诊断要点如下：

1）第一磨牙好发，其次是第二磨牙和前磨牙；部位以前磨牙和磨牙的颊侧颈部、上颌磨牙的近中腭尖为主。

2）牙隐裂初期，裂纹仅局限于釉质内，症状往往不明显；随着裂纹加深，可能会伴有激发痛、咬合痛、自发痛等，类似于牙髓炎和根尖周炎。

3）牙体一般完整，无龋坏，牙面可见牙隐裂线，但肉眼很难发现，所以临床检查时应特别注意患牙是否有发育沟的延长。

4）对可疑患牙进行咬合检查，通常牙隐裂患牙某一部位会出现疼痛。

［教学点］牙隐裂患牙一般牙体完整，除常规检查外，要特别注意患牙发育沟是否有延长或加深，利用灯光和口镜多角度照射、碘酊或龙胆紫染色有助于发现裂纹。其中，定点咬合痛是牙隐裂的典型特点，需重点关注。结合以上几点及临床经验，通常可明确诊断。

（3）对怀疑为牙隐裂的患牙，临床上通常有哪些辅助检查帮助明确诊断？

［答］牙隐裂很难用肉眼发现，为了减少漏诊，要保持高度警惕。在临床上，经验丰富的医生经常采取一些辅助检查以明确诊断，具体方法如下。

1）咬诊：将清洁棉卷或棉签放在可疑患牙𬌗面，嘱患者用力咀嚼。当咬在某一特定部位时，患牙常会发生剧烈疼痛。

2）灯光和口镜多角度照射：由于裂纹处具有光阻射的特点，利用灯光和口镜多角度照射可观察到裂纹。

3）染色检查：利用深色染料（碘酊、龙胆紫）浸染，有助于发现裂纹。

4）显微镜下观察：在根管显微镜下对可疑牙隐裂患牙进行放大观察，便于发现裂纹。

［教学点］除了常规牙体检查（包括探诊、叩诊、冷诊、热诊及牙髓电活力测试），我们还应灵活应用其他辅助检查，以明确隐匿性疾病（如牙隐裂）的诊断。

（4）牙隐裂的治疗原则是什么？

［答］对于牙隐裂，应秉承全局、长远的观点，防治结合，保留患牙。

［教学点］在临床治疗中，应以保存患牙为目标，向患者明确交代牙隐裂发展到不同阶段的治疗方案及预后。此外，应有全局、长远的观点，除了主诉牙，还要检查其他牙齿，除了已经发生牙隐裂的牙，还要注意有牙隐裂趋势的牙。防治结合，才能取得较好的结果。

（5）本病例中，应如何治疗 46 牙？

［答］本病例中 46 牙牙隐裂未波及牙髓，但出现了裂纹着色加深并伴冷敏感症状。由此推测牙隐裂纹达牙本质浅、中层，遂可沿裂线备洞，用氢氧化钙糊剂覆盖，氧化锌丁香油粘固剂暂封，观察 2~4 周，无症状者换光固化树脂。

另有大量文献报道，对于牙髓正常的牙隐裂患牙，可采取预防性全冠修复隔绝外界刺激，分散𬌗面应力以防止裂纹进一步加深，最终达到保存患牙的目的。

［教学点］在确定牙隐裂治疗方案之前应准确判断患牙牙髓活力，并采取相应治疗措施。

（6）临床上通常如何治疗牙隐裂？

［答］治疗方法有调𬌗、充填、根管治疗后冠修复、拔除。

［教学点］牙隐裂不会自行愈合，如果任其发展，结局就是发生牙齿折裂，严重者要拔除。所以对牙隐裂一定要积极治疗。牙隐裂的深浅程度以及自觉症状不同，治疗方法也有所不同。

1）调𬌗：调𬌗是治疗的重要步骤，任何牙隐裂患牙均需调𬌗。早期症状轻微的牙隐裂可以只做调𬌗观察。进行其他治疗时也要配合调𬌗处理。

2）充填：对裂纹仅达牙本质浅层并未波及牙髓的患牙，磨除裂纹备洞，用充填材料将裂纹覆盖，防止裂纹进一步向深部发展。

3）如果裂纹较深，自觉症状明显，甚至影响到咀嚼和进食，应该尽快做根管治疗，然后做全冠修复。在做全冠修复之前注意保护，防止患牙折裂。

有些患牙在根管治疗中或做全冠修复之前因完全裂开而要拔除，还有些患牙在做了全冠修复后仍会因发生牙冠和牙根的折裂而要拔除。这一点医患双方都应加以重视。

（7）如何预防牙隐裂？

［答］牙隐裂是导致牙髓炎、根尖周炎甚至牙缺失的重要因素之一。由于牙隐裂具有隐匿性、渐进性和不可复性，我们应该秉承全局、长远的观点，做到防治结合。在日常生活中，为了预防牙隐裂，我们应注意以下几点：

1）不要用牙齿啃咬过硬的物品，如不要用牙齿开啤酒瓶盖等。

2）咀嚼骨头之类的食物时，不可用暴力，速度宜缓。

3）中老年人应该定期进行口腔检查，若发现过锐过陡的牙尖可适当调磨。

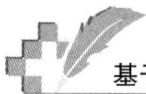

4）在进行体育运动时，应做好防护措施，避免运动引起的意外伤害。

5）定期进行口腔卫生检查，若发现牙隐裂患牙或有牙隐裂趋势的牙应尽早处理。

6）重度深覆𬌗、牙齿重度磨损（特别是有夜磨牙表现）患者，可适当配戴咬合垫。

［教学点］在临床上，我们除了治疗患牙还应积极宣传口腔健康知识，帮助患者纠正生活中的不良习惯，增强患者的口腔保护意识。

4. 治疗要点解析

早期牙隐裂常常表现为咬合不适、咬合痛、冷热刺激痛。典型的咀嚼疼痛常常是患者就诊的主诉症状，即在咀嚼时患者突然有剧烈的酸痛感，此时通过仔细检查往往可以发现牙隐裂纹，同时牙齿伴有明显的叩击疼痛。随着牙隐裂的发展，患者可伴有牙髓炎、根尖周炎等。结合病史进行叩诊、咬诊、染色试验、探针探查等可诊断。要注意与龋病、牙周病、牙根折等引起的疼痛进行鉴别。X线片：近远中向的牙隐裂往往不能被显示，颊舌向牙隐裂有可能被显示。

牙隐裂不会自行愈合，如果任其发展，可能发生牙齿折裂，严重者要拔除。所以对牙隐裂一定要积极治疗。通常牙隐裂的防与治很难分开，应有全局、长远的观点，根据患牙具体情况采取相应的防治措施。牙隐裂的预后效果相对较差，尤其是需要根管治疗的患牙。有些患牙在根管治疗中或做全冠修复之前因完全裂开而要拔除，还有些患牙在做了全冠修复后仍会因发生牙冠和牙根的折裂而要拔除。所以签署知情同意书之前，一定要向患者交代清楚。

【教师参考要点】

1. 牙隐裂的定义。

牙隐裂是指发生在牙冠表面的、不易发现的、非生理性的细小裂纹，多由牙齿结构的内因和过大的咀嚼力等外因引起。牙隐裂不同时期的表现不同。早期因为局限在釉质，没有症状，随着裂纹加深，向牙本质延伸，累及牙髓甚至导致牙体折裂，会出现各种牙痛，如激发痛、自发痛、咬合痛等。

2. 牙隐裂的病因。

牙隐裂的病因可概括为内因和外因两个方面。

（1）内因：牙齿各部分形态、厚薄和结构不同，抵抗外力的能力也不同。𬌗面的深沟、釉质中的釉板等都是相对薄弱的部分。所以在很多情况下，牙隐裂发生在点、隙、沟附近。因磨损不均而形成的高尖陡坡牙齿，咬合时会受到较大的水平分力，这种水平分力对牙齿的破坏性很大，可使窝沟底部的釉板向牙本质方向加深加宽。

（2）外因：在咀嚼中突然遇到沙砾、骨渣等，会使某个牙齿承受的咬合力骤然增大，这种突然增大的咬合力极易造成包括牙隐裂在内的牙体硬组织损伤；事故中外力对牙齿的打击、医源性损伤（如拔牙中的器械失控撞击对颌牙）等，也可能导致牙隐裂。

3. 牙隐裂的疼痛特点。

牙隐裂因深度不同而有不同的疼痛表现。当牙隐裂较轻较浅，未波及牙髓时，一般只是冷热刺激痛，或吃东西时偶尔咬到硬物引发疼痛，不会持续较长时间；如果牙隐裂加深，波及牙髓，可出现咬合后短暂剧痛，牙髓出现炎症时表现出牙髓炎的疼痛特点；完全裂开时可出现剧痛，不敢咬合。在临床中，牙隐裂的疼痛特点将指导我们确定合理的治疗方案。

4. 牙隐裂的发生特点。

牙隐裂最常见于上颌磨牙，其次是下颌磨牙和上颌前磨牙，第一磨牙又明显多于第二磨牙，尤其近中腭尖更易发生。牙隐裂位置与𬌗面发育沟的位置重叠，并向一侧或两侧边缘嵴伸延，上颌磨牙隐裂常与𬌗面近中舌沟重叠，下颌磨牙隐裂常与𬌗面近远中发育沟重叠，并越过边缘嵴到达邻面，或者与𬌗面颊舌沟重叠，前磨牙隐裂常呈近远中向。在临床中，我们经常会遇到牙齿看似完整却伴有疼痛不适等症状的病例，因此我们应熟知牙隐裂的发生特点，并采取相应检测方法明确诊断，以免错过患牙的最佳治疗时机。

5. 牙隐裂的临床表现。

牙隐裂具有隐匿性，诊断难，通常好发于第一磨牙，其次是第二磨牙和前磨牙。牙隐裂以前磨牙和磨牙的颊侧颈部、上颌磨牙的近中腭尖多见，常伴有激发痛、咬合痛、自发痛等。疼痛程度与裂纹的深度相关。

6. 牙隐裂的治疗措施。

对于牙隐裂患牙，通常根据症状估计裂线的深度，并根据深度进行处理。

（1）牙隐裂较浅：裂纹局限在釉牙本质界内，如果着色浅而无继发龋，用酸蚀法和釉质光固化粘接处理即可。治疗后定期随访。

（2）牙隐裂纹中等：裂纹达牙本质浅层、中层，往往着色深，已有继发龋。这种情况可以沿裂纹备洞，用氢氧化钙糊剂覆盖，氧化锌丁香油粘固剂暂封，观察 2～4 周，无症状者换光固化复合树脂。也可根据患者实际情况酌情采取预防性全冠修复。治疗后定期随访。

（3）裂纹较深：裂纹达牙本质深层，可能累及牙髓。这种情况应该做牙髓治疗。根管治疗过程中，牙体硬组织会进一步被削弱，为防止裂纹加深，治疗前应该降低咬合，治疗期间可做带环粘接，治疗完毕要及时进行冠修复。治疗后定期随访。

（4）若疼痛不能控制，牙周反复肿胀，甚至出现瘘管，应考虑拔除患牙。

病例 4　酸蚀症

【关键知识点】

1. 酸蚀症的病因。
2. 酸蚀症的临床表现。
3. 酸蚀症的诊断。
4. 酸蚀症的鉴别诊断。

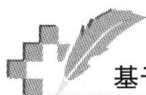

5. 酸蚀症的治疗措施。

【参考文献】

樊明文，2012. 牙体牙髓病学［M］. 4 版. 北京：人民卫生出版社.

TEN CATE J M，IMFELD T，2010. Dental erosion，summary［J］. European Journal of Oral Sciences，104（2）：241−244.

MEURMAN J H，TEN CATE J M，2010. Pathogenesis and modifying factors of dental erosion.［J］. European Journal of Oral Sciences，104（2）：199−206.

AMAECHI B T，HIGHAM S M，2005. Dental erosion：possible approaches to prevention and control［J］. Journal of Dentistry，33（3）：243−252.

【病例课堂】

1. 病史

患者：×××，男，15 岁。

主诉：口内多颗牙齿缺损 6 个多月，遇冷热敏感，平时喜欢饮用可乐等碳酸饮料。

现病史：半年前患者自觉口内多颗牙齿开始出现缺损，伴对冷热刺激敏感，自诉无自发痛。

既往史：既往体健，否认全身疾病史、传染病病史、药物过敏史。

口腔检查：13 牙~23 牙牙颈部缺损，呈浅黄色，缺损边缘脱矿呈白垩色，缺损底部质地较硬，未探及穿髓孔，冷诊（＋），叩痛（−）。

辅助检查：全口曲面断层片示 13 牙~23 牙根尖周组织无明显异常。

2. 症状解读

患者对冷热刺激敏感。

<解析>患牙脱矿进展到一定程度，表面釉质溶解，牙本质暴露在口腔环境中。基于"流体动力学说"，牙本质小管内充满液体，当冷热刺激作用于牙本质表面时会引起牙本质小管内的液体发生多向流动，这种流动传到牙髓，会引起牙髓神经纤维的兴奋而产生疼痛。

3. 互动性提问

（1）患者的诊断和诊断依据是什么？

［答］诊断为酸蚀症。诊断依据如下：①患者长期大量饮用可乐等碳酸饮料。②患者口腔检查结果：牙齿颈部出现月牙状缺损，着色，敏感，探痛。

［教学点］目前研究表明，酸蚀症是牙釉质、牙本质在非细菌来源的酸性物质作用下的化学溶解过程。所以在诊断过程中，除常规检查所见，还应特别关注患者的生活习惯，如是否长期频繁接触非细菌来源的酸性物质（如可乐等碳酸饮料）。

（2）酸蚀症的常见病因有哪些？

［答］酸或酸酐是引起酸蚀症的直接原因。酸根据来源可分为外源性酸和内源性酸。前者主要见于制酸、汽车电池、电镀材料、化肥、酿酒行业的工作人员，以及长期大量饮用可乐、果汁等酸性饮料的人群；后者主要见于胃溃疡、食管裂孔疝、妊娠、酗酒等

各种原因导致胃液反流者。在本病例中，引起患者多颗牙齿出现酸蚀症的主要原因是长期大量饮用可乐，且不注意维护口腔卫生。

［教学点］酸蚀症的病因是明确疾病诊断的重要依据。

（3）酸蚀症有什么临床表现？不同来源的酸引起的酸蚀症的临床表现是否相同？

［答］酸蚀症最初仅有牙齿敏感症状，随着病变加重逐渐出现实质缺损。不同种类的酸引起的酸蚀症具有不同的临床表现：

1）盐酸所致酸蚀症者表现为自切缘向唇面形成刀削状的光滑斜面，硬而无变色，可伴切端折裂。

2）硝酸所致酸蚀症者多发生在牙颈部，牙齿呈白垩状，染色则呈黄褐色或形成灰色脱矿斑块，质地松软，易崩碎而逐渐形成实质缺损。

3）二氧化硫气体溶于水呈弱酸性，所以对牙齿的腐蚀破坏不明显，患者仅有酸涩感。

4）酸性饮料所致酸蚀症者，破坏一般发生在釉牙骨质界，轻者出现沟状损害、敏感、探痛，重者出现大面积深度破坏。常有胃酸反流者，可引起后牙的𬌗面与腭面的凹陷性损害。

［教学点］不同来源的酸引起的酸蚀症在牙齿上的表现各不相同。所以，在临床诊疗过程中应将患者工作环境以及生活习惯等要素与患牙检查所见相结合，以明确诊断和指导后期治疗工作，进行有针对性的口腔卫生宣教。

（4）本病例中酸蚀症易被误诊为哪些疾病？鉴别诊断的依据是什么？

［答］酸蚀症通常易与楔状缺损、氟牙症、釉质发育不全等疾病相混淆。鉴别诊断依据如下。

1）楔状缺损：患者多有横刷牙习惯，有多颗患牙甚至全口患牙。典型的缺损由两个夹面组成，口小底大，呈楔形，常见于口角附近的牙齿（尖牙、前磨牙）。

2）氟牙症：受损牙面呈白垩色至深褐色，患牙呈对称性分布，患者通常伴有高氟地区生活史。

3）釉质发育不全：釉质发育不全是牙发育过程中，成釉器的某一部分受到损害所致，可造成釉质表面不同程度的实质性缺陷，甚至牙冠缺损。釉质发育不全患牙也有变黄或变褐的情况，但探诊时损害局部硬而光滑，病变呈对称性。

［教学点］疾病的临床特点及诊断是我们应重点学习的内容。我们应理论结合实际，熟练掌握相关内容，以免误诊。

（5）针对本病例的酸蚀症，可以采取哪些治疗措施？

［答］本病例应选择充填治疗。轻柔地去除13牙～23牙脱矿组织直至正常硬度。因患者敏感症状较重，先用氢氧化钙糊剂覆盖，氧化锌丁香油粘固剂暂封，观察2～4周，若无症状再行充填治疗。同时对患者进行口腔卫生宣教，使其掌握正确的刷牙方法，改正不利于牙齿健康的生活习惯，尽量减少或避免酸性饮料的摄入，若摄入酸性饮料应及时漱口，减少酸性液体在牙面停留的时间。完成上述工作后，应嘱患者定期复查，发现异常，及时处理。

［教学点］酸蚀症进展不同，处理方式也不同：

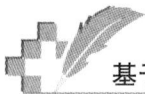

1）缺损不明显但伴有敏感症状的患牙，可以通过局部用药进行脱敏处理。

2）缺损严重但牙髓正常的患牙可以通过树脂充填和贴面修复进行处理。

3）出现牙髓病变者，先行根管治疗，后期行树脂充填、贴面修复或冠修复。

完成上述治疗后，应定期复查，若发现异常，及时处理。

（6）食用酸性食物后是否要马上刷牙？正确的做法是什么？

［答］食用酸性食物后应立即用清水漱口，不要立即刷牙，否则将加速牙齿表面矿物的丧失。

［教学点］牙齿接触酸性物质后，表面 pH 值会迅速降低到引起脱矿的阈值以下，如果食用酸性食物后马上刷牙，会给予脱矿过程机械性辅助，从而加速牙齿表面矿物的丧失。所以，正确的做法是立即用清水漱口，减少牙齿表面残留的酸直至恢复中性环境后再清洁口腔。

（7）为了预防酸蚀症，我们应当如何做？

［答］为了预防酸蚀症，我们应当做到以下几点。

1）劳动保护：消除和减少劳动环境中的酸雾，戴防酸口罩，定时用弱碱性溶液含漱，避免口呼吸等。

2）注意刷牙：选用软毛牙刷，减轻对牙齿的磨损；接触酸性食物后立即用清水漱口，切忌马上刷牙。

3）控制饮食：减少酸性食物的摄入。

4）积极治疗消化系统的相关疾病。

［教学点］对于酸蚀症，防大于治。在生活中要时刻注意：避免长期频繁地接触酸，改正不利于牙齿健康的生活习惯，提高口腔健康意识。

4. 治疗要点解析

对疑为酸蚀症的患者，除常规检查所见，还应特别关注患者的生活习惯，如是否长期频繁接触非细菌来源的酸性物质（如可乐等碳酸饮料），以进一步明确诊断。后期对酸蚀症的治疗也需要注意防治结合。让牙齿离开酸性环境是预防和阻止该病发展的关键。如果牙齿出现敏感症状和牙髓炎症状，应做相应处理。

【教师参考要点】

1. 酸蚀症的概念。

酸蚀症是指在无细菌参与的情况下，由单纯的化学因素引起的牙体硬组织慢性、不可逆性破坏的疾病。近年来，国内外大量的流行病学调查表明酸蚀症在人群中普遍存在，且发病率呈上升趋势。酸蚀症可导致牙本质敏感、牙髓炎、牙髓暴露，严重的酸蚀症还可能造成牙齿折断、牙齿早失及咬合关系紊乱等，对患者的咀嚼功能、面形美观和心理健康等都会产生不良影响。酸蚀症的致病机制尚未完全明了，大量临床和实验室研究表明，酸蚀症是牙釉质、牙本质在非细菌来源的酸性物质作用下的化学溶解过程，由内源性酸和外源性酸造成，同时受到酸的化学成分以及个体的生物学因素、行为方式等因素的共同影响。

2. 酸蚀症的病因。

（1）外源性酸：研究发现，制酸、汽车电池、电镀材料、化肥、酿酒行业的工作人员是酸蚀症的高危人群。该病是典型的职业病。随着《劳动保护法》的贯彻实施，这类患者已明显减少。但长期、大量饮用酸性饮料导致酸蚀症患者增加。酸性饮料包括可口可乐、果汁、酒等。

（2）内源性酸：主要见于各种原因导致的胃液反流。其特点是酸蚀症发生在牙齿的内侧，即腭、舌面。

3. 酸蚀症的临床表现。

酸蚀症患者最初仅有牙齿感觉过敏，以后逐渐出现实质缺损。环境中酸雾或酸酐导致的缺损发生在前牙唇面。酸蚀症的表现因酸不同而有所差异。相关内容参见互动性提问（3）。

4. 酸蚀症的防治。

酸蚀症应注意防治结合。

（1）预防：注意劳动保护，消除和减少劳动环境中的酸雾；注意刷牙，选用软毛牙刷，接触酸性食物后立即用清水漱口；改正不利于牙齿健康的生活习惯，限制酸性食物的摄入；患者应积极治疗消化系统相关疾病。

（2）治疗：症状较轻时，可以通过局部用药进行脱敏处理；缺损严重者可采取树脂充填、贴面修复或冠修复进行处理；牙髓有病变者，应先做牙髓治疗，再行树脂充填、贴面修复或冠修复；高危人群和已治疗患者要定期复查，发现异常及时处理。

病例 5　牙根纵裂

【关键知识点】

1. 牙根纵裂的病因。
2. 牙根纵裂的临床表现。
3. 牙根纵裂的诊断。
4. 牙根纵裂的鉴别诊断。
5. 牙根纵裂的治疗措施。

【参考文献】

樊明文，2012. 牙体牙髓病学［M］. 4 版. 北京：人民卫生出版社.

LERTCHIRAKARN V，PALAMARA JEMESSER H H，2003. Patterns of vertical root fracture：factors affecting stress distribution in the root canal［J］. Journal of Endodontics，29（8）：523−528.

HAMMAD M，QUALTROUGH A，SILIKAS N，2007. Effect of New

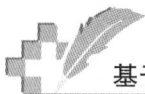

Obturating Materials on Vertical Root Fracture Resistance of Endodontically Treated Teeth [J]. J Endod，33 (6)：732-736.

KIM H C，LEE M H，YUM J，2010. Potential relationship between design of nickel-titanium rotary instruments and vertical root fracture [J]. Journal of Endodontics，36 (7)：1195-1199.

DUTRA K L，PACHÊCO-PEREIRA C，BORTOLUZZI E A，2017. Influence of Intracanal Materials in Vertical Root Fracture Pathway Detection with Cone-beam Computed Tomography [J]. J Endod，43 (7)，1170-1175.

SUGAYA T，KAWANAMI M，NOGUCHI H，2010. Periodontal healing after bonding treatment of vertical root fracture. [J]. Dental Traumatology，17 (4)：174-179.

OZER SY，UNLU G，DEGER Y，2011. Diagnosis and Treatment of Endodontically Treated Teeth with Vertical Root Fracture：Three Case Reports with Two-year Follow-up [J]. Journal of Endodontics，37 (1)：97-102.

【病例课堂】

1. 病史

患者：×××，男，47 岁。

主诉：右下后牙长期不明原因肿胀、疼痛，咬物痛。

现病史：患者自诉近一年来右下后牙出现不明原因疼痛，牙龈反复肿胀、长脓包。

既往史：既往体健，否认全身疾病史、传染病病史、药物过敏史。

口腔检查：患者口腔卫生较差，46 牙冠修复，近中颊侧可见瘘管，牙周红肿，可探及深牙周袋，Ⅱ°松动，叩痛（＋）。

辅助检查：X 线片示 46 牙冠修复，已行根管治疗，近中根管影像增宽，根尖周可见低密度影。46 牙 X 线检查结果见图 3-6。

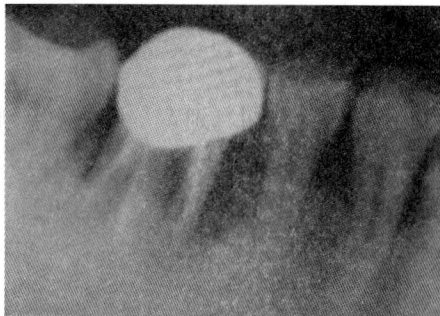

图 3-6 46 牙 X 线检查结果

2. 症状解读

患牙咬物痛。

<解析>引起患牙咬物痛的原因有很多，如根尖周病、牙周病、牙震荡、牙脱位、

牙折等。本病例中患牙咬物痛的原因是牙根纵折病变累及周围组织，引起根尖周炎和牙周炎。

3. 互动性提问

（1）患者的诊断和诊断依据是什么？

［答］诊断为 46 牙牙根纵裂、46 牙慢性根尖周炎、慢性牙周炎。诊断依据如下：46 牙临床检查及 X 线片所见。为进一步确诊，还需 CBCT。

［教学点］牙根纵裂病因复杂，发病部位隐蔽，临床症状不典型，诊断较为困难，常被漏诊或误诊为根尖周炎、牙周炎。X 线片是牙根纵裂的重要诊断依据，必要时需辅以 CBCT 来提高诊断的正确率。

（2）牙根纵裂的病因是什么？

［答］本病例中 46 牙牙根纵裂发生在根管治疗后，原因多为根管机械预备时切削过多牙本质、根管充填时力量过大或桩道预备过度等。除此之外，创伤性𬌗力、牙根部发育缺陷、牙周组织局部的慢性炎症也可能引起牙根纵裂。

［教学点］牙根纵裂的病因分析：牙根纵裂的病因复杂，主要与牙根发育缺陷与解剖因素、𬌗创伤、牙周炎、饮食习惯、根管治疗、桩道预备等因素有关。临床检查时，应仔细询问，以做出正确诊断。

（3）请同学们根据临床及生活所见发散思维，说说哪些情况易发生牙根纵裂？

［答］口内缺牙较多，余留牙齿咬合负担过重；深覆𬌗；牙周炎等。

［教学点］牙根纵裂的病因复杂，结合临床所见归纳总结，可加深对这一疾病的认识。

1）牙根纵裂的发生与牙根发育缺陷和解剖因素相关，易发生于近远中径窄的扁根，折裂方向以颊舌向为主。

2）牙根纵裂与喜食硬性食物的生活习惯有关，硬性食物会加重牙齿咬合负担。

3）牙根纵裂的发生与𬌗创伤有关。

4）牙根纵裂与根管治疗操作不当等医源性因素相关。

（4）牙根纵裂和纵向牙折是同一个概念吗？

［答］牙根纵裂是纵向牙折的一个亚型。纵向牙折包括牙尖折裂、牙隐裂、牙裂和牙根纵裂。牙根纵裂通常具有以下特征：多发生在根管治疗后的牙齿，表现为颊舌向折裂，从牙根表面开始，症状不定，预后效果不良。

［教学点］注意避免混淆概念。

（5）牙根纵裂易被误诊为哪些疾病？如何鉴别诊断？

［答］牙根纵裂易被误诊为以下疾病，需注意鉴别诊断。

1）牙周脓肿：牙周脓肿是牙周炎发展到中晚期的常见伴发症状，在口内表现为牙龈的局部肿胀，局限于牙周袋壁，接近龈缘，患牙松动明显。X 线片表现为患牙牙槽骨吸收，可有骨下袋。本病例的口腔检查：46 牙近中颊侧可见瘘管，牙周红肿，可探及深牙周袋，疑为牙周脓肿。但 X 线片显示 46 牙已行根管治疗，近中根管影像增宽，并伴有根尖周组织破坏，提示病变来源为牙根纵裂。

2）根管遗漏：磨牙根管系统解剖结构复杂，在临床根管治疗过程中，很可能出现

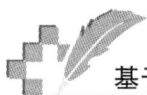

根管遗漏的情况。为明确诊断，可通过行 CBCT 进一步鉴别。

3）慢行根尖周炎：46 牙慢行根尖周炎是本病例的诊断之一，但 X 线片显示 46 牙近中根管影像增宽，提示存在牙根纵裂。为进一步确诊，酌情考虑行 CBCT。

［教学点］牙根纵裂患牙的症状不定，可并发根尖周炎和牙周炎，遂需要仔细鉴别以明确诊断，指导后续治疗工作。

（6）牙根纵裂的治疗原则是什么？

［答］牙根纵裂的治疗原则如下：

1）多根牙做牙髓牙周治疗后，行截根术或牙半切除术，保留无病变牙根。

2）单根牙若松动明显应拔出。

3）治疗其他患牙，修复缺失牙以减轻咬合负担。

［教学点］牙根纵裂患牙预后效果相对较差，应综合考虑患者身体状况、患牙条件及经济因素，制订合理的治疗方案。

（7）应当采取何种治疗措施，请讨论可能的处理方案并尝试做出预后效果评估。（开放题型，非标准答案）

［答］本病例主要有以下两种治疗方案。

1）"46 牙牙周基础治疗＋牙半切除术＋冠修复"：46 牙牙周基础尚可，但患牙松动明显，需行牙周基础治疗控制炎症。行牙半切除术及后续冠修复，符合口腔临床治疗保存患牙的原则，但需要以健康邻牙作为基牙，预后效果有待长期随访观察。

2）46 牙拔除：应首选保存患牙，若保存患牙治疗失败，则考虑将患牙拔除。

［教学点］秉承保存患牙的治疗原则，对患牙进行综合评估，以确定最佳治疗方案。但目前牙根纵裂患牙预后不佳，需仔细斟酌。

（8）导致牙根纵裂治疗失败，最终拔牙的可能原因有哪些？

［答］最终导致拔牙的可能原因：牙周炎未得到良好的控制，患牙松动度增加，不能行牙半切除术及冠修复；患牙修复后再次引起继发性根折等。

［教学点］牙根纵裂患牙预后不佳，若采用部分拔除的治疗方法，应嘱患者加强口腔卫生，注意保护，定期随访，如有异常，及时处理。

（9）我们如何对牙根纵裂进行风险评估及预防？（开放题型，非标准答案）

［答］我们主要从以下几点进行风险评估及预防：

1）评估患者咬合情况，看是否存在𬌗力分布不均，若存在则调磨高点。

2）患牙采用根管治疗，避免过度预备。

3）桩道预备，避免过度切削。

4）冠修复应恢复患牙形态及功能，避免咬合高点的形成等。

［教学点］防大于治，所以要进行风险评估，早发现、早诊断、早治疗，争取获得最佳治疗效果。

4. 治疗要点解析

由于牙根纵裂的预后不佳，应该针对病因采取一系列预防措施。医生应仔细询问病史，认真做临床检查，掌握牙根纵裂的影像学特征，发现典型的临床体征。临床上根管长度定位仪和 CBCT 的应用可以提高诊断的正确率。

牙根纵裂的治疗仍是难点。虽有学者尝试用多种方法治疗牙根纵裂，如促进裂隙愈合法、牙根粘接再植法、牙周手术治疗等，但建议拔除多数牙根纵裂患牙。条件较好的牙齿可在完善根管治疗后采取截根术或牙半切除术来实现保留。

【教师参考要点】

1. 牙根纵裂的概念。

2008 年美国牙髓病学会认为，牙根纵裂（vertical root fracture，VRF）发生于牙根部，起源于根尖向冠部延伸的纵向裂纹，常同时侵犯牙体、牙髓和牙周组织。其病因复杂，发病部位隐蔽，临床症状不典型，早期症状不明显，诊断较为困难，常出现漏诊和误诊，且治疗预后不佳。有文献报道，牙根纵裂是根管治疗后牙齿被拔除的主要原因之一。

2. 牙根纵裂的病因。

（1）解剖结构：牙根大体上有扁根和圆根两种。扁根固位力强而抗折能力差，易发生折裂。

（2）所在位置：第一磨牙咬合力最大，发生折裂的概率最高。下颌磨牙的近中根最常见，其次是上颌磨牙的近中颊根。近中颊根近远中面均有长形纵沟，根尖弯向远中。

（3）饮食习惯：喜欢硬性食物者发生率高。

（4）外伤：咀嚼中骤然遇到硬物的撞击。

（5）牙周炎：牙周组织破坏，牙根支持组织不能耐受正常的咬合力。

（6）医源性因素：根管机械预备时切削过多牙本质、根管充填时力量过大或桩道预备过度等。

3. 牙根纵裂的临床表现。

病史询问常会发现患者有咬硬物史或咬硬物的习惯，患者可定位患牙，伴有牙髓病、根尖周病、牙周病的表现；患牙多为磨牙，可能有高耸的牙尖，好发牙齿包括牙周病患牙、根管治疗后患牙、做了桩的患牙、有冠修复体的患牙。牙齿可有松动、牙周袋、牙周脓肿或窦道等，常伴有叩痛。X 线片是临床诊断牙根纵裂的关键，严重程度不同的牙根纵裂，其影像学特征也存在不同表现。根据不同表现，牙根纵裂分为四度：Ⅰ度，患根根管影像仅在根尖 1/3 处增宽；Ⅱ度，患根根管影像在近 1/2～2/3 处增宽；Ⅲ度，患根根管影像全长增宽；Ⅳ度，患根根折片横断分离或移位。

4. 牙根纵裂的诊断。

目前牙根纵裂的诊断是难点。医生主要根据临床症状、体征、影像学（X 线片、CBCT）表现，或借助根管长度测量仪辅助诊断。

5. 牙根纵裂的治疗措施。

牙根纵裂患牙的预后不佳，通常采用完全或部分拔除的治疗方法。如果患牙症状和体征明显，如松动、咬合无力、疼痛、牙周组织反复肿胀，给患者带来较大痛苦，可考虑完全拔除；如果患牙为多根牙，牙周情况尚好，松动不明显，牙槽骨破坏局限于根裂牙根，可考虑牙半切除术，余留相对较好的牙体组织；如果患牙牙周尚好，牙根较长且折裂部位和牙槽骨破坏局限于根尖附近，为单根牙，可考虑截根术，即去除根尖部分牙

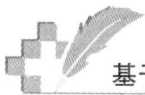

根，保留冠方部分的牙根和牙冠。不论是牙半切除术还是截根术，都应先行完善的根管治疗，并定期随访，跟踪疗效。

病例 6 冠折

【学习内容】

1. 冠折的病因。
2. 冠折的临床表现。
3. 冠折的诊断。
4. 冠折的鉴别诊断。
5. 冠折的治疗措施。

【参考文献】

樊明文，2012. 牙体牙髓病学 [M]. 4 版. 北京：人民卫生出版社.

DIANGELIS A J，ANDREASEN J O，EBELESEDER K A，2012. International Association of Dental Traumatology guidelines for the management of traumatic dental injuries：1. Fractures and luxations of permanent teeth [J]. Dental traumatology：official publication of International Association for Dental Traumatology，28（1）：2−12.

ANDERSSON L，ANDREASEN J O，DAY P，2012. International Association of Dental Traumatology guidelines for the management of traumatic dental injuries：2. Avulsion of permanent teeth [J]. Dental Traumatology，28（2）：88−96.

MALMGREN B，ANDREASEN J O，FLORES M T，2012. International Association of Dental Traumatology guidelines for the management of traumatic dental injuries：3. Injuries in the primary dentition [J]. Dental Traumatology，28（3）：174−182.

【病例课堂】

1. 病史

患者：×××，女，19 岁。

主诉：上前牙外伤 1 天。

现病史：1 天前因低血糖晕倒，面部着地，上前牙摔断。

既往史：既往体健，否认全身疾病史、传染病病史、药物过敏史。患者自诉 1 个月前开始节食减肥。

口腔检查：11 牙切 1/3 折断，露髓，松动 Ⅰ～Ⅱ度，12 牙颈部可见颈部折裂，松动Ⅲ度，余牙无明显异常。

辅助检查：X 线片示 11 牙切 1/3 缺损，12 牙颈部有折裂线，牙根完整。11 牙、12 牙 X 线检查结果见图 3－7。

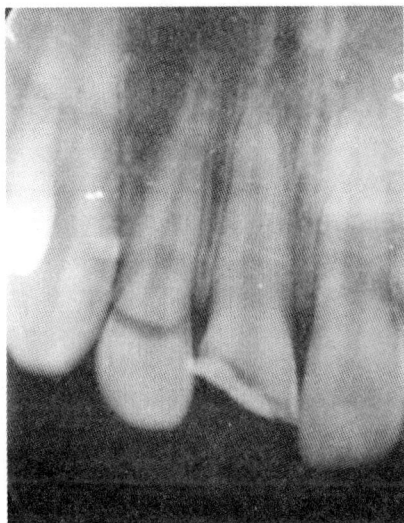

图 3－7　11 牙、12 牙 X 线检查结果

2. 症状解读

（1）患者有外伤。

<解析>外伤患者就诊时，通常表现得慌张。首先我们应该判断患者的举动及意识是否有异常。若无，则安抚患者，待其冷静下来后行进一步检查。检查患者颌面部损伤，视情况给予相应处理，如大量出血应先止血。之后检查口内情况，确定患牙，检查口腔组织及牙齿损伤情况，进而拍摄 X 线片明确诊断。在整个检查过程中，应轻柔，避免加重患者的疼痛不适。确诊后，向患者交代治疗方案及预后，签署知情同意书后进行相应治疗。

（2）外伤露髓患牙通常伴有牙髓损伤。

<解析>一般情况下不会出现牙髓炎样疼痛。主要是因为冠折露髓患牙的断端是敞开的，牙髓尚无炎症反应，结合牙髓炎疼痛的病理机制，可知不会出现疼痛。但是，如果给予机械刺激，牙髓会因受到挤压出现剧烈疼痛，遂检查过程中应轻柔。

3. 互动性提问

（1）患者的诊断和诊断依据是什么？

［答］11 牙冠折、12 牙冠折。诊断依据如下：患者有外伤史。口腔检查可见 11 牙切 1/3 折断，露髓，无明显松动，12 牙颈部折裂，松动Ⅲ度。X 线片示 11 牙切 1/3 缺损，12 牙颈部有折裂线，牙根完整。

［教学点］医生检查外伤患牙时应有大局意识，首先确定全身及邻近软硬组织是否有损伤。除了常规检查，X 线片是帮助明确诊断的重要辅助手段。

（2）冠折的常见病因有哪些？

［答］冠折的常见病因有外力直接撞击或咀嚼时咬到砂石、碎骨等硬物。本病例中

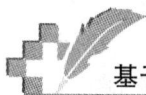

患者冠折的原因是晕倒面部着地时的外力撞击。

［教学点］冠折的直接病因是外伤，所以初次接诊时，应注意询问病史，以明确诊断。

（3）冠折通常可分为哪几类？

［答］冠折的分类如下：

1）根据折裂方向，前牙冠折可分为横折和斜折，后牙冠折可分为斜折和纵折。

2）根据折裂部位，冠折可分为非复杂性冠折和复杂性冠折。非复杂性冠折即釉质牙本质折，牙髓未暴露，敏感测试和牙髓电活力测试结果可能是阳性，松动度一般正常，叩痛（－）；复杂性冠折即釉质和牙本质折，牙髓暴露，敏感测试和牙髓电活力测试结果可能是阳性，暴露的牙髓对刺激敏感，松动度正常，叩痛（－）。

［教学点］冠折的部位将直接影响治疗方案的确定和预后效果。

（4）为明确诊断，在临床检查过程中应注意些什么？

［答］对于冠折患牙，应考虑患牙脱位或根折的可能。严格来讲，冠折患牙应拍摄1张咬合片以及2张近远中方向的根尖片。这样可排除移位和可能存在的根折。伴有唇、颊撕裂伤的冠折患者也需拍片以寻找牙碎片或异物。

［教学点］影像学检查是明确外伤的重要手段。

（5）本患者的治疗计划是什么？

［答］去除12牙冠部折裂部分，评估剩余牙体组织。临床检查可见11牙冠折、12牙冠折均已露髓，且患牙牙根已发育完全，遂应立即进行11牙、12牙牙髓治疗及后续冠修复以恢复牙齿形态和功能。

［教学点］治疗冠折时应首先判断患牙牙根是否发育完全。对于已露髓的成人患牙，可采取一次性根管治疗以避免分次治疗感染的风险。

（6）冠折患牙的治疗原则是什么？

［答］对于冠折患牙，根据其折裂部位采取相应的处理措施。

［教学点］治疗冠折患牙的过程中应明确损伤部位、严重程度、牙髓状态以及根尖是否形成等因素。

（7）成年恒牙、年轻恒牙冠折和乳牙冠折的治疗措施有何不同？

［答］冠折未露髓的治疗措施：缺损局限于少许釉质，牙本质未暴露，将其锐缘磨钝即可。牙本质已暴露的轻度敏感者，可行脱敏治疗，如果牙折片可利用，则直接粘接到牙齿缺损部位，否则行临时治疗，使用玻璃离子水门汀或复合树脂覆盖暴露的牙本质，最终使用理想的牙科材料修复折裂的牙冠。此外应在外伤后1个月、3个月、6个月以及每隔1年进行复查直至5年，主要检查包括牙髓电活力测试、X线片等。

冠折露髓的治疗措施：

1）牙根发育完全的恒牙应该进行牙髓摘除术，6~8周后可以进行冠修复。

2）年轻恒牙应该尽量保留活髓以利于牙根继续发育，可以采用活髓切断术去除冠髓，保留根髓，应用光敏树脂充填或断冠粘接技术将断冠粘接。术后定期复查，牙根发育完全后，进行根管治疗和冠修复。如果外伤时间较长，牙髓感染坏死，可以采用根尖诱导成形术，定期换药，牙根尖孔封闭后采取根管治疗。

3) 乳牙可以采用牙髓摘除术。如果患儿年龄太小无法配合，为避免刺激患儿，可以酌情拔牙。患儿牙冠缺损过多时，注意保持间隙，以利于成人后永久修复。

［教学点］根据患者年龄和是否露髓选择不同的治疗措施。

4. 治疗要点解析

根据病史、临床检查及影像学检查所见，冠折并不难诊断。在冠折患牙的治疗过程中，首先应判断损伤部位，是否伴有露髓，其次要根据患牙为乳牙、年轻恒牙还是成年恒牙给予不同的治疗。需要注意的是，外伤患牙治疗后应定期随访，评估患牙的预后。

【教师参考要点】

对于冠折患牙，根据其折裂部位而采取相应的处理措施。

（1）缺损局限于少许釉质，牙本质未暴露，将其锐缘磨钝即可。

（2）对于牙本质已暴露的轻度敏感者，可行脱敏治疗，如果牙折片可利用，则直接粘接到牙齿缺损部位，否则行临时治疗，使用玻璃离子水门汀或复合树脂覆盖暴露的牙本质，待敏感症状消失后使用理想的牙科材料修复折裂的牙冠。

（3）若牙髓已暴露，成年恒牙可行牙髓摘除术，年轻恒牙则行盖髓术或活髓切断术以确保牙根继续发育，当其牙根发育完全后，根据牙髓电活力测试结果进一步确定是否行根管治疗。如果牙折片可利用，直接粘接到牙齿缺损部位，否则使用理想的牙科材料恢复患牙牙冠形态。

（4）对于冠折在颈部的单根牙，可在根管治疗后进行桩冠修复。若根尖尚未形成，可做根尖诱导形成术，以保留根尖处的牙乳头以利于根尖继续发育。

应该特别指出，仍有活力的牙髓，应在治疗后1个月、3个月、6个月以及以后几年中，每半年复查1次，以判明牙髓的活力状况。患牙的永久性修复通常在受伤后6~8周进行。

病例 7 根折

【关键知识点】

1. 根折的病因。
2. 根折的临床表现。
3. 根折的诊断。
4. 根折的鉴别诊断。
5. 根折的治疗措施。

【参考文献】

樊明文，2012.牙体牙髓病学［M］.4版.北京：人民卫生出版社.

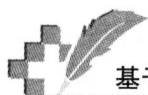

DIANGELIS A J，ANDREASEN J O，EBELESEDER K A，2012. International Association of Dental Traumatology guidelines for the management of traumatic dental injuries：1. Fractures and luxations of permanent teeth［J］. Dentaltraumatology：official publication of International Association for Dental Traumatology，28（1）：2-12.

ANDERSSON L，ANDREASEN J O，DAY P，2012. International Association of Dental Traumatology guidelines for the management of traumatic dental injuries：2. Avulsion of permanent teeth［J］. Dental Traumatology，28（2）：88-96.

MALMGREN B，ANDREASEN J O，FLORES M T，2012. International Association of Dental Traumatology guidelines for the management of traumaticdental injuries：3. Injuries in the primary dentition［J］. Dental Traumatology，28（3）：174-182.

【病例课堂】

1. 病史

患者：×××，男，14 岁。

主诉：骑电瓶车不慎摔倒，牙齿松动伴剧烈疼痛。

现病史：1 日前患者骑电瓶车不慎摔倒，自觉上前牙松动并伴剧烈疼痛。

既往史：既往体健，否认全身疾病史、传染病病史、药物过敏史。

口腔检查：患者右面部擦伤，上唇可见血痂，11 牙、21 牙牙龈肿胀，松动明显，叩痛（＋），邻牙未见损伤。

辅助检查：X 线片可见 11 牙、21 牙牙根中部折断，未见牙槽骨骨折迹象。11 牙、21 牙 X 线检查结果见图 3-8。

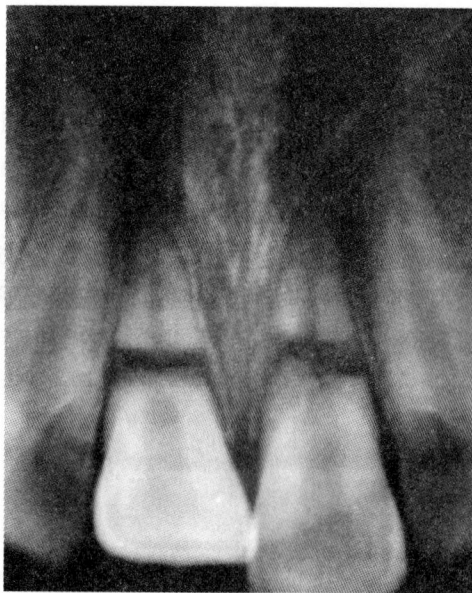

图 3-8　11 牙、21 牙 X 线检查结果

2. 症状解读

上前牙松动并伴剧烈疼痛。

<解析>有些患牙牙髓因在受到外伤时血管和神经受损伤出现"休克"，牙髓电活力测试无反应。目前研究表明，根折恒牙的牙髓坏死率为 20%～24%。根折后是否发生牙髓坏死，主要取决于所受创伤的严重程度、断端的错位情况和冠侧段的动度等因素。

牙齿发生根折后，出现剧烈疼痛的原因有两个：一是根折后，牙髓受到损伤，断端的错位或移动可牵扯牙髓，引起神经兴奋，出现剧烈疼痛；二是根折通常伴有牙周组织损伤，牙周膜的急性炎症也可导致剧烈疼痛。因此，临床检查外伤患牙时应轻柔，避免加重患者的疼痛不适。

3. 互动性提问

（1）患者的诊断和诊断依据是什么？

[答] 11 牙、21 牙根折。诊断依据如下：患者有外伤史。口腔检查可见 11 牙、21 牙牙龈肿胀，松动明显，叩痛（＋），邻牙未见损伤。X 线检查可见 11 牙、21 牙牙根中部折断，未见牙槽骨骨折迹象。

[教学点] 医生在外伤患牙检查过程中应有大局意识，首先确定全身及邻近软硬组织是否伴有损伤。除了常规检查，X 线片是帮助明确诊断的重要辅助手段。

（2）根折的常见病因有哪些？

[答] 外力直接撞击，如直接打击或面部着地时的撞击。

[教学点] 根折的直接病因是外伤，所以初次接诊时，应注意询问病史，以明确诊断。

（3）根折通常可分为哪几类？预后如何？

[答] 根折按部位可分为颈侧 1/3 根折、根中 1/3 根折、根尖 1/3 根折，其中最常见的为根尖 1/3 根折。预后：根折恒牙的牙髓坏死率为 20%～24%，根折后是否发生牙髓坏死，主要取决于所受创伤的严重程度、断端的错位情况和冠侧段的动度等因素。根折的预后与根折部位亦有很大的相关性，一般认为根折越靠近根尖，预后越好。当根折限于牙槽内时，预后较好，但折痕累及龈沟或发生龈下折时，治疗复杂且预后较差。

[教学点] 根折的部位直接影响患牙的预后，所以应特别注意判读 X 线片，以明确诊断，指导后续相关治疗。

（4）为明确诊断，应进行哪些影像学检查？

[答] 拍摄 1 张咬合片来确定根尖和根中 1/3 的根折线水平；同时拍摄 2 张不同水平角度的 X 线根尖片来定位牙根颈部 1/3 的折裂线；对于根中 1/3 的根折线，CBCT 可以排除或确定累及颈 1/3 颊舌向斜行走向的折裂线。

[教学点] 影像学检查是明确外伤诊断的重要手段。

（5）患者就诊时，牙髓活力测试无反应，是否可直接判定该患牙为死髓？

[答] 一般牙折患者就诊时，牙髓活力测试无反应，但之后 6～8 周可出现反应。据推测，牙髓活力测试无反应是牙髓在外伤时血管和神经受损伤所引起的"休克"所致。逐渐恢复后出现活力反应。

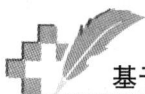

［教学点］初次就诊时，外伤患牙牙髓活力测试反应不一，所以患者应休息一段时间，并在受伤后1个月、3个月、6个月、12个月定期复查，视牙髓活力恢复情况采取相应的治疗措施。

（6）根折的治疗原则是什么？

［答］根折的治疗首先要促进自然愈合，即使牙似乎很稳固，也应尽早用夹板固定，以防活动。除非牙外伤后已数周才就诊，而松动度又较小才不必固定。一般认为根折越靠近根尖，预后越好。

［教学点］固定患牙，减少松动度有利于促进根折患牙断端的愈合。

（7）根折应当采取怎样的治疗措施？

［答］若患牙为根中1/3折断，首先复位患牙并用夹板固定，此后每月应复查一次，检查夹板是否松脱，必要时可更换夹板。复查时，若牙髓有炎症或坏死趋势，则应做根管治疗。若患牙松动一直无改善且伴严重炎症，则考虑拔除患牙。

［教学点］在根折患牙治疗过程中，应特别关注患牙牙髓的状态，并采取相应的治疗措施。

（8）经诊断可以保留的根折患牙是否应立即进行根管治疗？

［答］根折患牙是否行根管治疗取决于折断部位。根尖或根中1/3折断，应首先进行夹板固定，不应马上进行根管治疗，因为根折后立即进行根管治疗常常可能把根管糊剂压入断端之间，反而影响修复。但当牙髓坏死时，则应迅速进行根管治疗。颈侧1/3折断并与龈沟相交通，折断线在龈下1~4mm，断根不短于同名牙的冠长，牙周状况良好者，可先行根管治疗，并将断端拉出至龈缘，再行后续治疗。

［教学点］治疗根折患牙前应正确判断牙髓状态，折裂部位越靠近根尖，牙髓坏死率越低，预后效果越好。

（9）根折患牙的随访程序是怎样的？

［答］根折患牙在得到正确合理的治疗后应定期随访。根折部位不同，随访程序略有差异。根尖1/3和根中1/3的根折患牙，可在夹板固定4周后拆除夹板，同时进行临床检查（如X线检查），分别在外伤处理后2个月、4个月、6个月、12个月进行临床检查（如X线检查），之后每隔1年随访1次，直至5年。接近颈1/3的根折患牙，为保证治疗效果，固定时间会更长一些。一般在夹板固定后6~8周才拆除夹板，同时进行临床检查（如X线检查），分别在外伤处理后2个月、4个月、6个月、12个月进行临床检查和X线评估，之后每隔1年随访1次，直至5年。

［教学点］根折患牙的治疗是一个长期的过程，应定期随访，进行临床检查（如X线检查）以确定预后。

4. 治疗要点解析

根折的临床表现较为典型，X线片是明确诊断的重要依据，必要时辅以CBCT检查明确根折部位及折断的方向。医生在检查过程中应有全局意识，首先确定全身及邻近软硬组织有无损伤。在治疗过程中，根据折裂部位采取相应的治疗方案，而且一定要特别关注牙髓状态，必要时采取根管治疗。治疗结束后，应于2个月、4个月、6个月、12个月进行临床检查（如X线检查），之后每隔1年随访1次，直至5年。

【教师参考要点】

1. 根折的分类。

外伤性根折多见于牙根完全形成的成人牙。按折裂部位，根折可分为颈侧 1/3 根折、根中 1/3 根折和根尖 1/3 根折。最常见者为根尖 1/3 根折，其折裂线与牙长轴垂直或有一定斜度。

2. 根折的诊断。

患者常有牙外伤史，患牙可有疼痛、缺损或移位，龈沟出血，根部黏膜触痛等临床表现。X 线片是诊断根折的重要依据，必要时可行 CBCT 检查，明确根折的部位及折断的方向。

3. 根折的治疗措施。

根折部位不同，采取的治疗方案亦不同：

（1）根尖 1/3 根折，多数情况下只需夹板固定，无需根管治疗。但当牙髓坏死时，则应迅速进行根管治疗。

（2）根中 1/3 根折，可用夹板固定，如牙冠端有错位，在固定前应复位。固定复位后每月应复查一次，检查夹板是否松脱，必要时可更换夹板。复查时，若牙髓有炎症或坏死趋势，则应做根管治疗。

（3）颈侧 1/3 根折，与龈沟相交通时，不会自行修复。若折断线在龈下 1~4mm，断根不短于同名牙的冠长，牙周情况良好，可选用牙冠延长术、正畸牵引术等将牙根断面拉出至龈缘。术后 3 个月，行桩冠修复。

病例 8　牙脱位

【关键知识点】

1. 牙脱位的病因。
2. 牙脱位的临床表现。
3. 牙脱位的诊断。
4. 牙脱位的治疗措施。

【参考文献】

樊明文，2012. 牙体牙髓病学 [M]. 4 版. 北京：人民卫生出版社.

DIANGELIS A J, ANDREASEN J O, EBELESEDER K A, 2012. International Association of Dental Traumatology guidelines for the management of traumatic dental injuries：1. Fractures and luxations of permanent teeth [J]. Dental traumatology：official publication of International Association for Dental Traumatology, 28（1）：

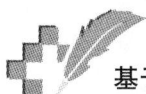

2-12.

ANDERSSON L，ANDREASEN J O，DAY P，2012. International Association of Dental Traumatology guidelines for the management of traumatic dental injuries：2. Avulsion of permanent teeth [J]. Dental Traumatology，28（2）：88-96.

MALMGREN B，ANDREASEN J O，FLORES M T，2012. International Association of Dental Traumatology guidelines for the management of traumaticdental injuries：3. Injuries in the primary dentition [J]. Dental Traumatology，28（3）：174-182.

【病例课堂】

1. 病史

患者：×××，男，12 岁。

主诉：上前牙外伤 1 小时就诊。

现病史：患者自诉 1 小时前打篮球时面部不慎被队友撞伤，唇部肿胀、出血并自觉上前牙触痛明显。

既往史：既往体健，否认全身疾病史、传染病病史、药物过敏史。

口腔检查：上唇部肿胀伴出血，21 牙嵌入，牙龈红肿渗血，可见牙冠切断完整，牙冠嵌入，远中牙槽突折裂，叩痛（＋＋），无明显松动，余牙未见明显异常。

辅助检查：X 线片示 21 牙嵌入，根尖牙周膜影像消失，牙根连续，未见折裂线。全口曲面断层片检查结果见图 3-9。

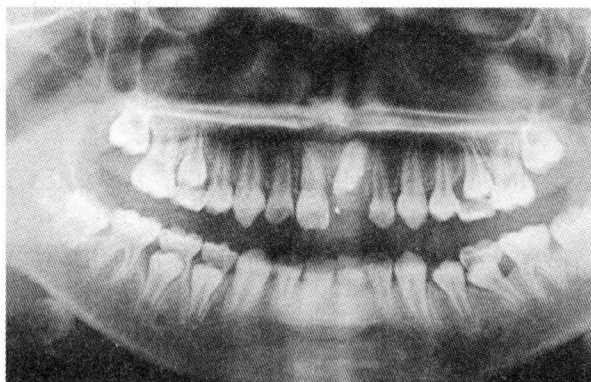

图 3-9　全口曲面断层片检查结果

2. 症状解读

口内个别牙齿临床上牙冠短于邻牙或不可见。

<解析>口内个别牙齿临床上牙冠短于邻牙或不可见的原因有牙内陷、牙未萌、牙完全脱位、拔牙术后、先天性牙缺失等。

3. 互动性提问

（1）患者的诊断和诊断依据是什么？

［答］21 牙嵌入性脱位。诊断依据如下：患者主诉及临床检查所见，如：患牙外伤史；叩痛（＋＋），无明显松动；X 线片示 21 牙根尖牙周膜影像消失，牙根连续，未见

折裂线。

［教学点］医生在外伤患牙的检查过程中应有大局意识，首先确定全身及邻近软硬组织是否有损伤。除了常规检查，X线片是帮助明确诊断的重要辅助手段。

（2）为进一步确诊疾病，还可以采取哪些检查措施？

［答］还可以采取牙髓电活力测试、患牙CBCT等。

（3）在本病例中，牙髓活力测试是否具有诊断价值？

［答］外伤患牙做牙髓活力测试的反应不一。在外伤数月内，牙髓活力测试通常为假阴性，有些患牙因牙髓休克无反应，也有些患牙在承受严重创伤的情况下仍能保持活力。因此，在第一次就诊时不应对患牙的牙髓状态做出判断，而应定期检查，直至对牙髓状态做出正确判断。

（4）对于不同种类的牙脱位，影像学检查有什么要求？

［答］美国牙髓病学会（AAE）及国际牙外伤协会（IADT）在制定的牙外伤评估和治疗指南中对牙脱位影像学检查提出了相关要求。

1）半脱位：从近中和远中拍摄2张X线根尖片排除移位，如可行，基于外伤的严重程度，酌情考虑CBCT。

2）脱出性脱位：拍摄1张咬合片，从近中和远中拍摄2张X线根尖片，CBCT进一步确定患牙脱位情况和牙槽窝的完整性，主要在矢状位和冠状位。

3）侧向脱位：拍摄1张咬合片，从近中和远中拍摄2张X线根尖片，提示牙周膜间隙增宽，行CBCT进一步确定侧向脱位的情况及牙槽窝的完整性，主要在矢状位和冠状位。

4）嵌入性脱位：拍摄1张咬合片，从近中和远中拍摄2张X线根尖片，提示牙周膜间隙全部或部分消失，釉牙骨质界位于邻近、无外伤牙的根尖方向。如果牙齿完全嵌入，可考虑拍摄侧位片评估患牙是否穿入鼻腔。CBCT进一步确定嵌入性脱位情况及牙槽窝的完整性，主要在矢状位和冠状位。

［教学点］影像学检查是明确外伤诊断的重要手段。

（5）牙脱位易与哪些病症混淆，如何鉴别诊断？

［答］鉴别诊断如下。

1）21牙根折：根折患牙有不同程度的松动，X线片显示根面连续性中断。该患牙牙根连续，未见折裂线可排除根折。

2）左上前牙区牙槽突骨折：上前牙区牙槽突骨折可伴牙齿及软组织损伤，但摇动骨折端上某一患牙，其余牙随之移动，同时X线片上可见低密度骨折线影像。

［教学点］牙脱位、根折、牙槽突骨折等均可发生于外伤后，应根据患者的典型临床表现及影像学检查明确诊断。

（6）牙脱位的治疗原则是什么？

［答］保存患牙是治疗牙脱位应遵循的原则。对于嵌入性脱位的年轻恒牙，应定期观察，待其自然萌出。

［教学点］年轻恒牙外伤的处理与成年人恒牙不同，应特别注意根尖孔发育的问题。

（7）依据临床及影响学表现，针对不同类别的牙脱位，应分别采取何种治疗措施？

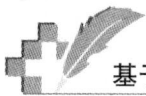

［答］应采取以下治疗措施。

1）半脱位的治疗措施：局部麻醉下复位，结扎固定4周。术后3个月、6个月和12个月复查，若发现牙髓坏死，应及时做根管治疗。

2）脱出性脱位的治疗措施：牙脱位后应立即将牙放入原位，若牙已落地污染，应就地用生理盐水或无菌水冲洗，然后放入原位。如果不能立即复位，可将患牙置于患者的舌下或口腔前庭处，也可放在盛有牛奶、生理盐水或自来水的杯子里，切忌干燥，并尽快到医院就诊。脱位患牙再植后进行临床检查尤其是X线检查，尽快进行根管治疗。

3）侧向脱位的治疗措施：局部麻醉下复位，结扎固定4周。术后3个月、6个月和12个月复查，若发现牙髓坏死，应及时做根管治疗。

4）嵌入性脱位的治疗措施：若嵌入性脱位患牙牙根未发育完全，不可强行拉出复位，应对症处理，继续观察，待其自然萌出。如观察3~6周仍无自然萌出的迹象，可采取外科手术或正畸牵引复位患牙，只有出现牙髓坏死或感染性炎症性吸收时，方才进行根管治疗。若嵌入性脱位患牙牙根已发育完全，通常无法自然萌出，遂应尽快采取外科手术或正畸牵引复位患牙，此类患牙的牙髓坏死率很高，应及时进行根管治疗，并使用氢氧化钙诊间封药。此外，不管是何种类型的牙脱位，均应定期复查。

［教学点］保存患牙是治疗牙脱位应遵循的原则，根据牙脱位的表现和程度，应对症采取不同的治疗措施，在治疗过程中应特别注意判断牙髓状态。

（8）影响完全脱位患牙再植预后的因素有哪些？

［答］影响完全脱位患牙再植预后的因素主要有患牙的离体时间和根管治疗。当发生牙齿完全脱位时应立即再植，这将大大提高再植牙的成功率。而且，对于绝大多数再植脱位牙，应及时进行根管治疗，否则会发生感染性炎症性吸收。为了避免这一情况，国际牙外伤协会指南建议，完全脱位牙应在再植后7~10天开始根管治疗，并使用合适的抗感染药物，如氢氧化钙糊剂，进行诊间封药1~2周，这将有助于清除根管内细菌，促使感染性炎症性吸收停止。最后进行良好的冠修复，以防止微渗漏及细菌感染根管系统。

［教学点］为保证完全脱位患牙再植的预后效果，应注意患牙的保存，并尽快到医院就诊。

（9）牙脱位患牙使用夹板固定的作用是什么？患牙若需固定，建议使用哪种夹板？优势是什么？

［答］固定外伤患牙的目的是避免患牙移位，促进牙周膜重建。固定夹板分为弹性（功能性）夹板和非弹性夹板。弹性（功能性）夹板由于允许外伤患牙具有正常的生理性动度，所以是固定外伤患牙的理想选择。弹性夹板用正畸细弓丝制成，并用复合树脂将细弓丝粘固在外伤患牙及邻牙上，使其固定在一起。选择正畸细弓丝制备弹性夹板，允许外伤患牙进行正常的生理性活动，以促进牙周膜愈合。

［教学点］牙脱位通常会损伤牙周组织，所以在治疗过程中应固定患牙，减少动度，促进牙周膜愈合。

（10）患牙经治疗后定期复查的时间间隔是什么？复查时应收集哪些临床信息？

［答］应在外伤后1个月、3个月、6个月和12个月定期复查。外伤1年后复查时

若未见异常，则无须复查；若发现潜在性问题，则应继续复查，以监测外伤愈合过程。临床评估内容包括近期外伤史、牙冠颜色变化、牙周探诊深度、叩诊；X 线片评估内容包括牙根吸收、牙髓腔闭塞、根尖周病变等。

［教学点］外伤患牙治疗后的定期随访是一项很重要的工作。一来可以帮助我们跟踪患者的预后，如有不适可及时处理；二来可为我们提供大量的临床病例资料，有助于我们发现疾病的发生发展、预后及转归的规律，从而进一步指导临床工作。

4. 治疗要点解析

嵌入性脱位发生牙髓坏死的概率约为 96%，而且易发生牙根吸收。发育成熟的牙和年轻恒牙的治疗方案略有不同。对于根尖发育完全的患牙，应在复位后 2 周内行根管治疗；年轻恒牙则只需要对症处理，定期复查，任其自然萌出，通常在半年内患牙能萌出到原来的位置。如若强行拉出复位，可能诱发牙根和边缘牙槽突的吸收。

【教师参考要点】

1. 牙脱位的分类。

（1）半脱位：牙齿部分脱出，伴明显咬合痛和叩痛，患牙松动度增加但无移位，牙周膜和牙槽骨损伤；敏感测试可能起初是阴性，提示短暂的牙髓损伤；牙髓电活力测试结果可能是阳性；X 线片提示牙周膜间隙增宽。

（2）脱出性脱位：牙齿完全离体或有少许组织相连，牙槽窝空虚，牙髓神经、血管断裂，患牙明显松动伴牙槽骨骨折，牙髓电活力测试结果通常为阴性。

（3）侧向脱位：牙齿朝除轴向之外的任何侧向移位，常伴颊侧皮质骨折裂；牙齿不松动或锁定，腭侧牙槽突可能折裂；敏感测试和牙髓电活力测试结果一般为阴性；X 线片提示牙周膜间隙增宽。

（4）嵌入性脱位：牙齿向根尖方向牢固地嵌入牙槽骨中，口腔检查发现牙冠变短，其𬌗面或切缘低于正常；可触及牙槽突折裂，敏感测试和牙髓电活力测试可能是阴性；X 线片提示与邻牙相比，患牙向根尖方向移位，根尖牙周膜影像消失。

2. 牙脱位的并发症。

（1）牙髓坏死：嵌入性脱位最易发生牙髓坏死。

（2）牙髓腔闭塞：牙脱位后，牙髓及根尖部血供受到影响，导致牙髓变性，加速牙髓腔内钙化组织的形成，造成牙髓腔变窄或闭塞。

（3）牙根外吸收：有人认为坏死牙髓的存在能促使牙根吸收，具体原因尚不完全清楚。牙根吸收常在受伤 2 个月后发生。

（4）边缘性牙槽突吸收：嵌入性和脱位𬌗向性脱位患牙特别易丧失边缘牙槽突。

3. 牙脱位的治疗措施。

相关内容参见互动性提问（7）。

（张凌琳　郑庆华　任倩　王琨）

第四章　牙体缺损、牙列缺损与牙列缺失

牙体缺损与牙列缺损是口腔诊疗中常见的疾病，内容涵盖前、后牙牙体缺损，变色牙修复，扭转、错位等。本章遴选了 13 个口腔修复的典型案例，较为全面地展示了各类口腔修复学领域相关疾病的特征。通过对这 13 个病案的学习，学生要掌握这类疾病的临床表现并结合口腔检查及影像学检查等制订疾病的常用治疗方案及最佳治疗计划，建立起基于具体病例具体分析的科学临床思维。

病例 1　前牙牙体缺损

【关键知识点】

1. 前牙牙体缺损的病因。
2. 前牙牙体缺损的临床表现。
3. 前牙牙体缺损的治疗方案。
4. 前牙牙体缺损的修复方法及适应证。
5. 急性牙髓炎的治疗。

【参考文献】

赵铱民，2012. 口腔修复学 ［M］. 7 版. 北京：人民卫生出版社.

ISIDOR F，BRØNDUM K，RAVNHOLT G，1999. The influence of post length and crown ferrule length on the resistance to cyclic loading of bovine teeth with prefabricated titanium posts ［J］. International Journal of Prosthodontics，12（1）：78.

【病例课堂】

1. 病史

患者：×××，男，27 岁。

主诉：上前牙根管治疗后 5 个月，要求修复。

现病史：患者 6 个月前因外伤致 11 牙、12 牙、21 牙冠折，现 11 牙、12 牙根管治

疗后 5 个月，接转诊来我科要求治疗。

既往史：自诉牙体治疗病史，既往体健，否认全身疾病史、传染病病史、药物过敏史、金属过敏史。

口腔检查：患者面形基本对称，面部比例基本协调；张口型呈直线型，无偏斜，张口度约 3 横指。前牙覆盖正常，Ⅱ度深覆𬌗，中线齐，中笑线，11 牙和 21 牙、12 牙和 13 牙均无邻接关系，间距约 1mm。口内见 11 牙唇侧及近中切角、12 牙唇侧及切端大面积缺损，21 牙唇侧近中及切缘部分缺损，累及牙本质。11 牙、12 牙、21 牙叩痛（－），无松动。11 牙、12 牙舌侧可见暂封材料。21 牙牙髓电活力测试有反应，热诊（－），唇侧近中牙面探诊敏感。全口口腔卫生差，牙龈龈缘色红，轻度肿胀，探诊出血（＋），全口菌斑（＋＋），龈上牙石（＋），未探及牙周袋。11 牙、12 牙口内照见图 4-1。

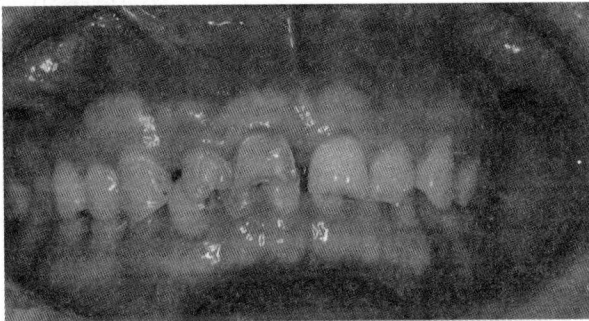

图 4-1 11 牙、12 牙口内照

2. 症状解读

（1）患者有牙外伤。

<解析>该患者 11 牙、12 牙外伤为冠折露髓，21 牙外伤为简单冠折，可能伴随牙龈挫裂伤，急、慢性牙髓炎，急、慢性根尖周炎，牙髓敏感，牙根吸收等。

（2）前牙大面积缺损。

<解析>患牙必须经过完善的根管治疗，并至少观察 1~2 周，待无临床症状（如根尖持续痛、炎性渗出等）后，才可开始治疗。若根尖病变较为广泛甚至累及颌骨骨髓，则经较长时间的观察，待根尖病变缩小，或根尖手术治愈后，再行修复。若患牙存在瘘管，应待瘘管封闭。

（3）牙周检查提示全口口腔卫生差。

<解析>牙周检查提示患者存在慢性牙龈炎。慢性牙龈炎常伴随牙龈肿胀、菌斑和牙石附着，但通常不存在真性牙周袋，且无附着丧失。菌斑是大多数慢性牙龈炎的重要诱因，严重影响口腔卫生状况，增加了修复体维护难度，更有甚者会发展为慢性牙周炎。

3. 互动性提问

（1）患者应做什么检查？

［答］需要 X 线根尖片或全口曲面断层扫描。

［结果］给出 X 线根尖片，让学生读片。X 线根尖片见图 4-2。

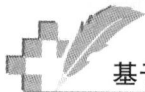

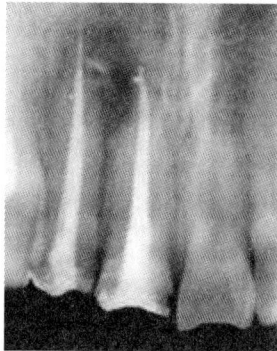

图 4-2

X 线根尖片示：11 牙、12 牙牙体大面积缺损，根管内可见充填物高密度影像，恰填，根管大小、形态正常，根尖未见暗影。21 牙根管内未见充填，牙根形态正常，根尖未见暗影。

［教学点］牙体缺损修复前应充分考虑患者口腔是否存在其他疾病以及治疗质量。牙体牙髓疾病、牙周疾病、多生牙、埋伏牙、颌骨肿瘤等，均是影响修复效果的重要因素。对于局部主诉牙位，X 线根尖片可以提供更高质量、更为准确的影像学结果，但若涉及多区段牙位，可考虑全口曲面断层片。

（2）在制订治疗方案前，需要参考哪些病历资料？

［答］需要参考牙体牙髓科病历中 11 牙、21 牙根长。

［结果］牙体牙髓科病历示：11 牙根长 18.5mm，12 牙根长 17mm（以牙冠中份断端为参考）。

［教学点］桩冠修复中，需要结合病历及 X 线根尖片明确根管长度、根管变异和根管充填等情况。

（3）患者缺损的前牙可以直接进行树脂修复吗？

［答］不建议直接进行树脂修复。患牙为死髓牙，因外伤和根管治疗导致大量牙体组织丧失，抗力差，树脂修复存在易脱落、易老化变色和继发龋风险。这些内容需充分告知患者。

［教学点］前牙美学修复适用于前牙缺损（尤其适用于较小的牙体缺损），利用美学树脂分层充填技术可以达到微创、美观的效果。因树脂存在变色和刺激牙髓的可能性，故未经治疗的牙髓敏感患牙不建议直接进行树脂修复，且树脂修复无法保证长期的美学效果。冠折及根管治疗后的牙齿常伴有大量牙体缺损，树脂修复无法提供足够的保护，可能因为抗力较差、固位不良而折裂、脱落。

（4）在制订患者治疗方案时，需考虑哪些因素？

［答］需考虑美观要求、经济能力、全身情况、其他口腔问题等。

［教学点］患者患牙为前牙，首先应充分考虑前牙美学修复。治疗前需要了解美观要求，根据中线、牙龈线、覆𬌗覆盖、前牙切缘形态、面部轮廓和笑线等进行设计，并需充分考虑患牙与邻牙和牙龈间的比例和颜色差异。本案例中患者要求改善前牙邻接关系，达到美观效果。治疗前应询问患者是否存在全身疾病（如心脑血管疾病等），是

否过敏（如药物过敏、金属过敏、乳胶过敏等），是否有其他治疗计划，如正畸、牙周治疗等。检查患者是否存在咬合功能异常（如是否存在咬合干扰、颞下颌关节疾病等），了解患者对修复体材料的要求，如有头部磁共振检查或者CT检查需要者、介意口内有金属者应考虑全瓷修复体。

（5）本病的首选治疗方案是什么？

［答］"全口龈上洁治术＋11牙、12牙牙桩核（纤维桩＋树脂核/金属桩核/全瓷桩核）＋11牙、12牙、21牙全冠（烤瓷冠/全瓷冠）修复"。以"11牙、12牙牙桩核（纤维桩＋树脂核）＋11牙、12牙、21牙全冠（全瓷冠）修复"为例。

处置：消毒21牙位唇舌侧牙龈，注射碧兰麻0.5ml浸润麻醉。口镜下，涡轮机裂钻去除11牙、12牙舌侧暂封材料，弯机桩道车针慢速去除多余牙胶材料直至工作长度，预备桩道，探管壁光滑，无明显倒凹，选择合适的纤维桩，插入和取出时有卡抱感。隔湿后用氯己定溶液冲洗根管，无水无油气枪吹干后，使用纸尖擦干桩道，口外使用75%乙醇消毒11、12牙纤维桩，吹干后，涂布粘接剂，缓慢插入根管内，达到预备长度，去除多余粘接剂。光固化，待粘接剂粘固。火焰钻预备切端和舌面，TF-11金刚砂车针沿患牙邻面颊舌向磨切，同时形成360度的颈部肩台，最后金刚砂车针磨圆钝各轴面、线角，精修完成后用排龈膏排龈，聚醚橡胶取模，确定咬合关系，比色并记录。制作临时冠，消毒、隔湿，用临时粘接剂粘固。

复诊（1周后）：脱冠器去除11牙、12牙、21牙临时冠，探针去除多余粘接剂，试戴11牙、12牙、21牙全瓷冠，调改后触点良好，顺利就位，边缘密合，抛光轮抛光修复体。口腔隔湿，消毒并吹干牙面及全瓷冠后，涂布树脂粘接剂，就位后去除多余粘接剂，光固化灯光照5秒，使用牙线去除邻面多余树脂材料，探针去除颈缘树脂材料后，唇向、舌向各光照20秒，探针去除口内多余粘接剂。

4. 治疗要点解析

外伤前牙因牙体缺损程度、根管治疗质量、根尖发育情况等不同而存在差异。若牙体缺损较小，未累及牙髓，可考虑美学修复或全瓷贴面修复；若牙体缺损较大，累及牙髓，且根尖发育完全，在完善的根管治疗后，根据患者年龄（一般为18周岁，此时牙龈形态、咬合关系等较为稳定），在知情同意下进行桩冠修复。

前牙牙体缺损时，为达到最佳美学效果，一般选用成品桩树脂核或全瓷桩核，若牙冠大面积缺损，应首选金属桩。桩道长度需大于临床牙冠长度，为骨内根长度的1/2，根尖需保留3~5mm牙胶材料。桩道直径一般为根的1/3~1/2。若选择成品桩，需使用配套预备车针进行桩道预备，试桩时以有卡抱感为宜。若选择铸造桩，取模可采用间接法如聚醚硅橡胶输送至根尖，或者直接法如石蜡油润滑制作钉核蜡型。桩冠修复复诊时，应检查患牙预备后有无症状、牙龈形态有无改变、桩体/牙冠外形是否流畅、有无影响就位的凸点等。粘接前应先输送粘接剂至根管内，缓慢粘接，减少桩体对粘接剂的液压力和不必要的粘接剂溢出。戴冠时，检查修复体组织面是否存在干扰就位的凸点，如为烤瓷冠，应检查颈部是否存在铸造收缩影响就位的情况，在咬合纸和牙线辅助下调改邻接关系，必要时调改内冠，使之就位。就位后检查固位力、边缘密合程度、外形、邻接关系，以及修复体的形态、色彩是否与邻牙及整个牙列协调一致，患者是否满意。

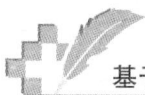

前牙咬合检查包括正中咬合检查和前伸咬合检查，要求正中咬合时前牙不接触或轻接触，前伸咬合时患牙不可作为引导牙，调磨前伸干扰。

【教师参考要点】

1. 牙体缺损的病因。

牙体缺损最常见的病因是龋病，其次是外伤、磨损、楔状缺损、酸蚀症和发育畸形等。常见的造成牙体缺损的牙结构发育畸形包括釉质发育不全、牙本质发育不全、氟斑牙及四环素牙等。牙齿的形态发育畸形指发育过程中牙冠形态异常，常见的有过小牙、锥形牙等。

2. 前牙牙体缺损的临床表现。

（1）牙体牙髓症状：牙体表浅缺损可能无明显症状或仅有牙齿敏感症状。如缺损累及牙本质或牙髓，可出现牙髓刺激症状甚至牙髓炎症、坏死及根尖周病变。

（2）牙周症状：牙体缺损发生在邻面，会破坏正常邻接关系，可造成食物嵌塞、牙龈增生，引起局部牙周组织炎症，并可能发生邻牙倾斜移位，影响正常咬合关系。牙体缺损若发生在轴面，破坏正常轴面外形，可引起牙龈炎。

（3）咬合症状：前牙缺损导致咬合效率低下，无法行使切割功能，甚至因为牙齿移位产生咬合干扰，严重者影响垂直距离及出现口颌系统的功能紊乱。

（4）其他不良影响：影响发音、美观，甚至导致面容改变。

3. 前牙牙体缺损的治疗方案。

（1）正确地恢复患牙的形态与功能。

（2）患牙预备时尽可能保护周围软硬组织。

（3）修复体应保证周围组织的健康。

（4）修复体应合乎抗力形与固位形的要求。

4. 选择修复体类型，明确适应证。

（1）若牙体缺损量很小，如切角或切端缺损，缺损量小于 2mm 切龈距，邻面缺损小于 1mm 有足够的釉质，可选择瓷贴面修复。

（2）若缺损在切 1/3，可做烤瓷冠、全瓷冠、复合树脂贴面、塑料全冠修复。若咬合紧、牙冠体积大，也可做 3/4 冠修复，附加舌隆突处的钉洞固位形，切端缺损处可用树脂恢复。

（3）缺损至冠中 1/3，活髓牙应在护髓治疗后在釉牙本质界的牙本质内置螺纹钉，做复合树脂核，然后行全冠修复。死髓牙已完成根管治疗者，可进行桩冠修复。

（4）若缺损至龈 1/3 或舌侧广泛深龋，剩余牙体薄弱，抗力不足，宜设计桩冠修复。

病例 2　后牙牙体缺损

【关键知识点】

1. 后牙牙体缺损的病因。
2. 后牙牙体缺损的治疗计划。
3. 后牙牙体缺损修复治疗的分类。
4. 各修复治疗的适应证和治疗原则。
5. 各修复治疗的注意事项和要点。

【参考文献】

赵铱民，2012. 口腔修复学［M］. 7 版. 北京：人民卫生出版社.

W CHEN，OU LONG，XJ LIU，Y HUA，2016. Comparison between fiber and cast post/core on restoration of large tooth defect［J］. Chinese Journal of Prosthodontics，17（5）：285－287.

【病例课堂】

1. 病史

患者：×××，女，23 岁。

主诉：右下后牙根管治疗结束后两周，现要求修复。

现病史：右下后牙半年前开始出现胀痛，伴咀嚼不适，无明显冷热刺激痛，口服消炎药有好转，反复发作，疼痛时自觉右侧脸颊肿胀。两个月前出现自发痛，冷热刺激痛加重，伴夜间痛，于我院就诊，内科治疗 46 牙。现根管治疗结束后两周，无明显不适。

既往史：既往体健，否认全身疾病史、传染病病史、药物过敏史。

口腔检查：46 牙远中缺损较大，远中断端位于龈上约 1mm，余留颊、舌壁高度和厚度尚可，近中关系无破坏，冷诊（－），叩痛（－），无明显松动，咬合较紧，无天然咬合间隙。对侧后牙邻间隙可见龈乳头稍退缩，食物嵌塞。

36 牙、37 牙磨耗较深，𬌗面凹坑状，色暗黄，质硬，牙尖均缺如，无明显松动，36 牙叩痛（－），冷诊（－），37 牙叩痛（±），冷诊（±）。

全口卫生一般，前牙区牙龈稍红肿，下前牙可见牙石，全口菌斑（＋）。

辅助检查：X 线片示 46 牙牙冠大面积充填影像，根管内可见充填物，根充完善，根尖周未见暗影，牙根无明显偏移，牙周膜间隙稍增宽。46 牙根管治疗后口内片见图 4－3，46 牙根管治疗后 X 线检查结果见图 4－4。

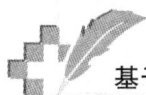

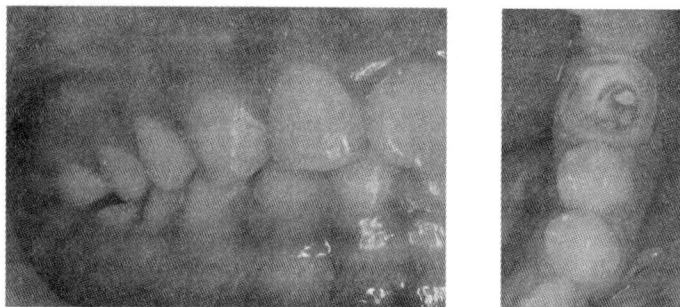

图 4-3　46 牙根管治疗后口内片

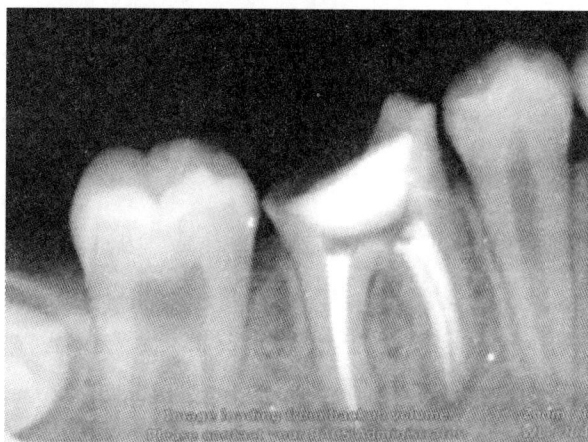

图 4-4　46 牙根管治疗后 X 线检查结果

2. 症状解读

（1）46 牙远中缺损较大。

<解析>患者 46 牙缺损是由于根尖周炎，36 牙、37 牙牙体缺损是由于磨损。牙体缺损最常见的病因是龋病，其次是外伤、磨损、楔状缺损、酸蚀症和发育畸形等。外伤多发生于前牙牙体缺损。

（2）对侧后牙邻间隙可见龈乳头稍退缩，食物嵌塞。

<解析>患者牙周较差、颌关系不正确、口腔卫生条件差等可能引起食物嵌塞。对该侧患牙修复或对侧 46 牙修复都有一定指导意义。

（3）冷诊（－），叩痛（－），无明显松动。

<解析>判断根管治疗效果，结合 X 线片检查根尖周情况，以确定患牙是否可进行修复治疗。

3. 互动性提问

（1）在临床诊疗过程中，患者在牙体根管治疗后必须进行修复治疗吗？能否行充填治疗？

［答］建议患者行 46 牙固定修复治疗，因牙冠大面积缺损，患牙抗力弱，剩余牙体组织易折裂。

［教学点］牙体缺损较小，也可以采用充填治疗。充填治疗简单易行，在牙体牙髓

科即可完成，牙体预备磨牙少，保存剩余的牙体组织。牙体缺损过大，牙冠剩余牙体组织薄弱，充填材料不能为患牙提供足够的保护，而且由于充填材料自身性能所限，难以承受咀嚼力而易断裂。并且由于牙体缺损过大，充填材料无法获得足够的固位力而易脱落。

（2）牙体缺损的治疗原则是什么？

[答]牙体缺损的治疗原则如下：

1）正确地恢复患牙的形态与功能，轴面形态、邻接关系、外展隙和邻间隙、咬合关系、修复体的预备应符合美学要求。

2）患牙预备过程中注意保护软硬组织，如去除病变组织、防止损伤邻牙、保护软组织、保护牙髓、适当磨除牙体组织、预防和减少继发龋、牙体预备尽量一次完成、暂时冠保护等。

3）修复体龈边缘设计，包括龈边缘位置（龈上、平龈、龈下）、密合度与组织健康的关系、龈边缘外形的选择（刃状、凹形、肩台、斜面、带斜坡肩台）等，应合乎牙周组织健康的要求。

4）修复体应合乎抗力形与固位形的要求。抗力形是指在完成修复后，修复体和患牙均能抵抗𬌗力而不被破坏；固位形是指患牙在行使功能时能抵抗各种作用力而不发生移位或脱落。

（3）后牙牙体缺损常用的修复治疗方法有哪些？

[答]后牙牙体缺损常用的修复治疗方法有全冠修复、桩核冠（桩冠）修复、嵌体（高嵌体）修复、7/8冠修复。

[教学点]修复治疗的方法一般视牙体缺损大小而定。全冠修复的固位和抗力较好，相对有利于患者清洁，能更好地恢复牙体外形，但是缺损较大时抗力、固位均不足，且较牙体缺损较小时的牙体预备量大。牙体缺损较大时，应选择桩冠修复（有更好的强度和抗力），而桩冠修复要求根管治疗必须完善，若根管治疗有所欠缺，可考虑嵌体修复。嵌体修复的优点是备牙量少，能更好地保存牙体组织，缺点是边缘线长，清洁不当易产生继发龋。后牙颊面无缺损，邻面缺损不严重者，从美观考虑可选择7/8冠修复。

（4）如何选择修复方法？

[答]从患牙牙体条件、邻牙及对颌牙条件、咬合关系、牙周情况、全身条件、患者经济条件及要求等方面综合考虑。

（5）各个修复方法有什么注意事项？

[答]牙体预备过程中需要长时间张口，要考虑不能耐受的疾病，包括颞下颌关节疾病、张口受限相关疾病等；过敏患者需询问对何种材料过敏；需经常行头部磁共振检查或者CT检查，介意口内有金属的患者，需注意修复材料的选择；正畸或者年轻的患者应考虑对后期治疗的影响。

（6）本病例如何治疗？

[答]1）"46牙高嵌体（瓷/金属）修复""46牙冠（烤瓷冠/全瓷冠）修复""46牙桩核（纤维桩+树脂核/金属桩核）+冠（烤瓷冠/全瓷冠）修复"。

2）"36牙观察治疗""36牙涂牙本质保护剂""36牙冠修复"。

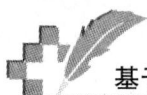

3）37 牙临时冠修复后观察，若症状消失行最终冠修复；37 牙涂牙本质保护剂观察；"37 牙根管治疗＋冠修复保护"；37 牙不做任何处理，定期复查。

4）若患者牙周状况较差，建议行牙周基础治疗后再修复治疗。

[结果] 患者选择 46 牙高嵌体（瓷）修复、36 牙观察治疗、37 牙择期治疗。

处置：向患者详细解说操作步骤及注意事项。

常规消毒铺巾，口镜下，涡轮机裂钻去除 46 牙暂封材料，用金刚砂火焰钻预备𬌗面，磨出一定间隙，去净洞内腐质，去倒凹，洞底树脂充填垫底，柱形金刚砂车针行嵌体预备，修整各壁形态。比色并记录，暂封。1 周后复诊戴牙。

医嘱：常规医嘱，定期复诊，不适随诊。

（7）戴牙过程中应注意什么问题？

[答] 检查患牙有无牙周、牙体牙髓相关疾病，上次治疗后有无不适；检查修复体就位情况，就位后检查并调改邻接、固位、边缘、咬合、外形，检查邻接关系松紧度是否合适（牙线加力不能通过，说明邻接过紧；牙线不加力即可轻松通过，则说明邻接过松；正常邻接接触点应在 $50\mu m$ 以上和 $100\mu m$ 以下）。咬合包括正中𬌗早接触和侧方𬌗早接触，外形包括正常的外展隙和邻间隙，以利于食物的排溢和龈乳头的健康。修复体的位置、形态、排列、色彩要与邻牙及整个牙列协调一致。

（8）牙体根管治疗后必须行冠修复吗？

[答] 是的。根管治疗后还需根据牙冠缺损情况选择合适的方案进行修复保护。

（9）后牙牙体缺损修复后可能出现哪些问题？

[答] 后牙牙体缺损修复后可能出现过敏性疼痛（粘接剂引起牙本质过敏、继发龋、牙龈退缩等）、自发性疼痛（疼痛在粘固后和戴用一段时间后出现，牙髓炎、根尖周炎、𬌗创伤或牙周感染等也可引起疼痛）、咬合痛（多是创伤𬌗引起的，应调𬌗处理，后牙外伤性或病理性根折也可造成），以及食物嵌塞，龈缘炎，修复体松动、脱落、磨损，修复体破裂、折断、穿孔等。

4. 治疗要点解析

后牙牙体缺损多采用固定修复的方式，在牙体预备过程中，针对不同的修复体使用不同型号的车针，预备出相应的牙体外形。

全冠预备操作过程中注意去除颊、舌、邻面的倒凹，形成 360°颈部肩台至关重要，𬌗向聚合度为 2°~5°，过大的𬌗向聚合度降低全冠固位力。相较而言，全瓷冠的牙体预备量大于烤瓷冠。烤瓷冠大多形成凹型颈缘肩台，全瓷冠大多形成有角肩台或浅凹型肩台，边缘适合性更好，斜面肩台不能形成瓷颈缘，容易崩瓷。后牙全冠修复体的边缘一般平龈或在龈上 0.5mm，烤瓷冠舌侧多为金属边缘，咬合紧时后牙可制作金属咬点或金属𬌗面。

在嵌体预备过程中，注意各轴壁无倒凹，有洞缘斜面（金属嵌体），适当增加辅助固位形，外展度不超过 6°。洞型要求底平、壁直、点线角清楚，邻面形成箱状洞形，边缘扩展至自洁区，避免损伤邻牙。

【教师参考要点】

1. 后牙牙体缺损的临床表现。

（1）牙体牙髓症状：牙体表浅缺损可能无明显症状。如缺损累及牙本质或牙髓，可出现牙髓刺激症状甚至牙髓炎症、坏死及根尖周病变。

（2）牙周症状：牙体缺损发生在邻面，会破坏正常邻接关系，造成食物嵌塞，引起局部牙周组织炎症，并可能发生邻牙倾斜移位，影响正常咬合关系。牙体缺损若发生在轴面，破坏正常轴面外形，可引起牙龈炎。

（3）咬合症状：大范围及严重的牙体咬合面缺损不但影响咀嚼效率，还会形成偏侧咀嚼习惯，严重者影响垂直距离及出现口颌系统功能紊乱。

（4）其他不良影响：后牙缺损至残冠/残根会降低垂直距离，患者面容发生改变。

2. 后牙牙体缺损的治疗计划。

后牙牙体缺损的修复要根据患者的牙体缺损病因、缺损大小、缺损牙的位置、咬合关系以及患者的要求等制订周密的修复治疗计划，选择修复体的类型，进行修复前的各项准备工作，包括患者的口腔卫生宣教、根管治疗、牙周治疗、修复前的正畸治疗等。上述治疗结束后方可进入后期修复治疗，包括牙体预备、印模和模型的制取、修复体的技工制作、修复体的临床试戴，最后使用各种修复体对应的粘接剂粘固。

3. 后牙牙体缺损的治疗原则。

后牙牙体缺损遵循牙体缺损的治疗原则。

4. 选择修复体类型及明确适应证。

修复体类型根据缺损的范围而定，兼顾牙体和修复体的抗力性、固位性等，使得磨牙量较少，使用效果最好。后牙牙体缺损的修复分为嵌体（高嵌体）修复、7/8 冠修复、全冠修复、桩核冠（桩冠）修复。

（1）当牙体缺损量较小，剩余牙体能为嵌体提供足够的支持、固位与抗力时，选择嵌体修复。嵌体在模型上制作精密，能够恢复咬合接触关系，磨光面可以高度抛光，比口内直接充填有优势。嵌体设计时注意防止牙折和继发龋的发生，边缘线尽可能避免承受较大的咬合力。

（2）当牙体和牙面缺损量较大，选择高嵌体可改善牙体剩余组织的受力，保护牙冠。可采用髓腔固位、针道固位等方式增加高嵌体的固位力。

（3）对于前磨牙，颊面无缺损，邻面缺损不严重者，从美观考虑设计 3/4 冠。

（4）全冠对患牙保护作用强，修复体边缘线较短、封闭性较好、固位力强。龋坏率高、牙体缺损较重、充填面积较大者，最好选择全冠修复。

（5）严重的后牙牙体缺损，包括残根，在经过牙体牙髓治疗、牙周治疗之后，根长和根径能够满足支持和固位作用的，可进行桩核冠（桩冠）修复。

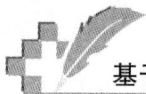

病例 3　残根/残冠

【关键知识点】

1. 残根/残冠的临床表现。
2. 残根/残冠保留与否。
3. 针对残根/残冠的治疗计划。
4. 各类修复治疗的分类、适应证及治疗原则。

【参考文献】

赵铱民，2012. 口腔修复学 ［M］. 7 版. 北京：人民卫生出版社.

M WANG，2017. Application and advantage of crown lengthening in the treatment of residual root and crown ［J］. Chinese Community Doctors，33 （16）：72－73.

【病例课堂】

1. 病史

患者：×××，女，45 岁。

主诉：前牙根管治疗结束后一周，要求修复。

现病史：半年前因"虫牙"曾于诊所做固定假牙，一直有不适感，一个月前修复体不能咬合，疼痛明显，影响咀嚼，后于外院拆冠后行根管治疗。现治疗结束后一周，无明显不适，要求修复。

既往史：患者患糖尿病 3 年，服用药物控制，近一个月空腹血糖为 4.5～5.5mmol/L；否认高血压、冠心病史，传染病病史，药物过敏史。

口腔检查：11 牙、21 牙残冠，颈缘呈预备形，可见白色充填物，无明显松动，叩痛（－），余留牙体见腐质，质硬，腭侧断端位于龈上 2mm。32 牙～42 牙残根，根管口见充填物，叩痛（－），冷诊（－），无松动。31 牙、41 牙断面平龈。32 牙、42 牙近中断端平龈，远中位于龈上，牙龈未见窦道。12 牙、22 牙近中邻面龋洞，探痛（－），冷诊（－）。34 牙、35 牙颈部缺损，发暗，质硬，冷诊（－）。全口卫生条件差，牙石Ⅰ°，牙龈轻度红肿。残根/残冠根管治疗后口内片见图 4－5。

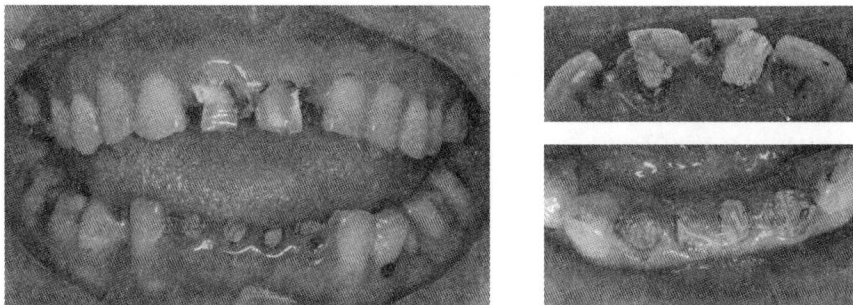

图 4-5 残根/残冠根管治疗后口内片

2. 症状解读

（1）患者义齿修复后半年发生咬合痛。

<解析>患牙因为"虫牙"而行冠修复。龋坏未去净或冠修复后继发龋均可能引起牙髓炎，继而引起根尖周炎，表现为患牙浮出感，咬物不适。患牙龋坏进行去龋充填治疗即可，在缺损不大的情况下无需冠修复。

（2）对患牙进行松动度、根尖周检查。

<解析>在进行修复治疗前应确保患牙已治疗牙体疾病，根尖周检查可确认患牙炎症是否消除、根管治疗是否完善，这与患牙的远期修复效果密切相关。而松动度的检查对于残根/残冠的保留有较大意义，其保留价值也决定着远期修复效果。

3. 互动性提问

（1）患者需要哪些检查？

［答］X 线根尖片检查。

［结果］残根/残冠根管治疗后 X 线检查结果见图 4-6。

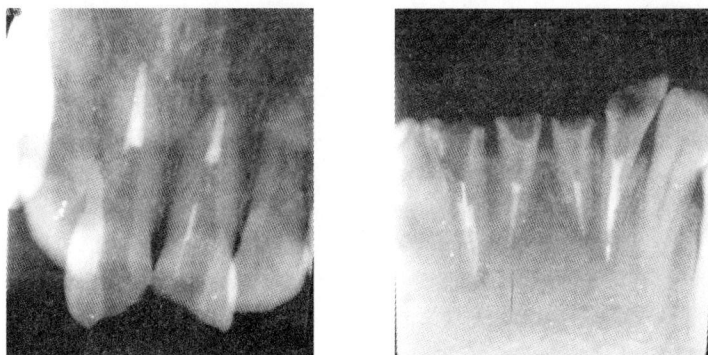

图 4-6 残根/残冠根管治疗后 X 线检查结果

X 线根尖片示：11 牙、21 牙、32 牙~42 牙根管内可见充填物，根充完善，根尖周无明显暗影，牙周膜间隙稍增宽，牙槽骨轻度吸收。

（2）根据上述病史及检查，患者的诊断和诊断依据是什么？患者有哪些牙需要进行修复治疗？

［答］11 牙、21 牙残冠，32 牙~42 牙残根，34 牙、35 牙楔状缺损，慢性牙周炎。根据患者相应临床表现及 X 线根尖片检查结果可做出诊断。11 牙、21 牙、31 牙、32

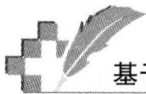

牙、41牙、42牙需进行修复治疗。

（3）在临床诊疗过程中，残根/残冠能否保留后进行修复治疗？什么情况下应该拔除？

［答］根据患牙缺损大小、松动度、牙体炎症治疗效果、咬合关系、牙周情况、全身条件、患者经济条件及要求等综合考虑。有以下情况者，建议拔除残根/残冠：

1）残根/残冠大面积龋坏、根尖周病无法治愈的患牙。

2）晚期牙周病、牙槽骨严重吸收、松动严重的残根/残冠。

3）余留的残根/残冠引起骨髓炎、囊肿。

4）残根/残冠纵裂、根裂、折断或已有根内外吸收。

5）肿瘤或肿块波及邻牙或恶性肿瘤放射治疗前要求拔除的残根/残冠。

6）疑为风湿病、肾炎、视神经炎等疾病的病灶残根以及引起骨髓炎的残根/残冠。

7）智齿的残根/残冠。

8）乳牙的残根/残冠。

（4）本病如何治疗？

［答］本病有如下治疗方案。

方案1，固定修复：桩冠修复（金属桩＋全冠修复）。

方案2，固定修复：桩冠修复（11牙、21牙纤维桩，32牙～42牙金属桩＋全冠修复）。

方案3，活动修复：覆盖义齿。

方案4，冠延长术后固定修复。

方案5，外科拔除后修复。

方案6，择期修复。

患者选择方案1。

［教学点］医生应有全局观，为患者制订不同的修复方案供其选择，详细解释清楚每种方案的利弊，从患牙牙体条件、邻牙及对颌牙条件、咬合关系、牙周情况、全身条件、患者经济条件及要求等方面综合考虑。如保留患牙，应结合保留残根/残冠的术式，包括牙龈切除术、牙冠延长术、𬌗向牵引牙根、牙半切除术等，为修复奠定基础，最后选择合适的修复类型。

处置：

向患者详细解说操作步骤及注意事项。

常规消毒铺巾，口镜下，涡轮机裂钻去除11牙、21牙、32牙～42牙暂封材料，按X线根尖片量好长度，弯机慢速车针预备根管桩道，逐级扩大，测量工作长度，桩道成型，清洁桩道和聚醚橡胶取模后，暂封，一周后复诊戴桩。

戴桩完成后，用金刚砂车针预备牙体组织，最后精修各轴面、线角，使其圆钝光滑。精修完成后，使用排龈线排龈，聚醚橡胶取模，确定咬合关系，比色并记录。制作临时冠，临时粘接剂粘固。一周后复诊戴牙。

一周后复诊：口镜下去除临时冠，清洁牙面和多余的粘接剂，试戴11牙、21牙、32牙～42牙烤瓷冠，调改，顺利就位，邻接关系良好，咬合关系合适，患者满意后抛光。消毒、隔湿，使用 3M ESPE 粘接剂粘固，去除多余粘接剂。

医嘱：常规医嘱，定期复诊，不适随诊。

（5）桩道预备后应选择几个桩道或置入几根纤维桩？

［答］大面积缺损患牙要利用方向不同的双根管或三根管来固位（前磨牙有单根管）。一般选择与髓腔内壁方向较为一致的根管作为主根管，其余根管作为次根管，形成可分离的两半桩核或插销桩核。两半桩核相互嵌合或插销插入后即成为完整的预备体外形。根据牙体缺损范围预备 2 或 3 个桩道。前牙根据根管形态选择单桩道。

（6）临床上哪些方法可用于保留有价值但断面位于龈下的残根/残冠？

［答］常用方法有牙龈切除术（针对牙龈增生肥大、牙周袋、龈瓣覆盖等）、牙冠延长术（手术切除牙龈及部分牙槽骨）、𬌗向牵引牙根（缺损至龈下 4mm 的前牙牙根在修复前行正畸牵引）、牙半切除术（适用于磨牙根折、根纵裂、牙体近/远中深龋及牙周病等保存患牙，在常规牙髓牙周治疗后行牙半切除术）。最大限度地保留牙体组织，为修复创造条件。

（7）残根/残冠常用的修复治疗方法有哪些？

［答］可保留的残根/残冠采用桩核冠修复、联冠固定修复、保留牙根做覆盖义齿、固定－可摘活动义齿联合修复。

（8）本病例患者进行修复治疗前，还需进行哪些检查和治疗？

［答］修复前，嘱患者至牙体牙髓科会诊 12 牙、22 牙，至牙周科进行洁治，结束后转修复科。

4. 治疗要点解析

残根/残冠缺损的固定修复多采用桩核冠修复。在桩道预备过程中，注意控制桩的长度和桩道直径，根尖保留不少于 4mm 根充材料隔离口腔与根尖周组织。保证桩的长度不短于临床牙冠高度。骨内桩长度大于骨内根长度的 1/2（桩的长度应达到根长的 2/3）。一般来说，在桩材料强度足够的条件下，桩的直径在 1/4～1/3 根径范围内对牙根的抗折性无明显影响。

冠预备操作同单冠预备，注意去除颊、舌、邻面的倒凹，形成 360°颈部肩台，𬌗向聚合度为 2°～5°，过大的聚合度降低冠固位力。根据冠修复材料选择合适的肩台类型，获得良好的边缘适合性。最终冠修复体的边缘应覆盖所有缺损区与原有修复体，并在其边缘上方保留足够的健康牙本质，原则上核的边缘与冠的边缘之间应留有至少1.5mm 的牙本质（牙本质肩领）。临床上常见无牙本质肩领设计的桩核冠修复体在使用过程中导致患牙牙根折裂。当根面位于龈下时，需通过正畸方法行𬌗向牵引或通过牙周手术行牙冠延长术来获得牙本质肩领。

【教师参考要点】

1. 残根/残冠的临床表现及影响。

（1）一旦形成了残根/残冠，牙齿的髓腔、根管就暴露于口腔的有菌环境之中，细菌可以通过根管到达根尖，形成根尖周炎或牙周疾病，使牙齿成为病灶牙，进一步引起全身其他疾病。

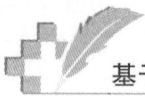

（2）残根/残冠继续发展，不断刺激口腔黏膜，口腔黏膜甚至可能恶变，形成口腔癌。

（3）儿童乳牙的残冠/残根可能引起恒牙的牙釉质发育不全，遗留的残根还可影响恒牙萌出的时间和位置，导致牙列畸形。

（4）残根/残冠较多会影响咀嚼效率，使患者形成偏侧咀嚼习惯，严重者影响垂直距离及出现口颌系统功能紊乱。

（5）后牙缺损至残冠/残根会降低垂直距离，使患者面容发生改变。

2. 如何判断残根/残冠是否治疗或外科拔除？

有以下情况者，可考虑保留残根/残冠：

（1）牙根不松动。

（2）根周组织无病变或病变可以治愈。

（3）牙根根面应高出牙龈 1~2mm，或牙根根面与龈缘平齐，或牙根断面位于龈下 3.5mm 以内。

（4）牙根的角度正常（相对于该部位）。

（5）不符合以上条件者一般应拔除。

建议拔除残根/残冠的情况参见互动性提问（3）。

3. 残根/残冠的治疗计划。

残根/残冠的治疗首先要评估患牙有无保留价值。若无保留价值，则直接建议拔除后修复；若能保留，则根据牙体缺损的位置、残根/残冠的数目、有无缺失牙、咬合关系以及患者的要求等制订周密的治疗计划，选择修复体的类型，进行修复前的各项准备工作，然后进行修复。

4. 残根/残冠选择修复体的类型及明确的适应证。

（1）对于活髓牙，如牙发育不良、外伤、牙折等非龋性牙体缺损未累及牙髓，经牙髓保护后可直接修复，采用充填治疗、嵌体修复、全冠修复，一定要选择对牙髓无刺激的粘接材料，如玻璃离子、羧酸锌水门汀。

（2）对于非龋性疾病及龋坏所致残根/残冠，如牙髓已暴露或坏死，一定要在完善的根管治疗后再行修复。

（3）牙列中个别牙的残根/残冠，只要牙周组织健康，牙周膜面积足够，可直接修复或采用桩核冠修复。如牙周膜面积较小，牙周组织健康状况欠佳，则与邻牙联冠修复。

（4）牙列有缺损，缺失牙邻牙为残根/残冠或缺隙过大而中间有残根/残冠时，可将残根/残冠彻底治疗后，在不违背修复原则的基础上利用冠内固位体、冠外固位体、根内固位体做成固定桥。

（5）牙列大范围缺损，口内有残根/残冠且牙根条件好，或后牙游离缺失但有可利用牙根时，要尽量保存。第一，可经过完善的根管治疗和根面充填后行覆盖义齿修复；第二，可作为根内固位体行磁性附着体修复，从而保障将来活动义齿的固位稳定，在一定程度上防止义齿下沉。

病例 4　牙齿变色

【关键知识点】

1. 牙齿变色的病因及临床表现。
2. 牙齿变色的修复方法及其适应证、禁忌证和优缺点。

【参考文献】

赵铱民，2012.口腔修复学［M］.7 版.北京：人民卫生出版社.

樊明文，周学东，2012.牙体牙髓病学［M］.4 版.北京：人民卫生出版社.

SHENOY A，SHENOY N，2010. Dental ceramics：An update［J］. Journal of Conservative Dentistry Jcd，13（4）：195.

【病例课堂】

1. 病史

患者：×××，女，21 岁。

主诉：上前牙变色 4 年，要求修复。

现病史：患者上前牙 4 年前开始变暗发黑，1 个月前于外院行根管治疗，无疼痛等不适。

既往史：既往体健，否认全身疾病史、传染病病史、药物过敏史。

临床检查：颜面部表情自然，无肿胀及颜色改变，双侧颌面部左右基本对称；颞下颌关节区无压痛，张闭口未闻及弹响和摩擦音，开口度及开口型正常；咬合关系未见异常；11 牙和 21 牙冠色暗，近中邻面充填物边缘着色；叩痛（－），无松动，牙龈未见明显异常；11 牙和 21 牙间隙约 2mm，唇系带附着未见异常。11 牙、21 牙变色见图 4-7。11 牙、21 牙根管治疗后 X 线检查结果见图 4-8。

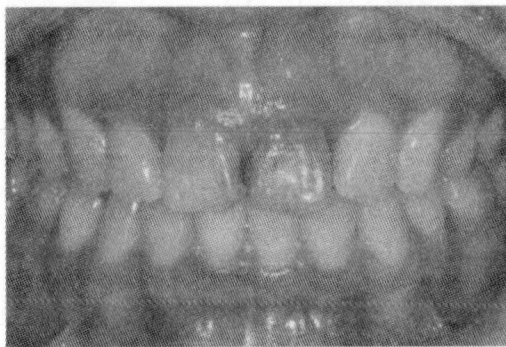

图 4-7　11 牙、21 牙变色

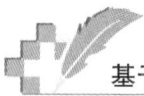

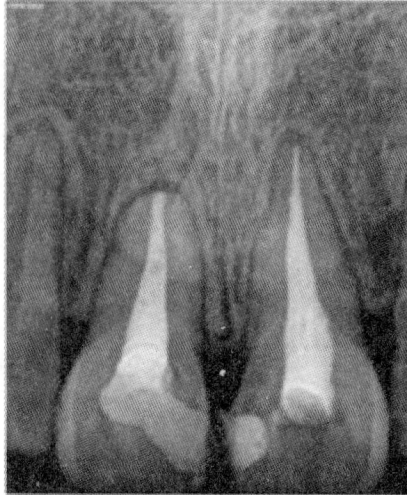

图4-8　11牙、21牙根管治疗后X线检查结果

2. 症状解读

牙齿变色。

<解析>牙齿变色的原因众多，大致可分为外源性着色和内源性着色。外源性着色牙主要指药物、食物、饮料（如茶叶、咖啡、巧克力等）中的色素沉积在牙表面或修复体表面引起牙着色，牙内部组织结构完好，只影响牙的美观，不影响牙的功能；内源性着色牙指的是由于受到病变或药物的影响，牙内部结构包括釉质、牙本质等均发生着色，常伴有牙发育异常，活髓牙和无髓牙均可受累。外源性着色的主要病因见表4-1。内源性着色的主要病因见表4-2。

表4-1　外源性着色的主要病因

菌斑以及产色素细菌，如产黑色素类杆菌	抗生素，如米诺环素
食物，如油炸食品、咖喱食品等	饮料，如咖啡、红酒、可乐等
漱口水，如洗必泰漱口液	其他药物，如补铁制剂

表4-2　内源性着色的主要病因

牙萌出前	牙萌出后
造血系统疾病，如卟啉症	外伤
肝病，如伴有肝功能障碍的高胆红素血症	龋损
严重营养障碍或母婴疾病，如维生素缺乏	牙体磨损、磨耗
釉质发育不全	牙本质过度钙化等
四环素类药物	米诺环素
氟化物	牙体修复材料（如银汞充填材料）

3. 互动性提问

（1）需询问什么病史？

［答］询问患者是否有全身疾病、四环素类药物服用史、高氟地区生活史、外伤史或者牙科治疗史等。

［结果］患者 9 岁时上前牙曾受外伤，无全身疾病、四环素药物服用史及高氟地区生活史。

［教学点］牙齿变色原因众多，可通过询问病史及临床检查初步发现病因，以此制订下一步的治疗方案。

（2）根据上述病史及检查，患者的诊断是什么？

［答］11 牙和 21 牙牙齿变色伴牙间隙。

（3）本病的治疗方案是什么？

［答］本病有如下治疗方案。

方案 1：11 牙、21 牙"髓室内漂白＋纤维桩＋全冠修复"。优点：美观性好，强度高；缺点：磨除牙体组织量较大。

方案 2：11 牙、21 牙"髓室内漂白＋全瓷贴面修复"。优点：美观，备牙量少；缺点：粘接要求高，易脱落，无法提供保护。

方案 3：11 牙、21 牙"髓室内漂白＋树脂修复"。优点：美观，费用低；缺点：边缘微渗漏，易老化变色，无法提供保护。

患者选择方案 1。

髓室内漂白：术前比色，漂白时首先去除根管充填物至根管口下 2~3mm 处，以光固化玻璃离子粘固剂封闭根管。把蘸有漂白药物的棉球封于髓腔内，隔 2~3 天复诊，4~7 次为一个疗程。漂白结束后，冲洗髓腔，然后用复合树脂粘接，修复窝洞。取研究模型，制作诊断蜡型。

"纤维桩＋全冠修复"：比色，11 牙、21 牙桩道预备，树脂水门汀粘接剂粘接纤维桩，牙体预备，排龈，硅橡胶取模，记录咬合关系，制作临时修复体。

修复前的比色要点：①死髓牙等个别牙为变色牙时，仍按常规方法根据邻牙及对颌牙的颜色来选择色调。②四环素牙等多个牙为变色牙时，重度变色牙患者往往希望修复后的牙变得"又白又亮"，即使颜色与邻接牙逐渐过渡也很难满足患者的要求。但在不太明亮的牙列上完成的修复使牙齿颜色过亮、过白，会显得很不自然。因此，制订治疗计划时就必须确定贴面的修复范围，同时要根据患者的要求、年龄、皮肤颜色、着色程度等做出综合判断。修复四环素牙时，基牙必须遮色。着色的部位和程度等应该正确地传达给义齿制作人员，以便采用遮色材料进行修复。另外，这类基牙的着色由牙本质引起者居多，基牙形成后变色程度会随之而增加，因此基牙形成后牙的着色特点的表述、口内照片等最好能一并记录下来。

处置：去除临时修复体，试戴 11 牙、21 牙全瓷冠，调𬌗，抛光，树脂水门汀粘接剂粘接。

（4）在临床诊疗过程中，如何判断牙齿变色的病因，并选择相应的治疗方案？

［答］常见的牙齿变色病因有氟牙症、四环素牙、釉质发育不全等。

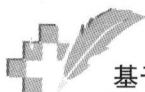

1）氟牙症：氟牙症具有地区性分布特点，临床表现是在同一时期萌出牙的釉质上有白垩色到褐色的斑块，严重者还并发釉质的实质缺损。氟牙症多见于恒牙，患牙对摩擦的耐受性差，但对酸蚀的抵抗力强。

可根据牙齿变色程度选择漂白、树脂或瓷贴面修复、全瓷冠修复等。

2）四环素牙：在牙的发育矿化期，服用的四环素药物可被结合到牙组织内，使牙着色。根据着色程度和范围，四环素牙可以分为以下四个阶段：第一阶段（轻度四环素着色），整个牙面呈现黄色或灰色，且分布均匀，没有带状着色；第二阶段（中度四环素着色），牙着色的颜色由棕黄色至黑灰色；第三阶段（重度四环素着色），牙表面可见明显的带状着色，颜色呈黄灰色或黑色；第四阶段（极重度四环素着色），牙表面着色深，严重者可呈灰褐色。

可根据牙齿变色程度选择漂白、树脂或瓷贴面修复、全瓷冠修复等。对于第四阶段四环素牙，任何漂白治疗均无效。

3）釉质发育不全：在牙发育期间，全身疾病、营养障碍或严重的乳牙根尖周感染导致釉质结构异常。釉质发育不全可分为轻症釉质发育不全和重症釉质发育不全。轻症患者釉质形态基本完整，仅有色泽和透明度的改变，形成白垩状釉质，一般无自觉症状；重症患牙牙面有实质性缺损，即在釉质表面出现带状或窝状的棕色凹陷。

可根据牙齿变色程度选择漂白、树脂或瓷贴面修复、全瓷冠修复等。

4. 治疗要点解析

本病例中患者因外伤引起 11 牙和 21 牙牙齿变色，外伤死髓变色牙通过内外漂白，牙齿颜色得到改善，有利于后期全冠修复、树脂或瓷贴面修复。选择合适的治疗方案是关键，即在美观与功能的基础上还要尽量减少对剩余牙体组织的损伤，达到微创的目的。全冠修复既可改变患牙颜色，也可增强患牙抗力，同时全瓷冠修复的美学性能突出，半透明性佳，层次感强，具有与天然牙相似的美学效果，不存在金属烤瓷冠的龈染、着色和某些金属可能造成的过敏问题。

【教师参考要点】

1. 牙齿变色的病因。

相关内容参见症状解读。

2. 牙齿变色的治疗。

外源性着色牙一般采用常规口腔卫生清洁措施，包括超声波洁牙、喷砂洁牙，严重者可能需多次反复清洁才能去除着色。内源性着色牙的治疗方法包括树脂修复、漂白、瓷贴面修复、全瓷冠修复等。可根据牙齿变色的病因及严重程度选择合适的治疗方法。

3. 牙齿变色修复方法的优缺点。

相关内容参见互动性提问（3）。

病例5　牙齿扭转/错位

【关键知识点】

1. 牙齿扭转/错位的临床表现。
2. 牙齿扭转/错位的修复治疗。

【参考文献】

赵铱民，2012.口腔修复学［M］.7版.北京：人民卫生出版社.

傅民魁，2012.口腔正畸学［M］.6版.北京：人民卫生出版社.

【病例课堂】

1. 病史

患者：×××，男，32岁。

主诉：右上前牙扭转数十年。

现病史：患者自诉右上前牙扭转数十年，现为美观咨询修复。

既往史：既往体健，否认全身疾病史、传染病病史、药物过敏史。

口腔检查：12牙近中舌向扭转，叩痛（－），无松动。22牙轻度磨损，切端距21牙切端约2mm，叩痛（－），无松动。12牙扭转口内照见图4-9。

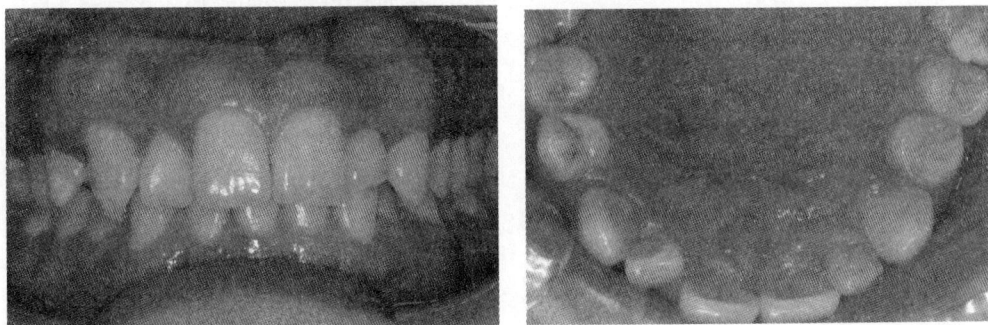

图4-9　12牙扭转口内照

2. 症状解读

个别牙扭转。

<解析>扭转/错位牙可能因不易自洁引发龋病、牙周炎，同时可因错位引起殆创伤造成牙周损害，还可以影响正常的咀嚼功能。另外，前牙区扭转/错位影响美观。

3. 互动性提问

（1）患者还需做什么检查？

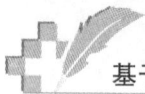

［答］进行颌面部检查以及咬合检查。

［结果］颌面部左右基本对称，比例协调，上下颌骨位置基本协调，无颌面部畸形，唇丰满度良好，上下唇外形正常。双侧颞下颌关节区无压痛，开闭口无弹响，开口度正常，开口型"↓"。微笑时唇高线位于前牙颈 1/3 处。磨牙为中性关系，前伸𬌗有𬌗干扰，正中𬌗无早接触，侧方𬌗无𬌗干扰，前牙Ⅱ度深覆𬌗，无深覆盖。

［教学点］对于涉及前牙美学的病例，需要注意检查微笑时唇高线位置。个别牙扭转/错位可能对咬合产生干扰，前牙改向也可能改变咬合及对颞下颌关节造成影响，因此注意检查咬合情况及关节。

（2）患者的诊断是什么？

［答］Ⅰ类错𬌗畸形，22 牙磨损。

（3）备选治疗方案有哪些？

［答］①正畸治疗排齐上下牙列；②"12 牙调𬌗＋12 牙、22 牙贴面修复"；③"12 牙桩核冠修复＋22 牙贴面修复"。

（4）在选择治疗方案时，需考虑哪些因素？

［答］应考虑余牙的咬合情况、磨牙量、时间因素、患者经济因素以及患者意愿等。

（5）本病例如何治疗？

［答］患者不接受正畸治疗，希望较快恢复美观，尽量减少磨牙量，故选择"12 牙调𬌗＋12 牙、22 牙贴面修复"。

［教学点］对于此病例，各治疗方案的优缺点见表 4-3。

表 4-3 各治疗方案的优缺点

治疗方案	优点	缺点
正畸治疗排齐上下牙列	可以同时排齐上下牙列，获得稳定及美观的咬合。	（1）周期长，费用高。 （2）要严格把握适应证，成人矫治效果相对不佳。 （3）正畸后的保持十分重要，否则容易反弹。
"12 牙调𬌗＋12 牙、22 牙贴面修复"	（1）治疗周期短，费用相对正畸治疗低。 （2）治疗效果稳定，不需要长期戴保持器。 （3）牙体预备相对保守，微创。	（1）需要磨除部分牙体组织。 （2）牙列整体美观效果不如正畸治疗。 （3）咬合情况欠佳，深覆𬌗，前伸𬌗干扰，且因 12 牙扭转，贴面厚度不均匀，12 牙、22 牙贴面有折裂风险。
"12 牙桩核冠修复＋22 牙贴面修复"	（1）治疗周期短，费用相对正畸治疗低。 （2）治疗效果稳定，不需要长期戴保持器。 （3）对 12 牙进行彻底改形改向，美观，有利于建立稳定的咬合。	（1）磨牙量大，12 牙需进行根管治疗，不符合微创原则。 （2）牙列整体美观效果不如正畸治疗。

第一次就诊：取研究模型，制作诊断蜡型及模型上𬌗架。

第二次就诊：比色，12 牙调𬌗，12 牙、22 牙牙体预备，排龈，精修，硅橡胶取模，记录咬合关系，制作临时修复体。

第三次就诊：去除临时修复体，试戴 12 牙、22 牙贴面，调𬌗，抛光，粘接。

医嘱：常规医嘱，半年后复诊，不适随诊。

（6）制作诊断蜡型的目的是什么？

［答］制作诊断蜡型有助于预测美学预后，并有利于患者理解治疗效果，加强医患沟通。

（7）进行贴面牙体预备时需要注意什么？

［答］贴面牙体预备应严格限制在釉质范围内，因为过多暴露牙本质会降低粘接强度，并容易引起微渗漏。

根据切端预备情况，预备类型可分为开窗型（唇侧磨除接近切缘，其颈缘和切缘处呈浅凹型）、对接型（唇侧磨除达到切缘，切缘预备体与唇面形成同一弧形面）、包绕型（磨除部分切缘，预备体带有较圆钝的舌向切斜面及凹槽型边缘）。对接型与包绕型可以改变切端长度和形态，并且可使贴面在对刃切割时承受的是压应力，有利于预防瓷裂。在本病例中，两侧切牙切端高度需要改变，因此采用对接型。

4. 治疗要点解析

本病例患牙因 12 牙近中舌向扭转，且患牙整体略偏舌侧，扭转角度不大，有足够的修复空间，可采取贴面修复。但由于近中偏舌侧，远中偏颊侧，在备牙时，近中侧磨牙量多些，远中侧磨牙量少些，尽量使贴面厚度差异减小，降低折裂风险。

另外，个别牙扭转/错位的修复治疗一定要慎重，改向角度不能过大，避免应力集中，对修复体与患牙不利。对于有露髓风险的患牙，需提前进行根管治疗，并向患者解释清楚。

【教师参考要点】

1. 个别牙扭转/错位可能造成的影响。

（1）因不易自洁而引发龋病、牙周炎，同时错位可引起𬌗创伤，造成牙周损害。

（2）影响正常的咀嚼功能。

（3）影响美观。

2. 个别牙扭转/错位的治疗。

个别牙扭转/错位首选正畸治疗，特别是对于有穿髓风险的活髓牙而言。若患者不接受，则考虑修复改向。

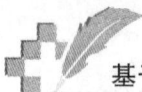

病例 6 牙列间隙

【关键知识点】

1. 牙列间隙的病因及分类。
2. 牙列间隙的修复治疗。

【参考文献】

赵铱民，2012.口腔修复学［M］. 7 版. 北京：人民卫生出版社.

傅民魁，2012.口腔正畸学［M］. 6 版. 北京：人民卫生出版社.

尹仕海，2009. 前牙间隙分类及修复方法［J］. 中国实用口腔科杂志，2（12）：709－712.

OQUENDO A，BREA L，DAVID S，2011. Diastema：correction of excessive spaces in the esthetic zone［J］. Dent Clin North Am，55（2）：265－281.

【病例课堂】

1. 病史

患者：×××，女，21 岁。

主诉：上前牙间隙十余年。

现病史：患者诉上前牙间隙十余年，且左上前牙于两个月前在外院行氧化锆全瓷冠修复，自觉不美观，现要求修复。

既往史：既往体健，否认全身疾病史、传染病病史、药物过敏史。

口腔检查：11 牙、21 牙间隙 1mm，11 牙牙体完整，叩痛（－），无松动。21 牙远中面中深龋洞，探痛（－），叩痛（－），无松动，冷诊（－）。22 牙全冠修复，边缘不密合，呈白垩色，与邻牙不协调。11 牙、12 牙间隙口内照见图 4－10。

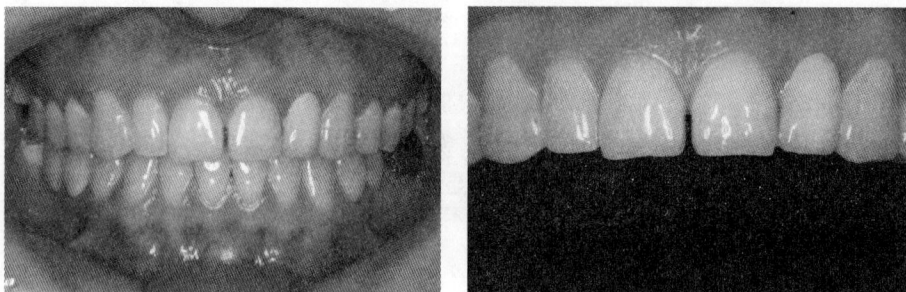

图 4－10 11 牙、12 牙间隙口内照

2. 症状解读

上前牙间隙。

<解析>发育性因素（牙量小于骨量）、病理性因素（正中牙、牙周病等）、医源性因素（正畸后遗留等）可导致牙列间隙。

3. 互动性提问

（1）患者需询问什么病史，做什么检查？

［答］询问正畸治疗史，并对牙周情况进行检查。

［结果］患者自诉幼时曾行正畸治疗，后未遵医嘱佩戴保持器。牙周情况良好。

［教学点］在对牙列间隙病例进行治疗时，首先要判断引起牙列间隙的原因，再考虑治疗方法。此病例考虑是正畸治疗后遗留牙列间隙。

（2）患者是否需要行X线根尖片检查？

［答］需要。

［结果］11牙、12牙X线检查结果见图4-11。

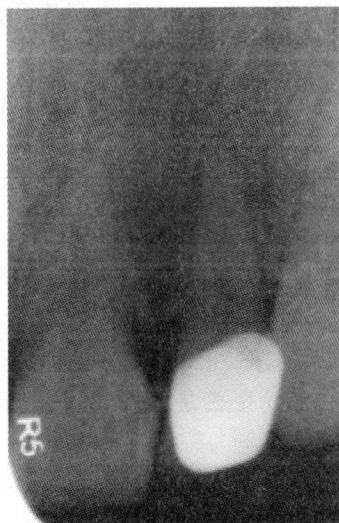

图4-11 11牙、12牙X线检查结果

21牙远中可见低密度影，22牙冠部可见高密度影，根尖周未见明显异常。拆冠的患牙需要X线根尖片检查根尖周情况。

（3）患者的诊断是什么？

［答］11牙、21牙间隙，22牙修复体不良，21牙中龋。

（4）备选治疗方案有哪些？

［答］22牙拆除全冠后重行全瓷冠修复，对于11牙、21牙间隙可采取以下治疗方案：①"正畸+21牙充填治疗"；②11牙、21牙树脂修复关闭间隙；③11牙、21牙贴面修复关闭间隙。

（5）在制订患者治疗方案时，需考虑哪些因素？

［答］需考虑牙列间隙的产生原因、间隙数量和宽度、美学预后、年龄、经济因素、就诊时间和期望值等。本病例中，考虑以下因素：①单个中切牙间隙宽度为1mm；

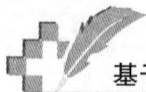

②患者希望较快关闭间隙，不考虑正畸治疗；③患者希望获得良好且长期稳定的美观效果；④患者牙体釉质发育良好，无明显变色。初步选择 11 牙、21 牙贴面修复关闭间隙。

［教学点］光固化复合树脂粘接修复关闭间隙可在椅旁即刻完成，修改或更换修复体容易。更为重要的是对天然牙体组织损伤小，具有自然美观的修复效果。但机械性能不足，中远期失败率较高。

贴面修复适用于牙齿形态及颜色无明显异常、间隙小于 2mm 的前牙间隙关闭，前牙轻度扭转也可以考虑。贴面修复磨牙量少，美观性佳，使用寿命也较为理想，但对牙齿要求较高（釉质发育较好且牙体无明显变色）。

正畸关闭间隙的最大优点是可以保留天然牙的色泽和外形，但时间和经济因素限制了该方法的应用。另外，对于某些复杂病例可以考虑联合多学科治疗，如正畸联合修复治疗。

第一次就诊：取研究模型，制作诊断蜡型。

第二次就诊：比色，拆除 22 牙全冠，21 牙去尽腐质，11 牙、21 牙牙体预备，排龈，精修，硅橡胶取模，记录咬合关系，制作临时修复体。

第三次就诊：去除临时修复体，试戴 11 牙、21 牙长石质瓷贴面，22 牙铸瓷冠，调𬌗，抛光，粘接。

医嘱：常规医嘱，半年后复诊，不适随诊。

（6）进行贴面牙体预备时需要注意什么？

［答］贴面牙体预备应严格限制在釉质范围内，因为过多暴露牙本质会降低粘接强度，并容易引起微渗漏。对于唇面的牙体预备量，多数学者主张磨除 0.5mm。至于牙颈部，考虑到此处的釉质相对较薄，在颈 1/3 的预备量应相应降至 0.3mm，以尽量保证有足够的釉质厚度支持修复体。而在颈缘位置，一般应预备至平齐龈缘或龈下。

本病例中需恢复中切牙间邻面接触，因此进行了 11 牙、21 牙近中邻面预备。应当注意的是，邻面预备需至龈下，给技师提供足够的操作空间，以制作出切龈向自然的临床冠外形。换而言之，这种预备方式不仅能够避免邻间过凸的萌出轮廓（emergence profile），而且可以引导良好的龈乳头塑形。

（7）为什么选择长石质瓷贴面？

［答］长石质瓷以玻璃相为主，能最好地模仿釉质和牙本质的光学性能，其透光性相对较好，但抗弯强度较低，选择的时候要考患者的咬合情况。近年来，由于粘接技术进步，弥补了长石质瓷抗弯强度低的缺点。另外，它所需牙体预备量少，可将预备量严格限制在釉质范围内，提高粘接效果。

4. 治疗要点解析

由于中切牙在美学中有重要作用，对其进行贴面修复关闭间隙时，在修复设计阶段应注意前牙美学分析。

上中切牙宽度和长度之比（宽长比，W/L）是常用的美学参数。理想的上中切牙宽长比为 75%~85%。在治疗前进行上中切牙宽长比的测量是必要的步骤，同时需对治疗后宽长比进行预测分析。在关闭间隙的治疗中，牙齿宽度的改变易导致宽长比超出美学比例标准，此时可以通过加长切端、牙冠延长术以及视觉错觉等方法来达到合理的宽长比。而对于严重超出美学比例标准的病例，由于间隙过宽，不适宜贴面修复。

重复美学比例（recurring esthetic dental proportion，RED）是衡量相邻前牙比例的重要美学参数。RED 指正面观时，尖牙和侧切牙、侧切牙和中切牙的宽度比例一致，70％左右的 RED 能提供较好的美学效果。

关闭间隙的一个难点就在于避免出现两牙之间出现牙龈缺失的楔状隙（即临床上的"黑三角"）。龈乳头与接触点的位置是临床上需要关注的重点。有学者通过统计发现，当接触点距离牙槽嵴顶 5mm 时，龈乳头覆盖间隙率接近 100％，基本不会出现"黑三角"，而只要增加 1mm，此比例将会下降到 55％。因此为了避免"黑三角"，需要将接触点定位在距离牙槽嵴顶 5mm 以内。

【教师参考要点】

1. 牙列间隙的病因及分类。

（1）发育性间隙：发育性间隙是在恒牙替换完成后出现的。这类间隙相对较为稳定，没有外力作用一般无明显变化。发育性间隙发生的根本原因是牙量小于骨量。

（2）病理性间隙：这一类间隙是在各种病理因素作用下形成的。牙周病是这一类间隙的常见病因之一。重度牙周炎可引起前牙唇向移位，呈扇形排列，并有随着病变加重间隙逐渐加宽的趋势。上中切牙过宽间隙绝大多数是由正中牙引起的。

（3）生理性间隙：生理性间隙主要有以下两种情况。①因牙缺失后久未修复致邻牙自行移位；②个别或多数牙冠部磨耗至最大周径线以下。

（4）医源性间隙：医源性间隙是由医生治疗失误造成的，如修复体过小未恢复邻面接触，咬合未调整好导致牙移位，有时正畸治疗完成后也会遗留一些间隙。

2. 牙列间隙的治疗。

制订治疗方案时，需要综合考虑间隙的产生原因、间隙数量和宽度、美学预后、年龄、经济因素、就诊时间和期望值等。一般来说，首选正畸治疗，也可考虑光固化树脂修复、贴面修复或全冠修复等，需根据具体情况进行分析。

病例 7　单颗牙牙列缺损

【关键知识点】

1. 牙列缺损修复治疗前必要的检查。

2. 单颗牙牙列缺损修复治疗的分类。

3. 各修复治疗的适应证及治疗原则。

4. 各修复治疗的注意事项和要点。

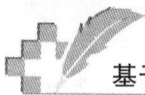

【参考文献】

赵铱民，陈吉华，2008.口腔修复学［M］.7版.北京：人民卫生出版社.

CARL E. MISCH，2008. Contemporary Implant Dentistry ［M］. St Louis：Elsevier－Health Sciences Division.

【病例课堂】

1. 病史

患者：×××，女，39岁。

主诉：右下后牙缺失1年多。

现病史：5年前，45牙因"残根"于外院拔除，其后行活动修复治疗；3个多月前，患者活动义齿遗失，未处理；现来我院要求修复缺失牙。

既往史：既往体健，否认全身疾病史、传染病病史、药物及牙科材料过敏史。

辅助检查：X线全口曲面断层片。缺牙区口内照见图4－12。牙列缺损全口曲面断层片检查结果见图4－13。

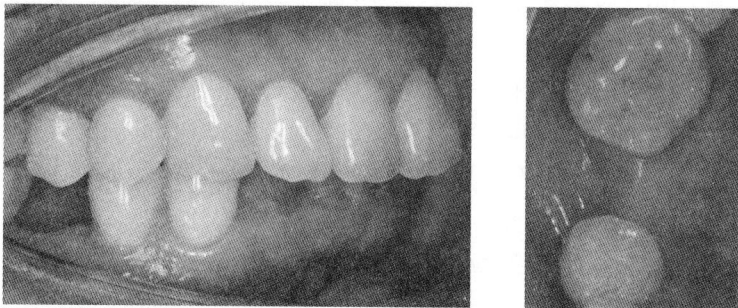

图4－12 缺牙区口内照

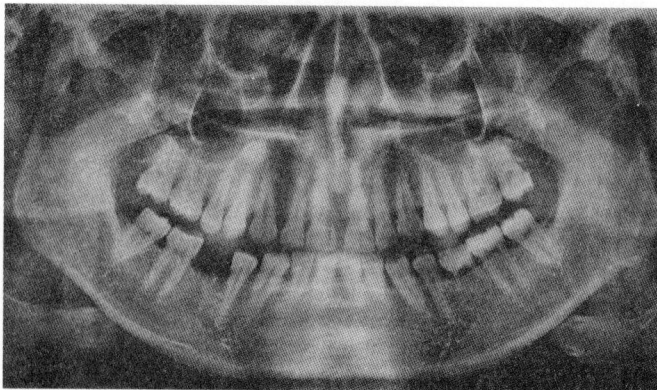

图4－13 牙列缺损全口曲面断层片检查结果

2. 互动性提问

（1）患者需要做哪些检查？

［答］临床检查和辅助检查。临床检查包括颞下颌关节检查、牙列检查、咬合检查、

牙周检查等，辅助检查包括影像学检查、生化检查、血压检查等。

[结果] 临床检查结果：患者颌面部外形对称，各部分比例基本协调；颞下颌关节区无压痛，两侧髁突运动对称，开口型无异常，开口度约 3 横指。

口内可见 45 牙缺失，缺牙间隙尚可，牙龈状况良好，无溃疡、红肿，对颌牙未见明显增长，邻牙未见明显倾斜及扭转，牙槽骨未见明显倒凹。44 牙 I°松动，余牙无明显松动。16 牙、36 牙可探及牙周袋，16 牙袋深约 6mm，36 牙袋深约 5mm。

咬合关系尚可，中线对称，牙齿磨耗轻度，无明显殆干扰，未见明显单侧咀嚼痕迹。

全口卫生一般，牙龈稍红肿，下前牙可见结石，全口菌斑（＋）。

辅助检查结果：CBCT 示 45 牙缺失，牙槽骨颊舌向宽度约 9mm，牙槽嵴顶距下颌神经管上缘约 12.5mm。45 牙缺失 CBCT 检查结果见图 4-14。

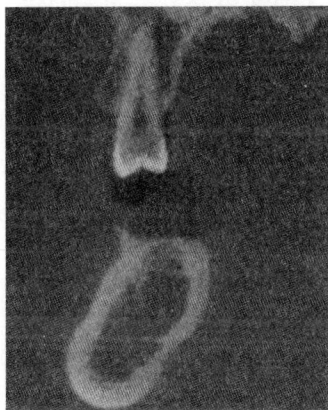

图 4-14 45 牙缺失 CBCT 检查结果

血常规正常，凝血功能尚可，肝功能正常，乙肝标志物（－）。

血压：111/69mmHg。

（2）16 牙、36 牙可探及牙周袋说明了什么？

[答] 牙周袋可反映患者牙周状况，为制订修复计划提供参考。

（3）对余留牙进行叩诊的目的是什么？叩痛（－）说明了什么？

[答] 口内余留牙检查时进行叩诊，目的是检查余留牙牙周膜及根尖周状况，为制订修复计划提供参考。叩痛（－）说明该牙无明显根尖周炎症、牙周急性炎症及牙周膜创伤等。

（4）为何要对患者进行血常规检查、凝血检查、生化检查？

[答] 种植术的禁忌证包括：①全身疾病，如心脏病、糖尿病、血液病、高血压、肾病、代谢障碍等，未能有效控制者；②缺牙区有颌骨囊肿、骨髓炎、鼻窦炎和有严重牙周病且未做系统治疗者；③有严重错殆、紧咬合、夜磨牙、偏侧咀嚼等且未做治疗者；④缺牙区骨量不足及骨密度低者。

血常规检查、凝血检查、生化检查的目的是排查患者是否存在手术禁忌证，为种植术提供安全保障。除以上检查外，详细询问系统病史和测量血压等也是不可缺少的

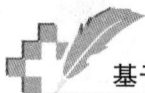

部分。

（5）单颗牙牙列缺损常用的修复治疗方法有哪些？

［答］单颗牙牙列缺损常用的修复治疗方法有可摘局部义齿修复、局部固定义齿修复、种植义齿修复。

（6）各个修复治疗方法如何选择？

［答］从缺牙间隙条件、邻牙及对颌牙条件、咬合关系、全身条件、患者经济条件及要求等方面综合考虑，选择合适的修复治疗方法。

（7）患者对美观、舒适性要求高，经济条件好，可考虑何种修复治疗方法？

［答］种植义齿修复。

（8）对本病例患者进行修复治疗前，还需进行什么治疗？

［答］牙周基础治疗。

（9）种植义齿修复、可摘局部义齿修复、局部固定义齿修复的治疗步骤及要点是什么？

［答］1）种植义齿修复：常规消毒铺巾，经双人核查牙位后，必兰麻局部浸润麻醉45 牙，于 45 牙槽嵴顶切开，翻开黏骨膜瓣，充分暴露牙槽骨，逐级备洞，植入 ITI 种植体 1 枚，规格 4.8mm×10mm，初期稳定性尚可（35N·cm），严密缝合，穿龈愈合。

［教学点］①种植手术中，应注意上颌窦、鼻底、下牙槽神经管、牙槽骨骨性倒凹特殊的解剖结构。②手术过程中应注意手术无创、植体无污染、初期稳定性、愈合无干扰、受植区要求等问题。③手术中采用局部浸润麻醉，而不是阻滞麻醉。

2）可摘局部义齿修复：常规消毒铺巾，试托盘，硅橡胶取模，灌注石膏模型，制作 45 牙隐形义齿。

［教学点］①因患者缺失牙为单颗前磨牙，咀嚼时承受咬合力较小，所以该患者的可摘局部义齿未使用卡环。②当单颗磨牙缺失（非游离端）时，可考虑带𬌗支托的隐形义齿修复。③当单颗磨牙缺失（游离端）时，采用 RPI 卡环组。

3）局部固定义齿修复：常规消毒铺巾，金刚砂车针依次预备 44 牙、46 牙𬌗面，颊舌面，邻面，钨钢车针精修抛光基牙，硅橡胶取模，比色，制作临时修复体，临时粘接。

［教学点］①制作临时修复体的目的是保护基牙，防止牙龈增生覆盖肩台。②结合各种固定桥的特点与患者的具体情况及要求选择固定桥。

3. 治疗要点解析

（1）种植义齿修复：首先，应注意翻瓣后充分暴露牙槽骨，以便术中确定正确的轴向；其次，术前应有完善的影像学资料进行分析，术中尽量避开危险的解剖结构；最后，术后应严密缝合，减少感染风险。

（2）可摘局部义齿修复：应根据不同的缺牙位置进行不同的设计（如𬌗支托等）。

（3）局部固定义齿修复：首先，应根据缺牙位置分析患者是否适合行局部固定义齿修复；其次，备牙时应注意共同就位道，基牙若是活髓牙，应充分考虑备牙量与预后。

【教师参考要点】

1. 治疗方案。

单颗牙牙列缺损的治疗有种植义齿修复、可摘局部义齿修复、局部固定义齿修复。三种修复方式各有利弊，需根据患者具体情况充分考虑。缺失牙位置不同，治疗计划也不同。

2. 完善的检查。

完善的检查是修复治疗成功的基础。完善的检查包括详尽的病史采集、临床检查、实验室检查以及影像学检查。制订治疗计划前一定要充分考虑不同修复方式的适应证和禁忌证。

病例 8　多颗牙连续或间隔牙列缺损

【关键知识点】

1. 多颗牙连续或间隔牙列缺损的 Kennedy 分类。
2. 多颗牙连续或间隔牙列缺损的病因。
3. 修复前的准备。
4. 可摘局部义齿的设计。
5. 可摘局部义齿带入后可能出现的问题和处理方法。

【参考文献】

赵铱民，陈吉华，2008. 口腔修复学［M］. 7 版.北京：人民卫生出版社.

麦吉夫尼，卡尔，杨亚东，2003. McCracken 可摘局部义齿修复学［M］. 北京：科学出版社.

【病例课堂】

1. 病史

患者：×××，男，58 岁。

主诉：口内多颗牙缺失，要求修复。

现病史：患者口内多颗牙松动、脱落数年，现来我院要求修复治疗。

既往史：患者否认系统性疾病，否认药物过敏史，无吸烟史，自诉有口腔外科治疗史、修复史。

口腔检查：患者口腔卫生状况较差，龈上牙石（＋），菌斑软垢（Ⅰ），色素（Ⅰ），牙龈边缘轻度充血水肿；37 牙、46 牙、47 牙缺失，牙槽嵴低平，余留牙有伸长，31牙、32 牙、41 牙、42 牙Ⅰ°松动，11 牙、13 牙、16 牙、17 牙、32 牙Ⅲ°松动，下前牙

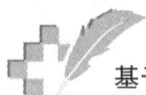

中度磨耗，31牙、32牙、33牙、41牙、42牙唇侧可见楔状缺损，35牙、36牙可探及牙周袋，探诊深度5~7mm，上下颌黏膜无异常，颌间距离适中；覆𬌗覆盖在正常范围内，无明显的错𬌗畸形。本病例牙列缺损拔牙前全口曲面断层片见图4-15。

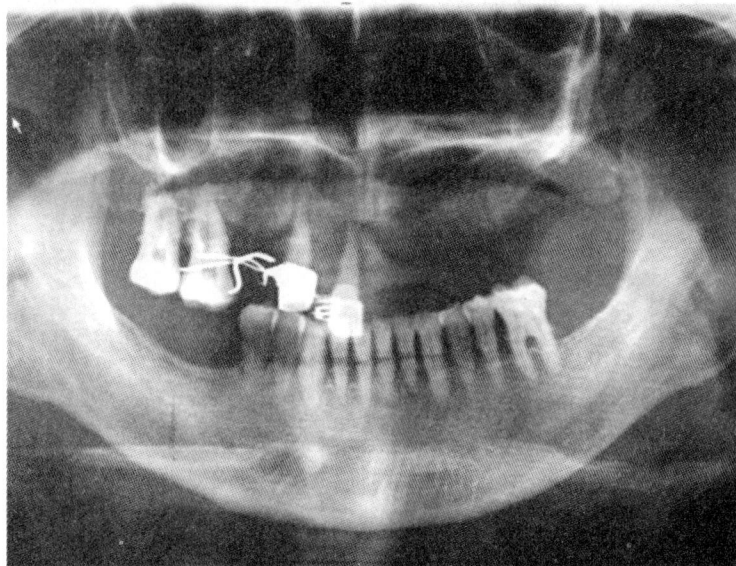

图4-15　本病例牙列缺损拔牙前全口曲面断层片

2. 互动性提问

（1）根据上述病史及检查，患者下颌的Kennedy分类是什么？

［答］肯氏一类。

（2）什么情况下松动牙可以保留？什么情况下应该拔除？

［答］牙槽骨吸收在牙根1/3以内时松动牙可以保留，当吸收大于1/2时应考虑拔除松动牙。

（3）为了确定治疗方案，患者还应该做什么检查？

［答］应全面检查余留牙情况、咬合关系、口底高度，对近缺隙侧牙进行叩诊，仔细检查隐匿龋坏和松动牙。检查是否有骨尖、骨刺、骨隆突，评估是否行牙槽嵴修整术。

（4）本病例如何治疗？

［答］修复前应先拔除松动牙，并行牙周治疗及牙体治疗。向患者详细解说操作步骤及注意事项。

常规消毒铺巾，调整下颌基牙外形，消除过大倒凹，36牙、45牙远中面预备邻面板，近中𬌗面预备支托凹，34牙𬌗面预备支托凹。

试托盘，藻酸盐取上下颌印模，灌注石膏模型。蜡堤记录颌位关系，上𬌗架。

义齿设计：上颌半口义齿，36牙、45牙采用RPI设计，34牙设置间接固位体，直接固位体与间接固位体之间通过舌板连接。

送件制作可摘局部义齿，复诊试蜡牙、支架，调𬌗，戴牙。

医嘱：常规医嘱，预约复诊。

（5）患者应采用哪种取模方式？为什么？

［答］患者采用选择性压力印模法。选择性压力印模法为可摘局部义齿基托提供最大的支持力。它使人工牙与对颌天然牙都能维持接触，同时保持基托移位最小，避免产生杠杆力。

（6）如何确定上下颌水平及垂直关系？

［答］采用诊断模型、𬌗堤、𬌗架。对于远端游离义齿，颌位关系记录应在义齿基托获得了最佳的支持以后进行，可将光固化基托与模型贴合，填平工作模型上的不良倒凹。本病例下颌为可摘局部义齿，对颌为上颌半口义齿，非正中位时应该达到双侧平衡𬌗。这样可以增强上颌半口义齿的稳定性。但是，在确定前伸平衡𬌗时，应该先考虑患者的外貌、语音和适当的𬌗平面。

（7）试支架时应怎样调𬌗？

［答］先调正中𬌗，再调前伸𬌗及侧方𬌗。上下均为支架式义齿时，先调单𬌗，取下后再调对𬌗，最后同时配戴上下𬌗支架进行调𬌗。

（8）试蜡牙时，若发现左侧后牙轻度反𬌗，是否需要重新排牙？

［答］上颌或上下颌后牙游离缺失，若上颌牙槽嵴吸收较多，牙槽嵴顶向腭侧移位，应排成反𬌗关系。

（9）为了减少近游离端基牙的负担，还可采取哪些卡环设计？

［答］倒凹在基牙颊面近中者采取锻丝卡环，倒凹在颊面远中者采取RPI卡环组。

（10）松动牙是否可作为基牙？

［答］根据松动程度及牙槽嵴吸收情况决定松动牙是否作为基牙。

（11）舌板的适应证是什么？

［答］龈缘至口底小于8mm、Kennedy I 类缺失、稳定松动的余留牙。

（12）Kennedy I 类牙列缺损设计时应注意什么？

［答］控制义齿对基牙的扭力，正确设计间接固位体，合理设计卡环，采用功能性印模，设计钢性连接体，减少并分散𬌗力。

（13）若远中存在孤立牙，可怎样设计？

［答］使用圈卡，可制作成固定义齿，再用可摘局部义齿修复剩余部分。

（14）若该患者戴用义齿一天后复诊，自诉在说话、咀嚼时义齿易脱位。其可能原因是什么？

［答］可能原因：基托边缘过长；系带区缓冲不够，影响系带活动；人工牙排列位置不当，影响肌肉活动；卡环固位不良。

（15）若出现疼痛，可能由哪些原因引起？

［答］可能引起疼痛的原因：基托边缘过长、咬合力集中、牙槽嵴形态不良、卡环过紧、基托与基牙接触过紧等。

（16）戴牙后还可能出现哪些问题？

［答］戴牙后可能出现固位不良、异物感、发音不清、咀嚼困难、咬颊咬舌、恶心

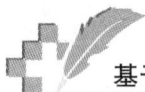

等问题。

【教师参考要点】

1. 牙列缺损的病因和影响。

病因主要有龋病、牙周病、根尖周病、颌骨和牙槽骨外伤、颌骨疾病、发育障碍等。影响主要有咀嚼功能减退、发音功能障碍、颞下颌关节病变、不利于美观等。

2. 多颗牙连续或间隔牙列缺损的常见修复方法。

多颗牙连续或间隔牙列缺损的常见修复方法包括局部固定义齿修复、可摘局部义齿修复、种植义齿修复。

根据缺牙的数目、部位，余留牙条件，咬合关系，缺牙区牙槽嵴情况，年龄，口腔卫生情况，患者的要求和经济水平等，选择合适的方法。

病例 9　后牙游离缺失

【关键知识点】

1. 后牙游离缺失修复治疗前必要的检查。
2. 后牙游离缺失修复治疗的分类。
3. 各修复治疗的适应证及治疗原则。
4. 各修复治疗的注意事项和要点。

【参考文献】

赵铱民，陈吉华，2008. 口腔修复学［M］. 7 版. 北京：人民卫生出版社.

CARL E. MISCH，2008. Contemporary Implant Dentistry［M］. St Louis：Elsevier-Health Sciences Division.

【病例课堂】

1. 病史

患者：×××，男，35 岁。

主诉：右下后牙疼痛并拔除后 2 年，要求修复。

现病史：2 年前，右下后牙区肿胀并伴有疼痛，诊断为 46 牙、47 牙残根伴根尖周炎，缺损均位于龈下。半年前于外院拔除 46 牙、47 牙，现来我院求治。

既往史：既往体健，否认全身疾病史、传染病病史、药物及牙科材料过敏史。

口腔检查：患者颌面部外形对称，各部分比例基本协调；颞下颌关节区无压痛，两侧髁突运动对称，开口型无异常，开口度约 3 横指；口腔卫生尚可，后牙区软垢（＋）；33 牙扭转，36 牙、37 牙窝沟封闭，牙周探痛（＋）；46 牙、47 牙缺失，缺牙区软组织愈合良好，对颌牙未见明显伸长，邻牙未见明显倾斜及扭转；咬合关系尚可，中线对称，牙齿轻度磨耗，无明显𬌗干扰，未见明显单侧咀嚼痕迹。

辅助检查：CBCT 示 46 牙、47 牙区骨质Ⅱ/Ⅲ类、骨量足。生化检查、凝血检查、血常规正常，凝血功能尚可，肝功能正常，乙肝标志物（－）。血压为 107/73mmHg，脉搏为 82 次/分钟。46 牙、47 牙缺失口内照见图 4－16。

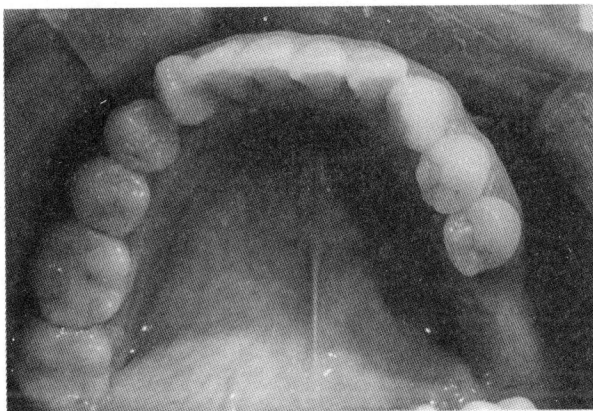

图 4－16　46 牙、47 牙缺失口内照

2. 互动性提问

（1）患者需要做哪些检查？

［答］根据患者所选治疗方案进行针对性检查。

（2）根据上述病史及检查，患者的诊断是什么？

［答］牙列缺损（46 牙、47 牙缺失）、牙龈炎（牙龈探诊出血）。

（3）在临床诊疗过程中，如何鉴别牙周炎与牙髓炎、根尖周炎？

［答］鉴别要点是是否存在附着丧失。

（4）若缺牙区软硬组织愈合欠佳，可能的原因是什么？应如何处置？

［答］局部因素：炎症组织未去除干净，余留残根，拔牙后患者口腔卫生差或反复刺激创口；全身因素如糖尿病等。根据原因进行相应处置。

（5）本病例的治疗方案有哪些？

1）种植义齿修复：向患者详细解说操作步骤及注意事项。

常规消毒铺巾，经双人核查牙位后，用盐酸利多卡因局部浸润麻醉 46 牙区、47 牙区，后于 46 牙、47 牙槽嵴顶切开，翻开黏骨膜瓣，充分暴露牙槽骨，逐级备洞，分别植入 ITI 种植体 1 枚，规格 4.8mm×10mm，初期稳定性良好（35N·cm），创口缝合，穿龈愈合。

医嘱：常规医嘱，预约复诊。

本病例应注意重要的神经血管、上颌窦、鼻底。

手术过程中应注意手术无创、植体无污染、初期稳定性、愈合无干扰、受植区要求等问题。

穿龈愈合与埋入式愈合的选择要考虑安全性、美观性、二次手术切开、软组织塑

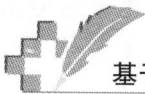

形、软组织量、患者的时间及费用等。

2）可摘局部义齿修复：向患者详细解说操作步骤及注意事项。

常规消毒铺巾，45 牙远中面预备邻面板，近中𬌗面预备支托凹，34 牙近中𬌗面预备支托凹，36 牙近中预备隙卡沟及𬌗面支托凹。

试托盘，藻酸盐取模，灌注石膏模型。记录咬合关系。

义齿设计：45 牙 RPI 设计，34 牙近中𬌗支托，36 牙三臂卡环，直接固位体与间接固位体之间通过舌板连接。

送件制作可摘局部义齿，一周后复诊试戴支托，第二次复诊时戴牙。

医嘱：常规医嘱，预约复诊。

（6）后牙游离缺失常用的修复治疗方法有哪些？该患者应如何选择？

［答］后牙游离缺失常用的修复治疗方法有可摘局部义齿修复、局部固定义齿修复、种植义齿修复三大类。局部固定义齿修复不适合该患者。

从缺牙间隙条件、邻牙及对𬌗牙条件、咬合关系、全身条件、患者经济条件及要求等方面综合考虑后选择合适的修复治疗方法。

（7）患者对功能及舒适性要求高，经济条件好，首选何种修复治疗方法？

［答］种植义齿修复。

【教师参考要点】

1. 游离端牙缺失后对𬌗牙伸长。

这种情况要考虑伸长牙的健康状况、伸长的程度。

2. 压力式印模与解剖式印模。

压力式印模：施加一定压力、肌功能整塑、记录功能状态的印模，适用于混合支持式义齿；解剖式印模：无压力、肌功能整塑、准确记录口腔软硬组织的解剖形态的印模，适用于黏膜支持式义齿以及牙支持式义齿。

3. 游离缺失固定义齿修复的要点。

游离缺失固定义齿修复仅适用于单颗牙游离缺失。其减小受力（降低牙尖高度，减小桥体近远中径及颊舌径，增加邻面三角间隙，桥体与对𬌗牙轻接触），增加支持力（多颗基牙支持）。

病例 10　牙列缺损伴软硬组织缺损

【关键知识点】

1. 牙列缺损修复治疗前必要的检查。

2. 软硬组织缺损的分类及修复治疗方法的选择。

3. 各修复治疗的适应证及治疗原则。

4. 各修复治疗的注意事项和要点。

【参考文献】

赵铱民，陈吉华，2008. 口腔修复学［M］. 7 版. 北京：人民卫生出版社.

宫苹，梁星，2011. 口腔种植学［M］. 北京：科学技术文献出版社.

CARL E. MISCH，2008. Contemporary Implant Dentistry ［M］. St Louis：Elsevier－Health Sciences Division.

【病例课堂】

1. 病史

患者：×××，男，24 岁。

主诉：右上前牙缺失 6 个多月，要求修复。

现病史：6 个多月前，因 11 牙根尖囊肿过大，拔除 11 牙，其后拔牙创愈合，未出现明显不适，未行相关修复治疗，今来我科，要求修复 11 牙。

既往史：既往体健，否认有高血压、糖尿病、心脏病等系统性疾病，否认有乙肝、结核等传染性疾病，否认有药物过敏史和金属及牙科材料过敏史。

口腔检查：患者颌面部外形对称，各部分比例基本协调；颞下颌关节区无压痛，两侧髁突运动对称，开口型无异常，开口度约 3 横指。11 牙缺失，缺牙区牙龈状况一般，无溃疡红肿，牙槽骨丰满度欠佳。口内可见邻牙 12 牙、21 牙颈部龋坏，冷诊（＋）、探痛（－），扣痛（－），无明显松动度。21 牙颊侧釉质缺损明显。咬合关系尚可，中线对称，牙齿轻度磨耗，无明显𬌗干扰，未见明显单侧咀嚼痕迹。全口卫生一般，下前牙可见明显牙石，全口菌斑（＋）。

11 牙缺失，伴软硬组织缺损见图 4－17。

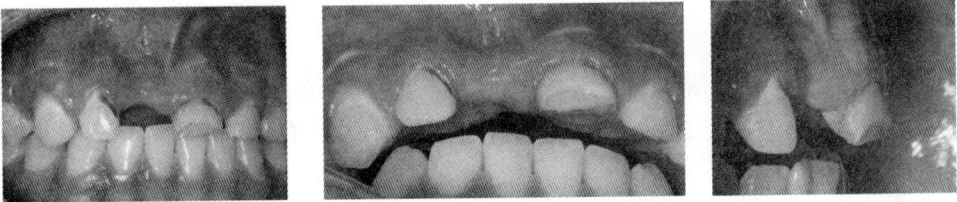

图 4－17　11 牙缺失，伴软硬组织缺损

2. 互动性提问

（1）患者还需要做哪些检查？

［答］患者还需要做缺牙间隙检查、余牙检查、软组织检查、颌骨检查、面部检查、颞下颌关节检查等。

辅助检查：血常规正常，凝血功能尚可，肝功能正常，乙肝标志物（－）。

血压：110/65mmHg

影像学检查：CBCT 示 11 牙缺失，缺牙区骨组织高度和宽度均明显不足。11 牙缺

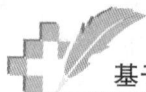

失，伴软硬组织缺损 CBCT 检查结果见图 4—18。

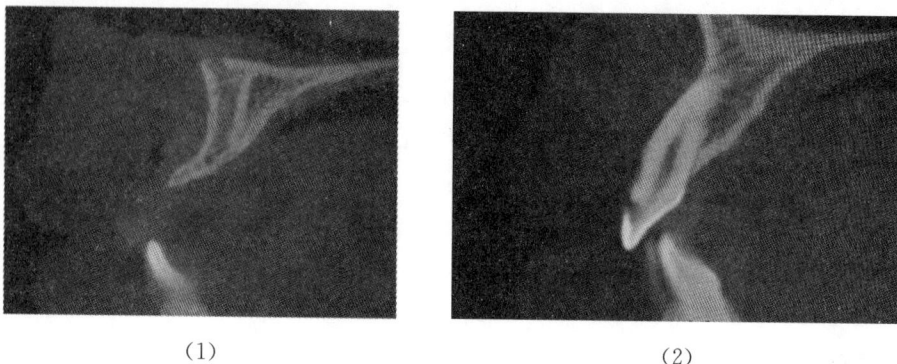

（1）　　　　　　　　　　　　　　（2）

图 4—18　11 牙缺失，伴软硬组织缺损 CBCT 检查结果

（2）对邻牙 12 牙、21 牙进行检查的目的是什么？

［答］12 牙、21 牙表面可见明显龋坏，需要进一步检查，确定龋坏程度。

（3）21 牙和 12 牙需行什么处理？

［答］树脂充填。12 牙龋坏近髓，可能考虑间接盖髓后树脂充填。

（4）各项检查对后续治疗有何指导意义？

［答］缺牙区骨组织高度和宽度明显不足，后续若行种植义齿修复，则需相关骨增量术等操作。

（5）患者的诊断是什么？

［答］主要诊断是上颌牙列缺损，次要诊断是 12 牙深龋、21 牙浅龋、牙龈炎。

（6）牙列缺损常用的修复治疗方法有哪些？

［答］牙列缺损常用的修复治疗方法有可摘局部义齿修复（活动义齿）、局部固定义齿修复（伴牙龈瓷修复）、种植义齿修复（伴软组织增量术和骨增量术）三大类。

（7）若患者对美观、舒适度要求高，且经济条件好，可考虑何种修复方案？

［答］种植义齿修复。

（8）本病例患者进行修复治疗前，还需哪些治疗？

［答］：需行相关牙周治疗，待牙龈炎消退后，再行后续修复。若患者考虑行种植义齿修复，则需要口腔微笑美学评估。由于患者缺失牙位于口腔美学区（前牙区），且伴有明显的软硬组织缺损，因此修复前必须合理评估患者条件，结合患者的主观需求，进行相应的美学设计，才能达到预期效果。

（9）软硬组织缺损有哪些类型？

［答］1）裂隙状：种植体周围三面骨壁完整，仅有一面缺损，即种植体颊侧或舌侧暴露，且累及种植体颈部，呈"V"形或"U"形。

2）开窗式：种植体周围三面骨壁完整，仅有一面缺损，即种植体颊侧或舌侧暴露，但不累及种植体颈部，缺损类似"O"形。

3）水平型：种植体上部周围单面骨壁完整，暴露的种植体顶部周围只有舌腭侧骨壁完整，缺损累及唇颊侧和近远中牙槽骨。

（10）如何修复软硬组织缺损？

［答］行可摘局部义齿修复：可以利用义齿的基托填塞软硬组织缺损区，恢复适当的外形。

行种植义齿修复：种植术前、术中行相应的软组织增量术和骨增量术。

（11）若患者有夜磨牙症状，则修复后如何保护固定修复体？

［答］配戴𬌗垫、按时复诊等。

3. 治疗要点解析

（1）结合患者本身的牙周情况、复诊依从性、年龄和生长发育等，讨论几种修复方案可能的预后。

（2）活动修复从修复体折裂和更换等方面讨论修复失败的原因，固定桥修复从基牙疼痛等方面讨论修复失败的原因，种植义齿修复从骨组织和软组织增量失败等方面讨论修复失败的原因。

【教师参考要点】

1. 常见的软组织增量术。

（1）诱导软组织增量术：运用软组织的自我生长能力来增加局部软组织的量，如预先将无法保留的患牙冠部磨至龈缘下，使四周的角化龈向断面爬行生长。也可利用临时冠或基台来诱导软组织塑性。但这种技术所需的时间较长，增加的组织量有限。

（2）结缔组织瓣移植术：即将自身组织移植到需要增量的区域，达到软组织增量的目的。结缔组织瓣移植术可分为带蒂结缔组织瓣移植术和游离结缔组织瓣移植术。不同的瓣移植术适用于不同的软组织缺损情况。该技术是软组织增量的可靠方法，但也存在患者舒适度较差、技术敏感性较高等问题。

（3）联合应用膜类技术：将可代替自身软组织的生物材料制成可调节大小的膜状，应用单侧、双侧或多层来达到目标增量效果。如 PRF 膜、非细胞真皮基质膜、胶原膜、羊膜等，均被报道用于增加口腔局部软组织，但是没有一种膜生物安全性高、效果可控制。

2. 常见的骨增量术。

（1）GBR 技术：利用生物膜维持缺损区的空间，使得细胞能够生长，保护缺损区的血凝块，阻止成纤维细胞等的侵入。目前常用的生物膜分为可吸收膜和不可吸收膜两大类。临床上，常将 GBR 技术与其他技术联合应用，尤其是骨移植技术，术者常常将生物膜覆盖于移植骨上。

（2）骨移植技术：该技术是最常用的骨增量术，直接增加骨量，从而改善植入区的骨质、骨量。骨移植材料分为自体骨、异种骨和人工合成骨三大类。由于移植骨多少都存在骨吸收现象，因此临床上提倡适当过度移植。

（3）骨劈开技术：该技术将牙槽嵴从中间劈开，使得牙槽嵴分离为颊、舌侧骨壁，进而将牙种植体植入劈开后的裂隙中。该技术适用于缺牙区牙槽嵴高度合适，仅存在厚度不足的病例。

（4）骨挤压技术：利用球钻定位，先锋钻确定深度后，利用挤压专属器械，逐级挤

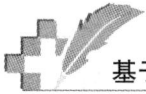

压。该技术可改善植入区的骨质和骨密度，减少因钻孔而导致的植入区骨质丢失，能够有效地提高种植体的初期稳定性。但在应用该技术时注意力量大小及方向控制。

病例 11 牙列缺失

【关键知识点】

1. 无牙颌的结构特点、解剖标志及区分。
2. 全口义齿的组成和基托范围。
3. 全口义齿的固位原理及影响固位的因素。
4. 记录颌位关系的重要性。

【参考文献】

赵铱民，陈吉华，2008. 口腔修复学 ［M］. 7 版. 北京：人民卫生出版社.

ASBJØRN JOKSTAD, MARIANO SANZ, TAKAHIRO OGAWA, 2016. A Systematic Review of the Role of Implant Design in the Rehabilitation of the Edentulous Maxilla ［J］. The International Journal of Oral & Maxillofacial Implants, 31: S43－S99.

【病例课堂】

1. 病史

患者：×××，女，73 岁。

主诉：全口牙缺失多年，要求修复。

现病史：多年前，患者全口牙缺失，现来我科就诊，要求修复。

既往史：有口腔外科治疗史，既往体健，否认高血压、心脏病、糖尿病等系统性疾病史，否认传染病病史、药物过敏史。

颌面部检查：颌面部对称，比例无异常，无颌面部畸形，低笑线。

颞下颌关节区检查：颞下颌关节活动度无异常，颞下颌关节无弹响，开口度正常，无异常下颌侧𬌗运动。

口腔检查：全口牙列缺失，上牙槽嵴低平，下牙槽嵴低平，𬌗间垂直距离尚可，牙龈及口腔黏膜未见明显异常，唾液分泌无明显异常。

牙列缺失患者口内照见图 4－19。

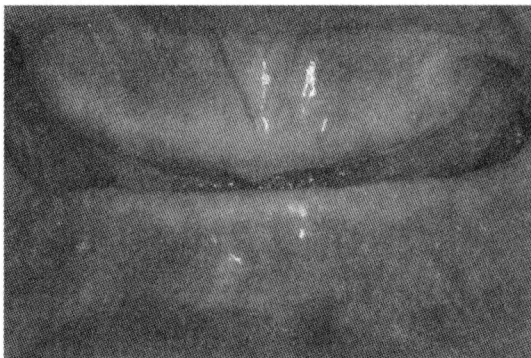

图 4-19　牙列缺失患者口内照

2. 症状解读

牙列缺失，牙槽嵴萎缩，牙槽嵴低平。

<解析>由于牙槽嵴不断吸收，与之相关联的软组织也发生相应的位置改变：附着在颌骨周围的唇颊系带与牙槽嵴顶的距离变短，甚至与嵴顶平齐；唇颊沟及舌沟间隙变浅，严重者致使口腔前庭与口腔本部无明显界限；唇、颊部因失去软硬组织的支撑，向内凹陷，上唇丰满度差，面部褶皱增加，鼻唇沟加深，口角下陷，面下 1/3 距离变短，面容明显呈衰老状态；由于肌张力平衡遭到破坏，组织萎缩，黏膜变薄变平，失去正常的湿润度和光泽，且敏感性增强，易导致疼痛和压伤；由于牙列缺失，舌体失去牙的限制而变大。

颞下颌关节髁状突后移，可出现颞下颌关节功能性紊乱症状。

3. 互动性提问

（1）根据上述病史及检查，患者的诊断是什么？

［答］患者可被诊断为牙列缺失，因为患者整个牙弓上不存留任何天然牙或牙根，符合牙列缺失的定义。

（2）如何鉴别诊断牙列缺损及牙列缺失？鉴别要点是什么？

［答］牙列缺失是指整个牙弓上不存留任何天然牙或牙根；牙列缺损是指上颌或者下颌的牙列内有数目不等的牙缺失，同时仍余留不同数目的天然牙。鉴别要点是患者口内有无天然牙存在：若有，则为牙列缺损；若无，则为牙列缺失。

（3）牙列缺失如何治疗？

1）全口义齿修复。

初诊：交代及记录具体工作，向患者详细解说操作步骤及注意事项。采用二次印模法，先取初印模，制作个别托盘。预约明日复诊求关系。

复诊求关系：交代及记录具体工作，向患者详细解说操作步骤及注意事项。确认患者姓名与牙齿，确定垂直距离和正中关系，制作上下颌蜡基托与𬌗堤，确定颌位关系，核对颌位关系，在𬌗堤唇面画标志线，颌位关系转移至𬌗架上。预约复诊试戴蜡牙时间。

复诊试戴蜡牙：交代及记录具体工作，向患者详细解说操作步骤及注意事项。确认患者姓名与牙齿，选择型号及颜色合适的人工牙，排牙，恢复患者面部丰满度。试戴效

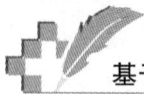

果：试戴上下颌全口义齿蜡型，咬合关系正确，咬合紧密，中线与面中线一致，面部形态自然，口角无塌陷。患者反应：患者对面型效果满意。预约复诊戴牙时间。

复诊戴牙：交代及记录具体工作，向患者详细解说操作步骤及注意事项。戴牙，调改，患者满意后抛光。指导患者如何使用义齿。

2）种植覆盖义齿修复。

患者选择下颌行种植覆盖义齿修复，上颌仍行活动义齿修复。向患者详细解说操作步骤及注意事项。

术前检查：CBCT、生化检查及凝血检查、测量血压。

常规消毒铺巾，经双人核查牙位后，必兰麻局部浸润麻醉 34 牙位、44 牙位，然后分别于 34 牙、44 牙槽嵴顶切开，翻开黏骨膜瓣，充分暴露牙槽骨，逐级备洞，植入 ITI 种植体 2 枚，规格均为 4.8mm×10mm，初期稳定性尚可（35N·cm），严密缝合，穿龈愈合。

4. 治疗要点解析

全口义齿体积较大，患者适应起来比较困难，有一定的异物感；依靠吸附在牙床上进行固位，使用过程中有一定的动度，若患者牙床状况不佳，可能会松脱；占据舌头活动空间，影响发音；初次佩戴的时候会有压痛，需要调改；咀嚼效率相对比较低。但其价格比较低廉，可以取下来清洗，方便清洁。

全口种植义齿依靠种植体固位，固位力好，舒适，咀嚼效率相对较高。但其价格较为昂贵，对患者的健康状况要求较高。

【教师参考要点】

1. 无牙颌组织的分类。

根据无牙颌组织的结构和全口义齿的关系，无牙颌组织分为主承托区、副承托区、边缘封闭区和缓冲区。

主承托区指垂直于𬌗力受力方向的区域，包括牙槽嵴顶、腭部穹窿区、颊棚区等区域。此区骨组织上覆盖着高度角化的复层鳞状上皮，其下有致密的黏膜下层所附着，因此能承受咀嚼力，抵抗义齿基托的碰撞而不致造成组织的创伤。

副承托区指与𬌗力受力方向成角度的区域，包括上下颌牙槽嵴顶的唇颊和舌腭侧（不包括硬区）。此区域支持力较差，不能承受较大的压力，只能协助主承托区承担咀嚼压力。义齿基托与副承托区黏膜应紧密贴合。

边缘封闭区指义齿边缘接触软组织的部分。此区域含有大量疏松结缔组织，产生良好的边缘封闭作用。为了增加上颌义齿后缘的封闭作用，可借组织的可让性，对组织稍加压力，制作后堤，形成完整的边缘封闭。

缓冲区指需要缓冲咀嚼压力的区域。应将该区域的义齿基托组织面的相应部位磨除少许，做缓冲处理。

2. 二次印模。

二次印模又称联合印模，由初印膜、初模型、终印膜、终模型组成。先用海藻酸印膜材料制成初印膜，用石膏灌注形成初模型，在其上制作适合具体患者的个别托盘，进行托盘边缘整塑，然后再用终印膜材料取得精度高的印膜，用超硬石膏和人造石灌注形成终模型。

3. 颌位关系、垂直距离记录和水平颌位关系记录。

颌位关系可分为垂直颌位关系和水平颌位关系。

垂直距离记录的方法主要有：①利用息止颌位垂直距离减去息止𬌗间隙的方法；②瞳孔至口裂距离等于垂直距离的方法；③面部外形观察法。

水平颌位关系记录的方法有哥特式弓描记法和直接咬合法。

4. 全口义齿的固位原理和影响固位的因素。

全口义齿的固位原理：综合吸附力、表面张力和大气压力等物理作用；影响固位的因素主要有颌骨解剖形态、口腔黏膜的性质、基托边缘以及唾液的质和量等。

病例 12　牙列缺损伴慢性牙周炎

【关键知识点】

1. 牙周病的检查与诊断要点。
2. 牙周病修复治疗的特点。
3. 牙周病修复治疗的原则。
4. 牙周病修复治疗方案的选择与治疗流程。

【参考文献】

赵铱民，陈吉华，2008. 口腔修复学［M］. 7 版. 北京：人民卫生出版社.

孟焕新，2015. 牙周病学［M］. 4 版. 北京：人民卫生出版社.

【病例课堂】

1. 病史

患者：×××，女，74 岁。

主诉：旧义齿无法咀嚼食物伴疼痛，要求重新修复。

现病史：患者数年前因牙周炎致全口多数牙松动、脱落，曾于外院行活动义齿修复，自诉 6 个多月前咀嚼食物困难伴左下牙疼痛并逐渐加重至今，目前旧义齿后牙区无法咬合。

既往史：既往体健，否认高血压、糖尿病、心脏病等全身疾病史，否认传染病病史，金属、食物、药物及其他医用材料过敏史。患者口腔卫生保健意识较差，未掌握正确的刷牙方法，未曾使用牙线或牙间隙刷。牙列缺损伴牙周炎口内照见图 4-20。牙列缺损伴牙周炎全口曲面断层片检查结果见图 4-21。

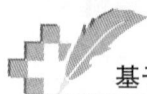

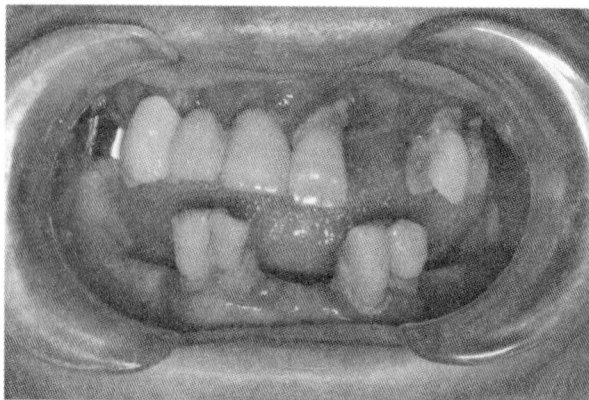

图4-20 牙列缺损伴牙周炎口内照

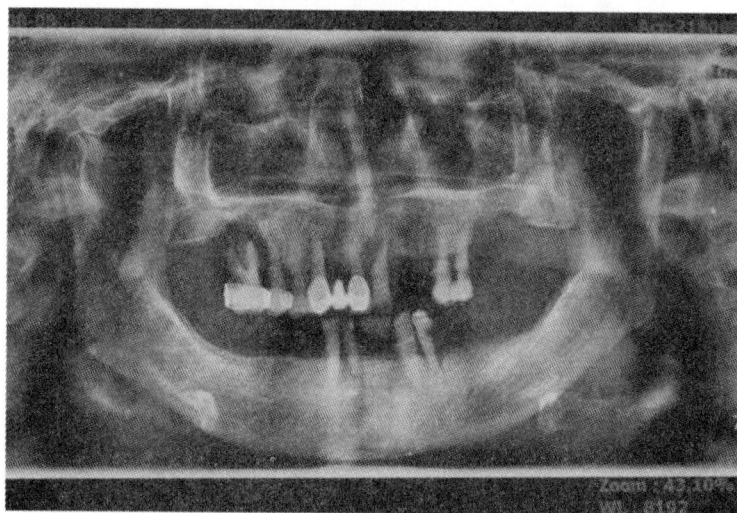

图4-21 牙列缺损伴牙周炎全口曲面断层片检查结果

口腔检查：患者牙槽嵴低平，余留牙牙龈普遍退缩，牙颈部暴露；旧义齿上下颌后牙区人工牙均严重磨损，佩戴后嘱患者正中咬合，见前牙接触后牙开𬌗。

12牙、17牙、22牙、23牙、26牙、27牙、31牙、32牙、35牙~37牙、41牙、44牙~47牙缺失。25牙、34牙牙体小范围缺损。11牙~13牙、15牙~16牙、21牙、34牙Ⅱ°~Ⅲ°松动。11牙~13牙、15牙~16牙冠修复体。25牙近远中颈部均探及缺损，探痛（+），冷诊（+），叩痛（-）。34牙冷诊（+），叩痛（+），远中颈部见缺损，但未探及穿髓孔，探痛（-）。

口腔卫生情况较差，牙石（+），色素（+），牙龈红肿。

牙列缺损伴牙周炎全口曲面断层片检查结果：12牙、17牙、22牙、23牙、26牙、27牙、31牙、32牙、35牙~37牙、41牙、44牙~47牙缺失，全口牙槽骨明显吸收，余留牙未见根管内充填物影像，11牙~13牙、15牙~16牙见牙冠高密度修复体影像。

2. 互动性提问

（1）患者所患牙周病属于哪一类？诊断依据是什么？

［答］患者所患牙周病为慢性牙周炎。诊断依据如下：

1）患者为老年女性，且有长期牙周病病史。

2）患者口腔保健意识差，口腔卫生不良。

3）口腔检查可见牙龈红肿、退缩、全口多数牙缺失。

4）全口曲面断层片可见上下颌牙槽骨均有中重度吸收。

5）无明显全身疾病。

（2）应与哪些疾病鉴别诊断？

［答］1）牙龈炎：牙龈炎仅是牙龈的炎症，出现红肿、点彩消失；而牙周炎不仅出现牙龈的炎症，还包括整个牙周组织的炎症。

牙龈炎虽然由于牙龈红肿使龈沟加深，但没有牙周袋形成；而牙周炎由于牙龈纤维变性破坏，结合上皮向根方增殖而形成牙周袋。

牙龈炎没有骨的破坏，所以 X 线片上没有骨吸收的情况；而牙周炎 X 线片上可见牙槽嵴的高度降低，呈水平型吸收，也可出现近牙根面的牙槽骨吸收，呈垂直或角形骨吸收，这种骨的吸收在临床上表现为骨下袋。

牙龈炎不出现牙齿松动，而牙周炎后期可出现牙齿移位和松动。

2）侵袭性牙周炎：患者多为年轻女性，进展快，患者注重口腔卫生，但牙周组织破坏依然明显，牙周组织破坏程度与局部刺激物的量不成正比。中切牙及第一磨牙常受累。X 线片常发现牙槽骨角形吸收。母亲和姐姐也有类似情况，有一定家族聚集性。

（3）根据病历，患者所患牙周病的病因可能有哪些？

［答］1）既往史中提及患者平时口腔卫生保健意识较差，未掌握正确的刷牙方法，未曾使用牙线或牙间隙刷，导致菌斑逐渐积聚。菌斑是牙周炎的始动因子，是牙周病的主要致病因素。

2）局部牙石堆积，刺激牙龈，形成了菌斑附着和细菌滋生的良好环境。牙石本身妨碍了口腔卫生的维护，加速了菌斑的形成，逐渐导致牙周病发生发展。

3）创伤𬌗：在咬合时，若咬合力过大或方向异常，超越了牙周组织所能承受的咬合力量，就会使牙周组织发生损伤。创伤𬌗包括咬合时的早接触、干扰、夜磨牙等。

4）全身因素：年龄、性别、遗传、内分泌、营养等。

5）其他：食物嵌塞、不良修复体及口呼吸等。

3. 治疗要点解析

该类牙列缺损患者完成必要的牙体、牙周及外科治疗后，常用的修复方式有可摘局部义齿修复、固定义齿修复、种植义齿修复。

根据患者的实际情况及要求，设计如下修复治疗方案。

（1）修复前准备：

1）因 11 牙～13 牙、15 牙～16 牙、21 牙、34 牙Ⅱ°～Ⅲ°松动，故建议前往口腔颌面外科拔除患牙（11 牙～13 牙、15 牙～16 牙原修复体一并去除）。

2）25 牙近远中颈部均探及缺损，探诊敏感，冷诊（＋），叩痛（－），故建议前往牙体牙髓科会诊 25 牙，判断是否需要行根管治疗。

3）患者口腔卫生状况较差，牙石（＋），色素（＋），牙龈红肿，故建议前往牙周

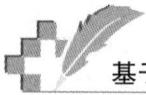

科行彻底的牙周基础治疗（所有可保留天然牙龈上、龈下洁刮治）。

（2）修复治疗：

1）因患者缺失牙较多，余留牙状况较差，牙周组织条件较差，故不考虑固定义齿修复。

2）通过全口曲面断层片可观察到患者上下颌牙槽骨均出现中重度吸收（尤以上颌为甚），不能完全满足种植义齿所需骨量要求，加之患者经济状况较差，故不考虑种植义齿修复。

3）患者经修复前准备后尚有余留牙存在，余留牙可作为可摘局部义齿基牙。患者最适宜行可摘局部义齿修复。

4）可摘局部义齿修复：上颌在 14 牙可设置对半卡环，24 牙及 25 牙可考虑设置联合卡环或各自设置 1 个三臂卡环；下颌可根据患者对美观的要求设置 33 牙尖牙卡环、43 牙尖牙卡环或设置可摘式恒久性牙周夹板。

【教师参考要点】

1. 牙周病的修复治疗。

（1）松动牙的固定：对于出现松动但判断能够保留的牙周病患牙，应使用牙周夹板固定，在牙周夹板的作用下，牙周组织受到更多垂直方向力的作用，倾斜力较小，从而使松动牙受力控制在生理范围之内。一般来说，被固定的牙数目越多，牙周夹板固定的效果越好。

（2）咬合力的分散：咀嚼过程中松动牙动度较大，其牙周组织不能得到生理性休息。应将松动牙固定，限制其动度，分散𬌗力，使牙周组织能得到休息，从而有利于牙周组织的修复和愈合。

2. 牙周病修复治疗应遵循的原则。

（1）牙列中个别牙或一组牙松动度在Ⅰ°～Ⅱ°，牙周组织破坏吸收达根长 1/2～2/3，牙周病基础治疗基本完成，牙周炎得到控制，需做牙周夹板修复治疗。

（2）个别牙或一组牙有咬合创伤引起的牙周病，牙周病基础治疗基本完成，需做牙周夹板修复治疗。

（3）因增龄引起牙周组织变化，多数余留牙松动伴牙列缺损，经牙周治疗后需行牙周夹板修复治疗。

（4）上前牙扇形移位，或后牙颊舌、近远中向移位，患牙牙周组织破坏未及根长 1/2，牙周病基础治疗基本完成，牙周炎得到控制，可先行正畸治疗，待患牙复位后再行牙周夹板修复治疗。

（5）个别牙松动度超过Ⅱ°，牙周组织破坏吸收超过根长 2/3 的中重度牙周病，牙周病基础治疗基本完成，牙周炎得到控制，需采用套筒冠牙周夹板修复治疗。

3. 牙周病修复治疗前应做的准备工作。

（1）需确认患者牙列中有无牙缺失、缺失牙的数目及位置、缺牙区对颌牙有无伸长、牙列纵横𬌗曲线、牙之间邻面接触关系、有无食物嵌塞等，判断是否需要先行牙体治疗或牙周治疗，并为选择牙周夹板提供依据。

（2）需确认患者咬合关系是否正常、上下颌牙列覆𬌗覆盖程度以及咀嚼运动过程中牙有无早接触、𬌗干扰等，必要时将模型转移至𬌗架对咬合做进一步分析以取得更多的咬合关系信息。

（3）应注意牙龈充血情况、牙龈色泽变化、牙龈外形和质地的改变。牙周病基础治疗后，牙龈往往充血减少，肿胀消退，龈乳头从暗红色变为粉红色。这些都提示牙周组织炎症得到控制，有利于牙周病修复治疗的远期疗效。

（4）应注意牙的颊舌向、近远中向及垂直向的松动度。仅有颊舌或近远中向松动为Ⅰ°松动，同时在颊舌向、近远中向出现松动则为Ⅱ°松动。若在此基础上出现垂直向松动，则往往意味着牙周组织破坏较为严重，建议在牙周病修复治疗前拔除患牙。

（5）应注意牙周袋深度、形状和分布范围。牙周袋越深，提示牙槽骨和牙周膜破坏越严重。如检查时发现病理性牙周袋存在，则需先行牙周病基础治疗控制牙周组织炎症，再择期行牙周夹板修复治疗。

（6）牙周病修复治疗前后的影像学检查一般选用 X 线根尖片及全口曲面断层片。通过全口曲面断层片观察整个牙列中牙体和牙周组织情况，初步了解牙周病患牙的牙槽骨吸收类型和程度。通过 X 线根尖片了解患牙和邻牙的牙体牙周组织的详细情况。

病例 13 食物嵌塞

【关键知识点】

1. 食物嵌塞的主要病因。
2. 食物嵌塞的分类。
3. 食物嵌塞的临床表现。
4. 食物嵌塞的治疗。

【参考文献】

彭敏，朱智敏，杨小民，2005.283 例食物嵌塞患者情况调查分析 [J].口腔医学研究，21（4）：462-464.

郑弟泽，杜传诗，1994.牙间食物嵌塞的临床研究及治疗 [J].华西口腔医学杂志，12（4）：259.

殷孝蓉，李南德，尹业祥，1999.食物嵌塞的防治 [J].同济医科大学学报，28（5）：465-466.

马轩祥，2005.口腔修复学 [M].5 版.北京：人民卫生出版社.

曹采方，2001.牙周病学 [M].北京：人民卫生出版社.

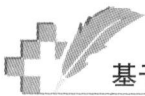

【病例课堂】

1. 病史

患者：×××，女，38 岁。

主诉：左侧下颌后牙、右侧上颌后牙塞牙 6 个月，要求诊治。

现病史：患者自诉左侧下颌后牙和右侧上颌后牙牙间塞牙 6 个多月，食用各种纤维类食物塞牙明显，伴牙龈疼痛，影响正常进食。嵌塞物容易自行取出，常用牙签取出。

口腔检查：患者全口卫生状况较差，牙龈红肿，探痛（＋），菌斑（＋）。口腔牙合排列无异常，18 牙龋坏，38 牙水平阻生，17 牙、18 牙、37 牙、38 牙牙间牙龈轻度萎缩，探诊易出血，有轻微触痛。牙线检查无牙间接触点，测量尺检查牙间接触点约 0.6mm，邻牙无明显松动。26 牙近中牙合面龋坏，探痛（＋）。41 牙已行烤瓷冠修复，唇侧牙槽黏膜可见瘘管口。

牙列缺损伴牙周炎全口曲面断层片检查结果见图 4-22。

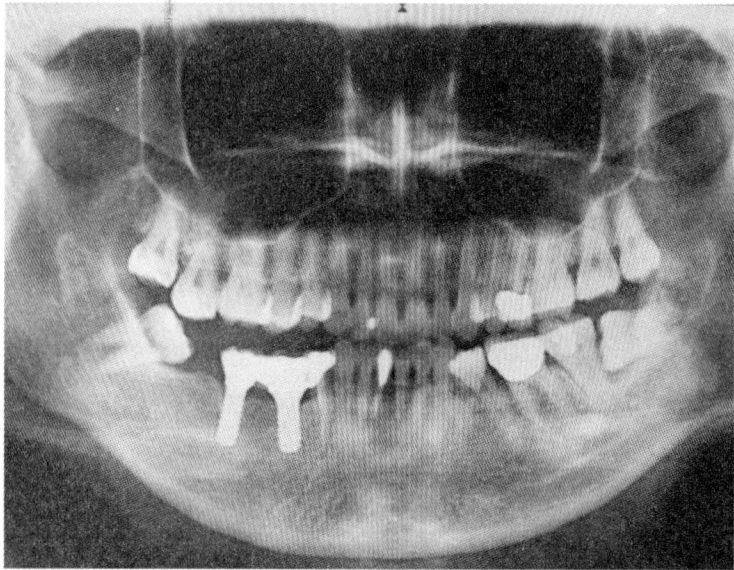

图 4-22　牙列缺损伴牙周炎全口曲面断层片检查结果

2. 症状解读

（1）按压瘘管口有脓液溢出。

＜解析＞说明有根尖周炎（或根尖脓肿）。

1）急性浆液性根尖周炎可由牙髓炎或咬合创伤等引起，可发生于活髓牙或失活牙。主要症状是咬合痛。患者多有牙髓病史、外伤史、不完善的牙髓治疗史。初期只有轻微疼痛或不适，咬紧牙反而感觉舒适；继而发生钝痛、咬合痛，患牙有浮起、伸长感，疼痛具有持续性、自发性、局限性，牙位明确。口腔检查可见患牙叩痛剧烈，甚至松动，扣压根尖相应部位也会引起疼痛，牙髓活力测试多无反应，年轻恒牙或乳牙在牙髓坏死前可有反应。可查到患牙有龋坏、充填物，其他牙体硬组织疾病，牙冠变色或深的牙周袋。

2）急性化脓性根尖周炎常由急性浆液性根尖周炎发展而来，也可由慢性根尖周炎急性发作。急性化脓性根尖周炎又称为急性化脓性根尖脓肿或急性牙槽脓肿，是临床上严重的牙病之一。根尖脓肿阶段，患者有自发性、持续性剧烈跳痛，叩痛（＋＋＋），Ⅲ°松动，轻度扪痛，根尖部牙龈潮红。发展至骨膜下脓肿阶段，患者仍有剧烈跳痛、叩痛、松动等症状。患者呈痛苦面容，根尖区牙龈潮红、肿胀，黏膜转折处变浅、变平，扪痛并有深部波动感，相应面颊部软组织有反应性水肿，区域淋巴结肿大、扪痛，下磨牙患病时可伴有开口受限。患者全身不适，体温升高，白细胞计数增高，严重者可伴发颌面相应处的蜂窝织炎。至黏膜下脓肿阶段。患者疼痛减轻，叩痛减轻，根尖区黏膜呈局限的半球形隆起，扪诊有明显波动感，全身症状缓解。急性根尖周炎的 X 线片：可无明显变化或仅有牙周间隙增宽，若由慢性根尖周炎急性发作引起，可见根尖部牙槽骨破坏的透射影像。

（2）患者的牙槽骨高度降低。

<解析> 说明存在牙槽骨吸收的情况，患者可能患有牙周炎。患牙周炎时，同一牙的不同部位和牙面可以存在不同形式和不同程度的牙槽骨吸收。

1）水平型吸收是最常见的吸收方式。牙槽间隔、唇舌侧或舌侧的嵴顶边缘呈水平吸收，使牙槽嵴高度降低，通常形成骨上袋。

2）垂直型吸收也称角形吸收，指牙槽骨发生垂直方向或斜行的吸收，与牙根面之间形成一定角度的骨缺损，牙槽骨高度降低不多，而牙根周围骨吸收较多，大多形成骨下袋，最常见于邻面。根据骨质破坏后剩余的骨壁数目，骨下袋可分为一壁骨袋、二壁骨袋、三壁骨袋、四壁骨袋、混合骨袋。

3）凹坑状吸收指牙槽间隔的骨嵴顶吸收，其中央与龈谷相应的部分破坏迅速，而颊、舌侧骨质仍保留，形成弹坑状或火山口状缺损。

4）其他形式的骨变化：由于各部位牙槽骨吸收不均匀，使原来整齐而呈薄刃状的骨缘参差不齐。

牙槽骨吸收的方式和程度可通过 X 线片来观察。正常情况下，牙槽嵴顶到釉牙骨质界的距离为 1～2mm，超过 2mm 则可视为牙槽骨吸收。牙周炎的骨吸收最初表现为牙槽嵴顶的硬骨板消失，或嵴顶模糊呈虫蚀状。

3. 互动性提问

（1）为进一步明确食物嵌塞原因，还需做什么检查？

［答］1）牙周系统检查：需要对全牙列的所有牙位进行检查，内容包括菌斑指数（plaque index，PLI）、牙周探诊深度（probing depth，PD）、牙周附着丧失（attachment loss，AL）、探诊出血（bleeding on probing，BOP）、根分叉病变（furcation involvement，FI）、牙松动度（mobility）等。根据牙周系统检查结果，对患者进行牙周炎复发的危险性评估。牙周危险评估（periodontal risk assessment，PRA）主要包括以下 6 个内容。①BOP 百分比：＜10％和＞25％分别为低、高复发危险度；②牙周探诊深度≥牙周探诊的牙周袋数量：检出 4 个和 8 个分别代表低、高复发危险度；③除第三磨牙外的牙丧失数：丧失 4 个和 8 个分别代表低、高复发危险度；④病变

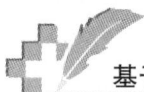

最重后牙的牙槽骨丧失量与患者年龄之比：0.5 和 1.0 分别代表低、高复发危险度；⑤全身系统疾病或易感基因，如有，则为高复发危险度；⑥环境因素：戒烟 5 年以上或不吸烟为低复发危险度，每天吸烟 20 支以上则为高复发危险度。综合上述 6 个内容的评估，个体的总体牙周炎复发危险度可划分为高、中、低三个不同等级，以确定复查间隔周期。

2）咬合关系检查：

• 确定磨牙咬合关系并记录正中殆时上下颌第一磨牙的近远中向咬合接触关系是中性关系、远中关系还是近中关系。中性关系是指上颌第一磨牙的近中颊尖咬合在下颌第一磨牙的颊沟处；远中关系是指上颌第一恒磨牙近中颊尖与下颌第一磨牙近中颊尖相对，甚至位于下颌第二前磨牙与第一磨牙之间；近中关系是指上颌第一磨牙的近中颊尖与下颌第一磨牙远中颊尖相对，甚至位于下颌第一、二磨牙之间。

• 覆殆为上前牙切端覆盖下前牙唇面的垂直距离。上前牙切端覆盖下前牙唇面切 1/3 以内者为正常覆殆，超过者为深覆殆。上前牙切端覆盖至下前牙唇面中 1/3 以内者为Ⅰ°深覆殆；上前牙切端覆盖至下前牙唇面颈 1/3 以内者为Ⅱ°深覆殆；上前牙切端覆盖至下前牙唇面颈 1/3 以上，下前牙切端咬在上前牙腭侧牙龈组织上者为Ⅲ°深覆殆。除正常覆殆和深覆殆外，正中殆时上下前牙切端垂直向无覆盖关系，存在一定垂直向间隙者为开殆。覆盖为上前牙切端至下前牙唇面的水平距离。其距离在 3mm 以内者为正常覆盖，超过者为深覆盖。上前牙切端至下前牙唇面的水平距离在 3~5mm 者为Ⅰ°深覆盖，水平距离在 5~7mm 者为Ⅱ°深覆盖，水平距离大于 7mm 者为Ⅲ°深覆盖。除正常覆盖和深覆盖外，上下颌前牙切端相对者为对刃关系（对刃殆）。下前牙切端盖过上前牙切端者为反殆关系。

• 牙列中线是指通过左右中切牙近中接触点的垂线。正常者，上下颌牙列中线应重合一致，而且应与面部中线一致。对于牙列中线偏移者，应记录上下颌中线之间及与面部中线之间的左右偏移程度。

（2）根据上述病史及检查，患者的诊断和诊断依据是什么？

［答］：1）17 牙、18 牙、37 牙、38 牙垂直型食物嵌塞。诊断依据如下：①患者主诉；②牙线检查；③测量尺检查。

2）26 牙龋坏。诊断依据如下：①探诊；②X 线片所见。

3）18 牙、28 牙垂直阻生，38 牙水平阻生。诊断依据如下：X 线片所见。

4）41 牙慢性根尖周炎（41 牙慢性根尖周脓肿）。诊断依据如下：①X 线片上 41 牙根尖区骨质破坏；②41 牙曾做过治疗和修复；③41 牙唇侧黏膜可见瘘管口，挤压可见脓液溢出。

5）慢性牙周炎。诊断依据如下：①探诊易出血；②牙龈轻度萎缩；③X 线片所见。

4. 治疗要点解析

（1）调殆：调整对颌过于锐利的牙边缘嵴和楔形牙尖；相邻两牙边缘嵴高度不一致，调磨使其边缘嵴高度一致；增大颊舌外展隙。

（2）树脂充填：因龋病而使正常邻接关系改变，可以通过树脂充填恢复邻面接触点。

（3）阻生牙拔除：对于引起食物嵌塞的第三磨牙，由于其位置不正或者没有对颌，没有保留价值者，可以拔除。

（4）牙周治疗：进行正规的牙周治疗，将萎缩的牙龈乳头重新再造成形，可以从根本上解决食物嵌塞的问题。但是目前对于萎缩的牙龈乳头还没有有效的治疗方法。

（5）嵌体修复：如牙体缺损较大、𬌗面及邻接面形态无法用树脂充填恢复时，可以采用嵌体（高嵌体）修复。

（6）固定修复：牙体组织大面积缺失时采用全冠修复，恢复正常的邻接关系。

【教师参考要点】

1. 食物嵌塞的分类。

食物嵌塞以混合型食物嵌塞和垂直型食物嵌塞为主。水平型食物嵌塞所占比例为9.7％。60岁及以下患者多为混合型食物嵌塞和垂直型食物嵌塞，60岁以上者多为水平型食物嵌塞。

2. 食物嵌塞的部位。

食物嵌塞的部位以磨牙间隙为主，好发部位是第一、二磨牙间，第二、三磨牙间，以及第一前磨牙与第一磨牙间。

3. 食物嵌塞的主要病因。

食物嵌塞的主要病因是相邻牙邻接关系不正常、咬合关系不正常、咬合面形态改变、牙体治疗的不良充填及不良充填物、牙龈及牙周萎缩、不当剔牙习惯等。

4. 食物嵌塞的临床表现。

食物碎块或纤维被咬合压力楔入相邻牙的牙间隙内。邻面牙间触点松或无；牙间隙在0.1～0.15mm时最容易产生食物嵌塞，牙间隙在0.2～0.25mm时肯定产生食物嵌塞，牙间隙在0.33～0.75mm时患者仅有不适感，牙间隙>0.75mm时则不会产生食物嵌塞。

5. 食物嵌塞的治疗措施。

目前的主要治疗措施是去除致病因素、调𬌗、树脂充填和全冠修复等。

（王剑 王琪 王亚 张倩倩）

第五章　牙周病

牙周病是危害人类牙齿和全身健康的主要口腔疾病，主要分为仅累及牙龈组织的牙龈病和波及深层牙周组织的牙周炎两大类。本章遴选了 8 个牙周病典型案例，较为全面地展示了临床上各类牙周病的特征。通过对这 8 个病例的综合学习，学生要掌握这类疾病的临床表现、治疗原则并熟悉治疗措施，结合牙周系统检查和影像学检查等明确诊断、鉴别诊断及伴发病变，建立起具体病例具体分析的科学临床思维。

病例 1　慢性牙龈炎

【关键知识点】

1. 慢性牙龈炎的临床表现。
2. 慢性牙龈炎的诊断。
3. 慢性牙龈炎的鉴别诊断。
4. 慢性牙龈炎的治疗。

【参考文献】

孟焕新，2016. 牙周病学［M］. 4 版. 北京：人民卫生出版社.

NEWMAN M，TAKEI H，KLOKKEVOLD P，2011. Carranza's Clinical Periodontology［M］. 11th ed. St Louis Mo：Saunders Elsevier.

【病例课堂】

1. 病史

患者：×××，男，25 岁。

主诉：刷牙出血 1 年，伴口臭。

现病史：患者自诉 1 年来刷牙时牙龈出血，无牙龈肿痛不适，呼气异味明显。

既往史：既往体健，否认全身疾病史、传染病病史、药物过敏史、吸烟史，无长期服用药物。自诉每日刷牙 1 或 2 次，每次 1 分钟，无使用牙线的习惯。

口腔检查：患者口腔卫生状况较差，菌斑（＋＋＋），软垢（＋＋＋），色素（＋），龈上牙石（＋），牙龈色泽暗红，边缘轻度充血，龈乳头光亮圆钝，质地松软，未探及牙周袋，BOP（＋）。慢性牙龈炎患者口内照片见图5-1。

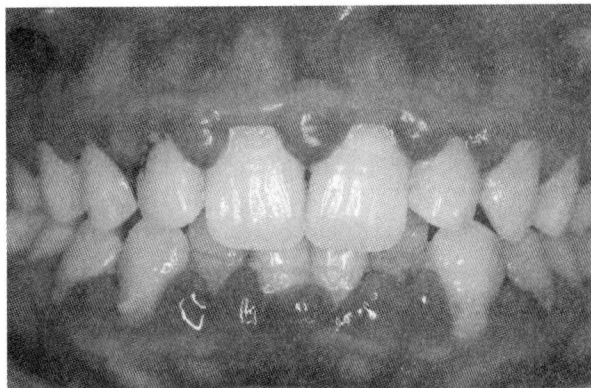

图5-1 慢性牙龈炎患者口内照片

2. 症状解读

（1）牙龈出血。

<解析>牙龈出血主要有以下原因：

1）牙周炎症性疾病：牙周炎症性疾病包括牙龈炎与牙周炎，由于菌斑、牙石等局部刺激因素存在，牙龈结缔组织中毛细血管充血扩张，龈沟或牙周袋内壁上皮增生或变薄，上皮连续性中断，防御功能降低。此时，微小刺激即可引起毛细血管破裂出血。故患者常因刷牙或进食出血而就诊。临床检查可见探诊出血（bleeding on probing，BOP）（＋），少数患者可有自发性出血。

2）凝血机制异常：各种原因引起的机体凝血机制异常均可导致牙龈自发性出血，如血液系统疾病、肝脏疾病、服用某些抗血栓类药物等。

（2）呼气异味（口臭）。

<解析>呼气异味是指人在呼吸时呼出令人不愉快的气味，包括生理性呼气异味和病理性呼气异味。生理性呼气异味可由睡眠时唾液分泌减少、刺激性食物、吸烟、饮酒、使用某些药物及女性生理期等原因引起，是暂时性呼气异味。病理性呼气异味是指持续性的慢性呼气异味，可持续数月至数年。

产生呼气异味的主要成分为挥发性硫化物（volatile sulfur compounds，VSC），由口腔内的细菌在代谢过程中分解含硫的氨基酸产生。产生挥发性硫化物的细菌主要为革兰阴性菌，如牙龈卟啉单胞菌、具核梭杆菌、中间普菌、福赛坦菌等。

呼气异味的来源如下：

1）口腔内来源：文献报道80%～90%的呼气异味源自口腔。其中舌苔和牙周病是呼气异味的主要原因。此外，龋齿、食物嵌塞、口内不良修复体、阻生牙等也是呼气异味的可能来源。

2）口腔外来源：少部分人的呼气异味并不源于口腔，而是缘于身体其他部位或系统的功能异常，如呼吸系统疾病、胃肠疾病产生异味并通过口腔呼出。此外，机体代谢

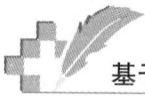

异常产生的臭味物质也可经呼吸道呼出。

3. 互动性提问

（1）患者需做哪些检查？

［答］1）牙周系统检查（图5-2）：明确菌斑分布情况、牙龈出血百分比、探诊深度等，评估牙龈软组织炎症的程度；此外，还应探明是否存在轻度的附着丧失，以与早期牙周炎进行鉴别。

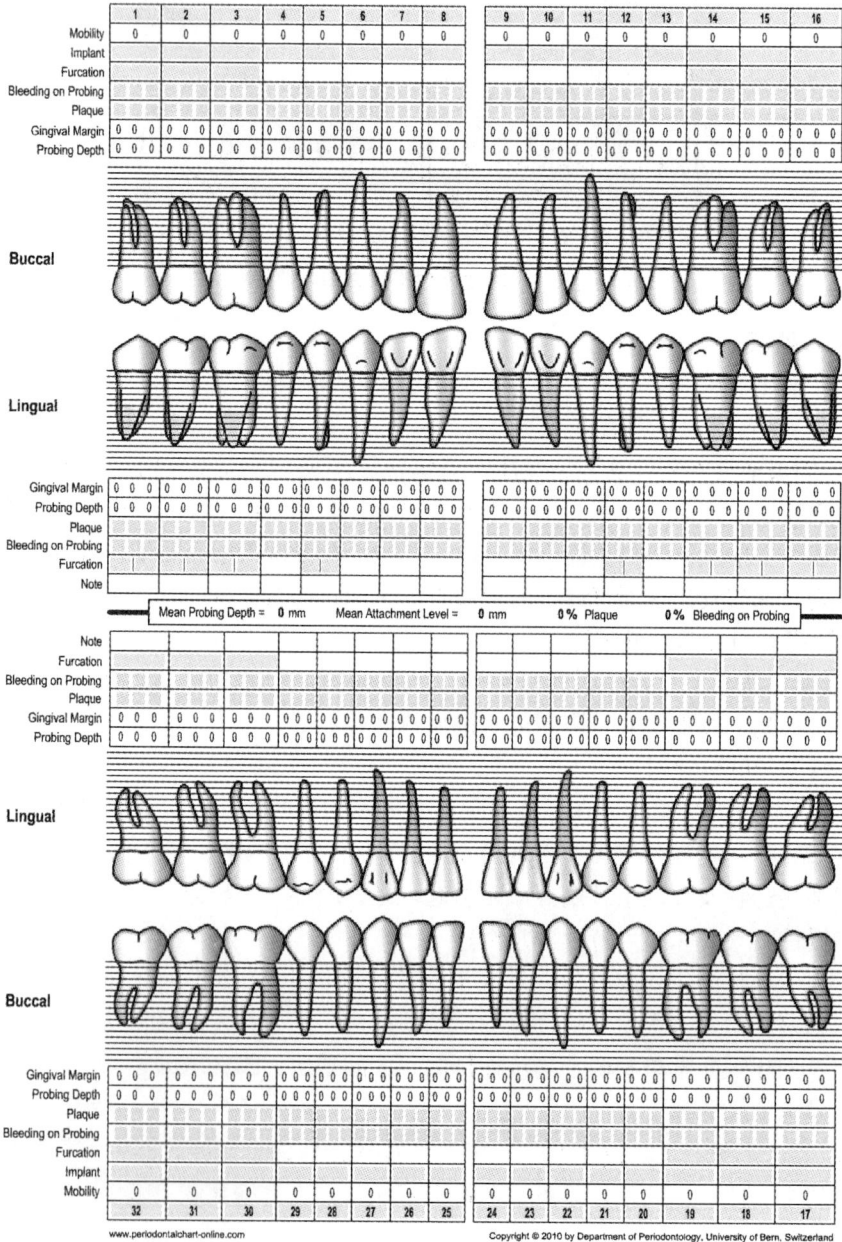

图5-2　慢性牙龈炎患者牙周系统检查表显示未见明显附着丧失

（表格来源：http://www.perio-tools.com/en/index.asp）

［结果］患者口内无缺失牙，菌斑牙面数占总牙面数的 35％，探诊出血百分比为 72％，未探及深牙周袋及附着丧失、根分叉病变。一般以菌斑检出率<20％，全口探诊出血阳性率<15％表示口腔卫生良好。

2）影像学检查：可通过 X 线根尖片明确是否存在牙槽骨嵴顶的早期破坏吸收。正常情况下，牙槽骨嵴顶到釉牙骨质界的距离为 1~1.5mm，不超过 2mm。这是确定有无骨吸收的重要参照标志。慢性牙龈炎患者 X 线根尖片见图 5-3。

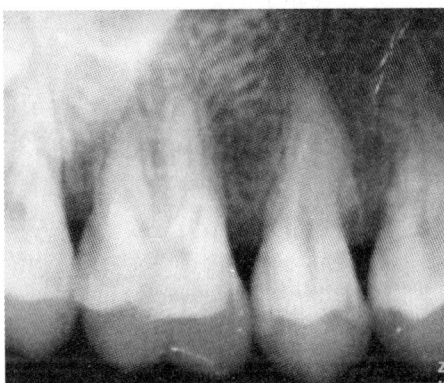

图 5-3　慢性牙龈炎患者 X 线根尖片

［结果］X 线根尖片示硬骨板连续且致密，牙槽嵴顶高度丰满，未见明显骨吸收，牙周膜间隙均匀，未见明显增宽。

（2）患者的诊断和诊断依据是什么？

［答］患者诊断为慢性牙龈炎。

诊断依据如下：

1）病程长达一年。

2）患者口腔卫生较差，口内可见大量菌斑、软垢。

3）牙龈红肿、质地松软，探诊易出血，无疼痛。

4）牙周系统检查及影像学检查未见牙周支持组织丧失。

（3）应与哪些疾病鉴别诊断？

［答］1）早期牙周炎：早期牙周炎与牙龈炎都可有牙龈出血、呼气异味等表现。牙龈炎若长时间未治疗也可能发展为牙周炎。二者最主要的区别在于有无附着丧失和牙槽骨吸收，可以通过牙周系统检查及影像学检查予以鉴别。

2）坏死性溃疡性龈炎：坏死性溃疡性龈炎的特征性损害为自发性牙龈出血、龈缘及龈乳头坏死、剧烈疼痛及腐败坏死性口臭，而慢性牙龈炎多无自发痛的表现。此外，坏死性溃疡性龈炎患者近期常有过度劳累、精神紧张史。

3）HIV 相关性龈炎：HIV 相关性龈炎以牙龈线形红斑为特征，可有刷牙出血、自发性出血等表现，在去除局部刺激因素后牙龈充血仍不消退。血清学检查可明确诊断。

4）血液病引起的牙龈出血：血液病也可以全口牙龈红肿、牙龈自发性出血为首发症状。血液学检查可明确诊断。

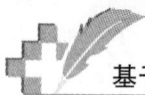

4. 治疗要点解析

第四次全国口腔健康流行病学调查显示，我国 35～44 岁居民中牙石检出率为 96.7%，牙龈出血检出率为 87.4%，可见我国民众还需进一步提高口腔保健意识。牙龈炎的防治至关重要。慢性牙龈炎是菌斑性牙龈病中最常见的疾病，人群患病率极高。慢性牙龈炎若不及时治疗，很可能增加慢性牙周炎的患病风险。因此，对慢性牙龈炎的预防应给予足够的重视。

（1）慢性牙龈炎的预防：慢性牙龈炎的始动因素是菌斑，因此，其预防主要是及时有效地清除菌斑，保持牙面清洁。首先应对患者进行口腔卫生宣教，提高患者的口腔保健意识；其次，应教会患者有效的自我菌斑控制措施，包括漱口、刷牙、牙间隙清洁等；最后，提倡定期牙周检查及专业的机械性菌斑控制，针对患者难以清洁或忽视的区域进行洁治，维持牙周组织健康。

（2）慢性牙龈炎的治疗：慢性牙龈炎的治疗主要为牙周基础治疗，包括菌斑控制、牙周洁刮治术等，部分牙龈炎症较重的患者可辅助使用局部药物治疗。治疗旨在彻底清除菌斑及牙石、去除刺激因素，使牙龈炎减轻甚至消退。治疗结束后，应进行牙周支持治疗，通过诊断性检测来预防和减少牙周炎。

【教师参考要点】

慢性牙龈炎是最常见的牙龈病，此时的炎症是可逆的，通过科学合理的治疗及有效的自我菌斑控制，可使牙龈炎完全消退，但治愈后仍可复发，故应注意预防及治愈后对牙龈健康的维护。学生应重点掌握：

1. 慢性牙龈炎的临床表现。

慢性牙龈炎以牙龈色、形、质的改变为主要表现，其病程长，多无明显不适，故患者常因长期的牙龈出血就诊。其口腔卫生往往较差，可能存在明显的菌斑滞留因素。

2. 慢性牙龈炎与早期牙周炎的鉴别。

慢性牙龈炎与早期牙周炎鉴别的关键点是有无牙周支持组织的丧失。慢性牙龈炎的炎症较为局限，此时结合上皮下方血管扩张、数目增加，龈沟内大量炎性细胞浸润，上皮细胞增生、钉突明显，但附着位置不变，机体防御屏障增强；而发生牙周炎时，结合上皮向根方增殖形成牙周袋，牙槽嵴顶开始吸收，结缔组织内胶原纤维破坏更严重，此时可观察到附着丧失与牙槽骨吸收。

3. 慢性牙龈炎的预防与治疗。

慢性牙龈炎的预防与治疗都需要强调菌斑控制。除了专业的菌斑控制外，还需对患者进行口腔卫生宣教，使其提高自我口腔健康维护意识，教会患者正确刷牙、使用牙线、牙间隙刷的方法。同时，建议患者定期复诊，进行预防性的诊治，以维护牙周健康。

病例 2　药物性牙龈肥大

【关键知识点】

1. 牙龈增生的分类。
2. 药物性牙龈肥大的临床表现。
3. 药物性牙龈肥大的诊断。
4. 药物性牙龈肥大的鉴别诊断。
5. 药物性牙龈肥大的治疗。

【参考文献】

NEWMAN M，TAKEI H，KLOKKEVOLD P，2014. Carranza's Clinical Periodontology [M]. 12th ed. St Louis Mo：Saunders Elsevier.

孟焕新，2016. 牙周病学 [M]. 4 版. 北京：人民卫生出版社.

HALLMON W W，ROSSMANN J A，1999. The role of drugs in the pathogenesis of gingival overgrowth. A collective review of current concepts [J]. Periodontology 2000，21：176－196.

【病例课堂】

1. 病史

患者：×××，男，56 岁。

主诉：上下前牙移位 3 个多月。

现病史：患者 3 个月前自觉上下前牙明显移位，刷牙时牙龈出血，移位日益加重，今至我院就诊。

既往史：既往体健，有半年高血压史，服用降压药物后血压控制稳定，否认其他全身疾病史、传染病病史、药物过敏史。

口腔检查：口腔卫生不良，龈上牙石Ⅱ°，色素（＋），11 牙～14 牙、21 牙～25 牙、31 牙～33 牙、41 牙～43 牙牙龈红肿且龈乳头呈球状生长，牙龈组织成淡粉红色，质地坚硬，BOP（＋），龈下牙石（＋），附着丧失（±）。26 牙缺失，13 牙、21 牙、23 牙、32 牙、41 牙Ⅰ°松动，11 牙、12 牙、22 牙、31 牙、42 牙Ⅱ°松动。药物性牙龈肥大患者口内照片见图 5－4。

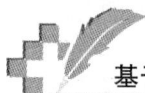

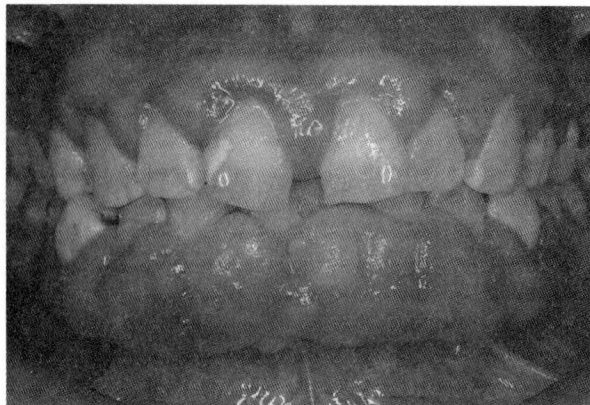

图 5-4　药物性牙龈肥大患者口内照片

2. 症状解读

（1）患者牙齿移位。

<解析>牙周支持组织的破坏及𬌗力的改变皆可导致牙齿病理性移位，需要进一步检查。

（2）龈乳头呈球状生长。

<解析>龈乳头呈球状生长可见于多种牙龈疾病及牙周疾病，需排除长期服药史、家族遗传史、激素水平改变、血液病等。

3. 互动性提问

（1）患者需询问什么病史或做什么检查？

［答］应询问全身疾病史及服药史，并完善相关血液检查。

［结果］患者服用硝苯地平控制血压已有半年，血常规未见明显异常。

［教学点］钙通道阻滞剂在慢性牙周炎患者中可不同程度地引起牙龈增生。许多临床研究表明，患者可不停药或换药，经彻底的牙周基础治疗、严格的自我菌斑控制与定期的维护治疗可恢复牙龈的正常外形，也可在牙周基础治疗后选择手术治疗恢复牙龈正常外形。

（2）患者是否需要行影像学检查？

［答］需要行全口根尖片或全口曲面断层片检查。

［教学点］因患者牙齿移位松动，需全口曲面断层片判读其相应牙周支持组织是否存在牙槽骨破坏。

（3）患者的诊断及诊断依据是什么？

［答］诊断为药物性牙龈肥大。诊断依据是服药史及牙龈增生的病理表现。

（4）应与哪些疾病进行鉴别？鉴别诊断依据是什么？

［答］根据牙龈实质性增生的特点以及长期服药史，诊断本病并不困难，但应详细询问全身疾病史。鉴别诊断依据如下：

1）遗传性牙龈纤维瘤病：此病无长期服药史，但可有家族史，常在儿童时期发病，牙龈增生范围广泛，程度重。

2）以牙龈增生为主要表现的慢性牙龈炎：一般炎症较明显，好发于前牙的唇侧和龈乳头，增生程度较轻，覆盖牙冠一般不超过 1/3，有明显的局部刺激因素，无长期服药史。

（5）在制订患者治疗方案时，需考虑哪些因素？

［答］需考虑患者的全身性因素、牙周情况、经济因素等。

［教学点］药物性牙龈肥大因需要龈下刮治术及后期的手术治疗，需考虑患者是否耐受局部麻醉（严重的心血管疾病、麻醉药过敏等）。

4. 治疗要点解析

（1）首选治疗方案为去除局部刺激因素，待明显好转后增生的牙龈如仍未消除，可采用牙龈切除术。手术应选择在全身情况稳定时进行，并维持口腔卫生，以免复发。

（2）处置：洗必泰含漱，表面麻醉下行全口龈上超声洁治、龈下刮治术及根面平整术，全口止血，打磨抛光，3％过氧化氢溶液及氯己定溶液交替冲洗，11 牙～14 牙、21 牙～25 牙、31 牙～33 牙、41 牙～43 牙龈沟内局部置入盐酸米诺环素软膏。

（3）医嘱：不适随诊；一周后复诊，全口补充龈下刮治术；一小时内请勿进食。

【教师参考要点】

1. 引起药物性牙龈肥大的药物。

引起药物性牙龈肥大的常见药物有以下三类：①抗癫痫药物，如苯妥英钠；②免疫抑制剂，如环孢素；③钙通道阻滞剂，如硝苯地平、维拉帕米等。

2. 药物性牙龈肥大的诊断。

（1）典型的症状：牙龈增生一般始于服药后 1～6 个月，增生起始于唇颊侧或舌腭侧龈乳头，呈小球状突起于牙龈表面。

（2）龈乳头可呈球状、结节状，增生的牙龈表面可呈桑葚状或分叶状，增生的牙龈基底与正常牙龈之间可有明显的沟状界线。

（3）牙龈增生发生于全口牙龈，以上下前牙为重，且只发生于有牙区。

3. 药物性牙龈肥大的鉴别诊断。

药物性牙龈肥大可与遗传性牙龈纤维瘤病、以牙龈增生为主要表现的慢性牙龈炎进行鉴别。

4. 药物性牙龈肥大的治疗。

去除局部刺激因素，局部药物治疗，控制炎症后如牙龈增生仍未消除，可采用牙龈切除术。

病例 3 急性坏死性溃疡性龈炎

【关键知识点】

1. 急性坏死性溃疡性龈炎的病因。
2. 急性坏死性溃疡性龈炎的临床表现。

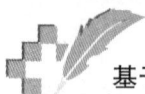

3. 急性坏死性溃疡性龈炎的诊断及鉴别诊断。

4. 急性坏死性溃疡性龈炎的治疗。

【参考文献】

孟焕新，2016. 牙周病学［M］. 4版. 北京：人民卫生出版社.

NEWMAN M，TAKEI H，KLOKKEVOLD P，2011. Carranza's Clinical Periodontology［M］. 11th ed. St Louis Mo：Saunders Elsevier.

【病例课堂】

1. 病史

患者：×××，男，23岁。

主诉：牙龈疼痛伴出血5天，加重2天。

现病史：患者自诉5天前牙龈出现自发性疼痛，自行服用止痛药后稍有缓解，刷牙时出血明显，2天前加重，出现发热、畏寒，自患病来纳差。

既往史：既往体健，有吸烟史，否认全身疾病史、传染病病史、药物过敏史。患者自诉近期工作压力大，精神紧张，每日刷牙0或1次，每次1分钟。

查体：体温，37.5℃，脉搏，79次/分钟，呼吸，28次/分钟，血压，115/80mmHg。

口腔检查：患者口腔卫生较差，龈上牙石（＋＋），色素（±），菌斑软垢（＋＋），牙龈色泽暗红，前牙区牙龈红肿明显，龈缘及龈乳头边缘不规则，呈虫蚀状，表面覆盖灰黄色假膜，触之出血明显，可闻及明显口臭。急性坏死性溃疡性龈炎患者口内照片见图5-5。

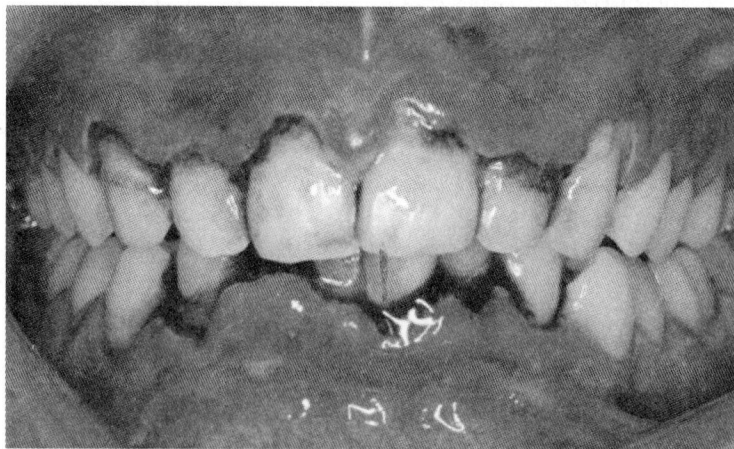

图5-5　急性坏死性溃疡性龈炎患者口内照片

2. 症状解读

牙龈自发性疼痛及出血。

<解析>急性坏死性溃疡性龈炎起病急、病程短，特征性表现为龈乳头和龈缘的急性非特异性炎症和坏死，因此常伴有剧烈疼痛及自发性出血。起初坏死可局限于个别牙

龈，牙龈上可见灰白坏死物。随着病情进展，病损向邻近牙龈扩展，坏死区覆盖灰黄色假膜，擦去后可见创面出血。由于牙龈组织坏死崩解，患者常有腐败性口臭，疾病后期龈乳头可有刀切样改变。

急性龈乳头炎多由机械或化学刺激所致，是指局限于个别龈乳头的急性非特异性炎症。龈乳头常红肿充血，可有自发性胀痛，触之疼痛明显，易出血，往往存在明显的局部刺激因素。

白血病患者可因末梢血中幼稚血细胞在牙龈组织内大量浸润引起牙龈肿大，此时牙龈可呈灰白色或暗红色（发绀），肿胀明显，易出血。由于牙龈中聚集大量幼稚血细胞，造成末梢血管阻塞，加之患者抗感染能力降低，因此，可出现牙龈坏死、疼痛的表现，创面也可见黄白色坏死组织及假膜。血液学检查可见白细胞计数明显升高，有幼稚血细胞。

3. 互动性提问

（1）急性坏死性溃疡性龈炎的病因是什么？

［答］目前大多学者认为，急性坏死性溃疡性龈炎是由多种牙周致病微生物引起的机会性感染，梭形杆菌与螺旋体可能起重要作用。同时，已存在的牙周炎是本病发生的重要条件，处于炎症状态的牙周组织成了致病微生物生长繁殖的适宜场所，当存在使机体免疫力下降的因素时，致病微生物大量繁殖并入侵牙龈组织，导致疾病发生。此外，吸烟也被认为与本病密切相关，患者多有吸烟史。吸烟可能通过影响牙龈组织的血供与细胞因子的表达加重病损。近年来，心身因素在本病发生发展中的作用也引起了人们的关注，患者常有近期工作压力大、精神紧张、过度疲劳等。营养不良、全身消耗性疾病等使机体免疫力降低的因素也可诱发急性坏死性溃疡性龈炎。艾滋病患者由于免疫系统被破坏，后期常常出现类似的口腔损害，应予以重视。

（2）患者的诊断和诊断依据是什么？

［答］诊断为急性坏死性溃疡性龈炎。

诊断依据如下：

1）患者为青壮年男性，有吸烟史，口腔卫生较差。

2）起病急，病程短。

3）患者近期有压力大、精神紧张、过度疲劳等心身因素存在。

4）有牙龈坏死及疼痛、自发性出血、腐败性口臭等特征性表现。

（3）应与什么疾病鉴别诊断？

［答］1）慢性牙龈炎：慢性牙龈炎病程长，表现为长期牙龈红肿、探诊出血、呼气异味等，但一般无自发性出血、自发痛、牙龈坏死及腐败性口臭。

2）疱疹性龈口炎：疱疹性龈口炎为病毒感染所致，多见于 6 岁以下儿童，患者可有发热、乏力等前驱症状，主要表现为全口牙龈红肿，口腔黏膜表面有成簇小水疱，水疱不局限于牙龈，可分布于软腭等处，水疱破溃后形成溃疡，病损可波及皮肤，无组织坏死及腐败性口臭。

3）急性白血病：急性白血病也可表现为牙龈红肿、易出血、坏死、疼痛，但坏死多局限于个别部位，无刀切样改变。血常规可见白细胞计数明显升高，并有大量幼稚白

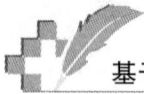

细胞。

4）艾滋病的牙周病损：艾滋病可致全身免疫力低下，引发各种机会性感染，其牙周病损主要有线形红斑、急性坏死性溃疡性龈炎、坏死性溃疡性牙周炎。与非艾滋病患者相比，艾滋病患者起病更急、病情更重，可通过血清学检查鉴别。

4. 治疗要点解析

（1）急性炎症控制：去除局部坏死组织，使用3％过氧化氢溶液局部擦拭冲洗，并初步去除大块龈上牙石。全身给予维生素C、蛋白质等支持疗法，重症者口服甲硝唑或替硝唑等抗厌氧菌药物1～3天。此外，应建议患者立即更换牙刷，保持口腔清洁，并进行口腔卫生宣教和指导。

（2）牙周基础治疗：急性期过后，通过洁治术和刮治术去除菌斑、牙石，并对患者进行口腔卫生指导，对全身性因素进行矫正，必要时行牙龈成形术矫正外形异常的牙龈组织。

【教师参考要点】

急性坏死性溃疡性龈炎又称"战壕口"，起病急、病情重，若不及时治疗或患者免疫力低，可能波及病损区附近的黏膜发展成坏死性龈口炎。若患者免疫力十分低下，可能合并产气荚膜杆菌感染而使颜面部组织感染坏死，称为"走马疳"。此时组织缺损严重，可并发颌面部畸形或导致患者死亡。学生应重点掌握：

1. 急性坏死性溃疡性龈炎的病因。

目前多数学者认为，急性坏死性溃疡性龈炎是在原有牙周炎的基础上，合并各种导致患者免疫力低下的因素，使牙周发生机会性感染所致。需要强调的是，原先存在的牙龈炎或牙周炎是疾病发生的重要条件，因此维护牙周健康十分重要。

2. 急性坏死性溃疡性龈炎的临床表现。

急性坏死性溃疡性龈炎起病急、病程短，患者可有发热等前驱症状，口内典型表现为牙龈组织坏死，故出血明显且多为自发性，牙龈可有剧烈胀痛。同时，由于牙龈组织坏死，常伴有特殊的腐败性口臭。

病例 4　慢性牙周炎

【关键知识点】

1. 牙周炎的分类。

2. 慢性牙周炎的临床表现。

3. 慢性牙周炎的诊断。

4. 慢性牙周炎的鉴别诊断。

5. 慢性牙周炎的治疗。

【参考文献】

NEWMAN M，TAKEI H，KLOKKEVOLD P，2014. Carranza's Clinical Periodontology［M］. 12th ed. St Louis Mo：Saunders Elsevier.

孟焕新，2016.牙周病学［M］. 4 版.北京：人民卫生出版社.

DAMGAARD C，HOLMSTRUP P，VAN DYKE TE，2015. The complement system and its role in the pathogenesis of periodontitis：current concepts［J］. J Periodontal Res，50（3）：283−293.

【病例课堂】

1. 病史

患者：×××，男，40 岁。

主诉：3 年来刷牙时牙龈出血，近半年来自觉右下后牙咀嚼时无力。

现病史：右下后牙 3 年来刷牙时牙龈出血，近半年出现遇冷时牙敏感，并有咀嚼不适。

既往史：既往体健，否认全身疾病史、传染病病史、药物过敏史，有吸烟史。

口腔检查：口腔卫生差，无牙缺失，烟斑色素（＋＋），菌斑（＋＋），软垢（＋＋），牙龈红肿质软，龈上牙石Ⅱ°，龈下牙石（＋），附着丧失（＋）。46 牙烤瓷冠，牙龈红肿明显，探及深牙周袋。45 牙～47 牙探痛（＋），叩痛（＋），冷刺激（＋），46 牙、47 牙根分叉病变Ⅱ°，45 牙～47 牙探诊深度 5~12mm，47 牙颊侧探诊溢脓，45 牙Ⅲ°松动，46 牙、47 牙Ⅱ°松动。慢性牙周炎患者口内照片见图 5−6。

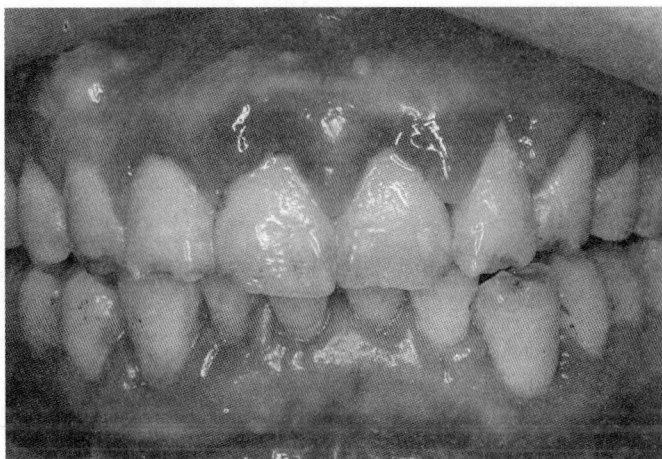

图 5−6　慢性牙周炎患者口内照片

2. 症状解读

（1）前驱症状。

<解析>牙龈出血、探诊溢脓，提示可能有牙龈炎；牙敏感症状提示可能有龋坏、磨耗、牙隐裂、牙龈退缩牙根暴露等。

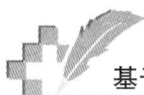

（2）根分叉病变，牙松动，探及深牙周袋。

<解析>根分叉病变、牙松动、探及深牙周袋都是牙周炎的症状，多见于慢性牙周炎、侵袭性牙周炎、伴全身疾病的牙周炎等。

（3）咀嚼时无力。

<解析>患牙咀嚼时无力是由牙周支持组织破坏导致的，是牙周炎进展到中重度时期的典型表现，可能伴有牙齿松动。

3. 互动性提问

（1）需向患者询问什么病史或做什么检查？

［答］行全口检查，并仔细检查全口牙的探诊深度、附着水平、牙齿松动度、探诊出血、叩痛及牙周溢脓情况。症状方面应关注牙槽骨吸收的程度。慢性牙周炎患者牙周系统检查表见图 5-7。

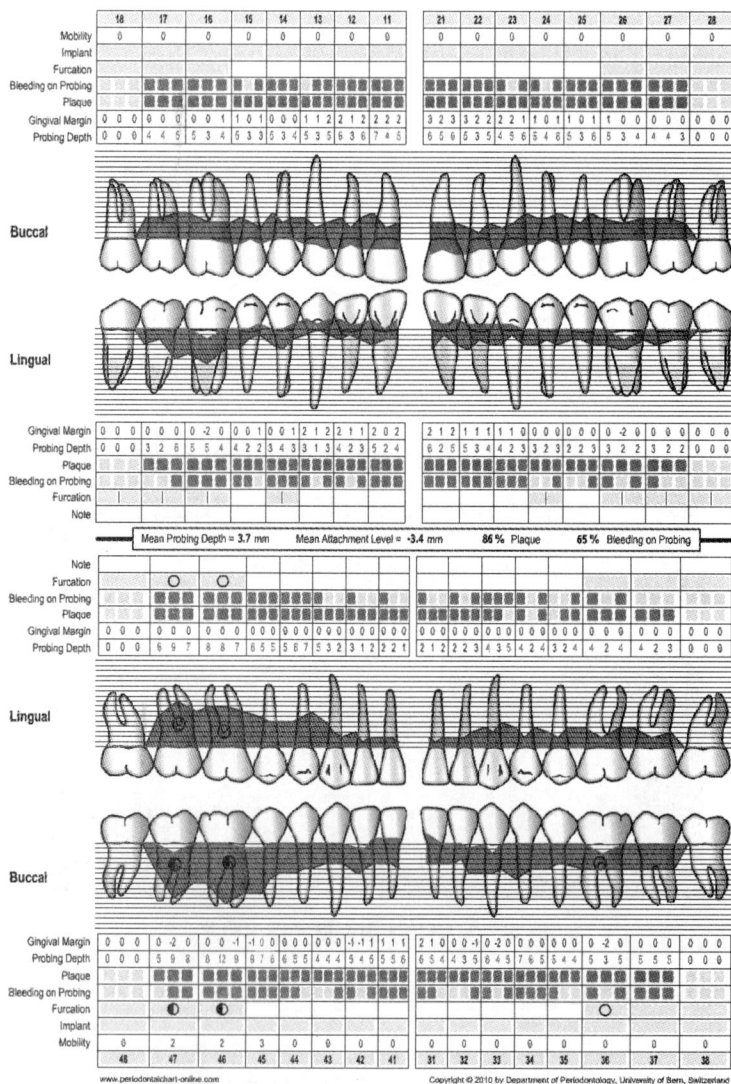

图 5-7　慢性牙周炎患者牙周系统检查表

［结果］口内多数牙均可探及超过 5mm 的深牙周袋，牙龈探诊出血，附着丧失。

［教学点］慢性牙周炎常累及口内多数牙，口腔检查时除患者主诉牙位，还应结合其他牙的情况，进行全面的诊断和设计治疗方案。

（2）患者是否需要行影像学检查？

［答］需要行全口曲面断层片或全口 X 线根尖片检查。慢性牙周炎患者全口曲面断层片见图 5-8。

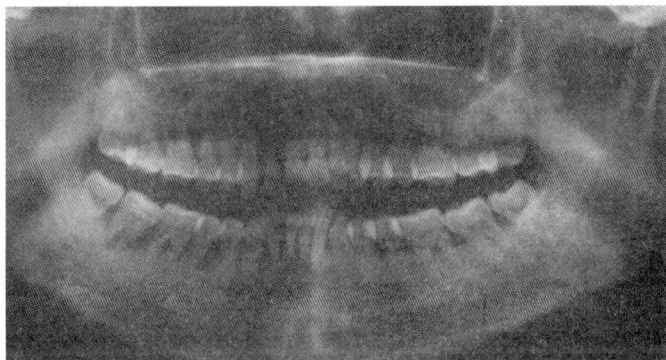

图 5-8 慢性牙周炎患者全口曲面断层片

［结果］全口曲面断层片显示多数牙牙槽骨水平型吸收，45 牙牙槽骨近中见垂直型吸收，46 牙、47 牙牙槽骨见水平型吸收，根尖周未见透射影。

［教学点］影像学检查对发现牙槽骨吸收情况、根尖周有无炎症、患牙有无根折等有重要意义。结合临床表现，可以对患者的症状进行解读。

（3）患者的诊断和诊断依据是什么？

［答］：诊断为慢性牙周炎。诊断依据如下：患者年龄 40 岁，口腔卫生状况差，全口多数牙牙槽骨吸收和附着丧失，以及牙齿松动和超过 5mm 的深牙周袋。

（4）应与哪些疾病进行鉴别诊断？鉴别诊断依据是什么？

［答］鉴别诊断的重点应为牙周牙髓联合病变。牙周牙髓联合病变常伴有牙周、牙髓及根尖周的症状。该鉴别诊断直接反映学生对牙周牙髓联合病变与慢性牙周炎发生发展的理解。另外，还应与急性龈乳头炎、侵袭性牙周炎、牙髓炎、根尖周炎、慢性牙龈炎等鉴别。鉴别诊断依据如下：

1）急性龈乳头炎：急性龈乳头炎也可出现剧烈的自发痛，但疼痛为持续性胀痛。冷热刺激会使牙齿敏感，但不会出现激发痛。疼痛多可定位。检查时可见龈乳头充血、水肿，触痛明显。

2）局限性侵袭性牙周炎：发病年龄更早，约 20 岁；菌斑、牙石量少；牙龈表面有轻微炎症，但已有深牙周袋及牙槽骨破坏，探诊出血，伴有牙周脓肿；好发于第一磨牙或切牙，其他受累牙不超过 2 颗，第一磨牙近远中有垂直性骨吸收；病程进展快；早期出现牙松动、移位，甚至失牙；有家族遗传性。

3）广泛性侵袭性牙周炎：常发生于 30 岁以下，除第一磨牙及切牙外累及的牙数有 3 颗以上；有严重快速的附着丧失和牙槽骨破坏，有明显炎症，较快发生牙齿松动和

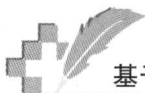

脱落。

4）牙髓炎：有自发痛，温度刺激引起的疼痛反应较重，持续时间较长，有时还可出现轻度叩痛。

5）根尖周炎：牙体疾病继发牙髓感染，最终导致根尖周组织发生炎症性病变。炎症以根尖部为中心并向周围的牙周组织蔓延扩散。可通过影像学检查发现典型的根尖区透射影像确诊。

6）慢性牙龈炎：刷牙、咬硬物时牙龈出血，呼气异味，但口腔检查无附着丧失，影像学检查无牙槽骨吸收。

（5）在制订患者治疗方案时，需考虑哪些因素？

［答］需考虑患者的全身性因素、患牙牙体及牙周情况、经济因素等。

［教学点］慢性牙周炎应首先考虑行牙周基础治疗，需考虑全身系统性疾病及服用药物对治疗的影响，所以在治疗前应详细询问病史及服药史，并进行必要的血液检查。在治疗前还应告知患者预期治疗效果和时间及费用问题，在患者知情同意的情况下才能开始治疗。

（6）本病的首选治疗方案是什么？

［答］：本病的首选治疗方案为牙周基础治疗。

处置：进行口腔卫生宣教，行全口龈上洁治术、龈下刮治术及根面平整术，局部麻醉下 45 牙～47 牙以手用刮治器械于深牙周袋内刮除局部刺激物，使用 3% 过氧化氢溶液与氯己定溶液交替冲洗，打磨抛光，上碘甘油。必要时深袋内上盐酸米诺环素软膏。

医嘱：常规医嘱，一周后复诊，不适随诊。

（7）本病如何应急处理？

［答］去除局部刺激物。

（8）龈上洁治术、龈下刮治术及根面平整术须注意什么？

［答］注意：以改良握笔法握持洁治器、支点及器械的放置角度、去除牙石的动作、器械的移动。

（9）牙周基础治疗后是否需要后续治疗？

［答］需要。牙周基础治疗后 6～8 周还需要进行再评估，如果牙周袋依然超过 5mm，则考虑进一步的牙周手术治疗或再次行牙周基础治疗。

4. 治疗要点解析

慢性牙周炎的首选治疗方案是牙周基础治疗。牙周基础治疗的目的是去除牙齿周围刺激物，改善牙龈炎症。操作过程中应注意避免遗漏牙石，并避免造成牙龈组织的损伤。根分叉病变的部位、釉突、畸形舌侧沟等皆易造成刺激物堆积，临床治疗时易在转角或隐蔽处遗漏牙石，甚至造成日后患者清洁上的困难。

【教师参考要点】

1. 牙周炎的分类。

牙周炎包括慢性牙周炎、侵袭性牙周炎、反映全身疾病的牙周炎。侵袭性牙周炎又分为局限性侵袭性牙周炎和广泛性侵袭性牙周炎。

2. 慢性牙周炎的诊断。

（1）性别无差异，35 岁以上，多见于成人，一般有明显的菌斑、牙石和牙龈炎症。

（2）有牙龈炎症，牙周袋形成，附着丧失。牙槽骨吸收是区别牙周炎和牙龈炎的重要标志。

（3）根据患牙数、患牙范围、牙周支持组织破坏的程度可以确定病变的严重程度。

（4）寻找局部和全身的危险因素，如牙解剖异常、吸烟、精神因素、系统性疾病等。

3. 慢性牙周炎的鉴别诊断。

慢性牙周炎应与牙龈炎进行鉴别。

4. 慢性牙周炎的治疗。

慢性牙周炎首选牙周基础治疗。基础治疗后 6～8 周应复查，若仍有 5mm 以上的牙周袋，且探诊仍有出血，或有些部位的牙石难以彻底清除，可以再行刮治，或行牙周翻瓣术。

5. 慢性牙周炎的伴发病及症状。

除牙周袋形成、牙龈炎症、附着丧失、牙槽骨吸收外，慢性牙周炎也可出现伴发病及症状：①牙移位、倾斜；②牙松动、移位，龈乳头退缩，造成食物嵌塞；③牙周支持组织减少，造成继发性殆创伤；④牙龈退缩，造成温度刺激敏感及根面龋；⑤深牙周袋内溢脓无法引流时，可发生急性牙周脓肿；⑥深牙周袋接近根尖时，可引起逆行性牙髓炎，同时可伴发牙周牙髓联合病变；⑦牙周袋溢脓和牙间隙食物嵌塞可引起口臭。

病例 5　侵袭性牙周炎

【关键知识点】

1. 侵袭性牙周炎的分类。
2. 侵袭性牙周炎的发病机制。
3. 侵袭性牙周炎的临床表现。
4. 侵袭性牙周炎的诊断及鉴别诊断。
5. 侵袭性牙周炎的治疗。

【参考文献】

NEWMAN M，TAKEI H，KLOKKEVOLD P，2014. Carranza's Clinical Periodontology ［M］. 12th ed. St Louis Mo：Saunders Elsevier.

孟焕新，2016.牙周病学 ［M］. 4 版.北京：人民卫生出版社.

FUGAZZOTTO P A，2011. Periodontal－restorative interrelationships ensuring clinical success ［M］. Arnes，AI：Iowa State University Press.

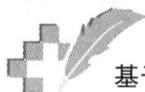

ALBANDAR J M，2014. Aggressive periodontitis：case definition and diagnostic criteria [J]. Periodontol 2000，65（1）：13−26.

KÖNÖNEN E，MÜLLER H P，2014. Microbiology of aggressive periodontitis [J]. Periodontol 2000，65（1）：46−78.

LANG N P，TONETTI M S，2003. Periodontal risk assessment（PRA）for patients in supportive periodontal therapy（SPT）[J]. Oral Health PrevDent，1（1）：7−16.

孟焕新，张立，2005. 牙周临床治疗 I. 侵袭性牙周炎的诊断及治疗 [J]. 中华口腔医学杂志，40（1）：81−83.

ARMITAGE G C，2010. Comparison of the microbiological features of chronic and aggressive periodontitis [J]. Periodontol 2000，53（1）：70−88.

BÄUMER A，EI SAYED N，KIM T S，2011. Patient−related risk factors for tooth loss in aggressive periodontitis after active periodontal therapy [J]. J Clin Periodontol，38（4）：347−354.

【病例课堂】

1. 病史

患者：×××，女，22岁。

主诉：上前牙出现缝隙半年，要求正畸治疗，接正畸科转诊要求行牙周检查。

现病史：患者半年前自觉上前牙间缝隙增大，反复刷牙出血，1周前于我院正畸科就诊，正畸科建议转诊至牙周科。

既往史：患者否认系统性疾病，否认药物过敏史，无吸烟史，自述母亲和姐姐也有明显牙松动及早失牙现象。每日刷牙2次，每次约3分钟，未坚持定期使用牙线。

口腔检查：患者口腔卫生欠佳，菌斑（＋），软垢（＋），色素（＋），龈上牙石（＋），牙龈边缘轻度充血、水肿，色泽暗红。23牙缺失，探诊出血（＋），11牙、16牙、21牙、26牙、31牙、36牙、41牙、46牙可探及深牙周袋，探诊深度5~7mm。16牙、26牙、36牙、46牙叩痛（−），Ⅰ°松动，11牙、21牙、31牙、41牙Ⅱ°松动。侵袭性牙周炎患者口内照片见图5−9。

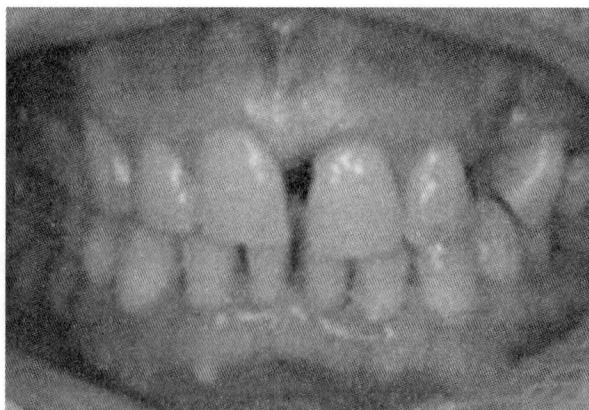

图5−9　侵袭性牙周炎患者口内照片

2. 症状解读

牙间缝隙增大。

<解析>患者出现牙缝变大与牙周炎破坏具有明显关联。牙周炎破坏牙槽骨，导致活跃的破骨细胞性骨吸收，以及牙槽嵴顶和固有牙槽骨吸收，牙周结缔组织基质和胶原变性、降解，牙周膜间隙增宽，患牙出现松动，进一步出现切牙向唇侧远中移位，呈扇形散开排列，出现前牙牙间隙。后牙则可发生不同程度的食物嵌塞、咀嚼无力等。

导致牙齿松动、移位的其他常见原因还包括𬌗创伤、牙根折裂、牙根吸收、颌骨病变、外伤等。需结合患者牙松动、移位的发展速度，松动牙的位置、数目，牙龈状况，疼痛特性，既往史等因素逐一判断考虑。

3. 互动性提问

（1）患者还需做什么检查？

［答］1）牙周系统检查：牙周系统检查需要对全牙列的所有牙位进行检查，内容包括菌斑指数、牙周探诊深度、牙周附着丧失、探诊出血、根分叉病变、牙松动度等。具体牙周系统检查记录表如下图5-10所示。

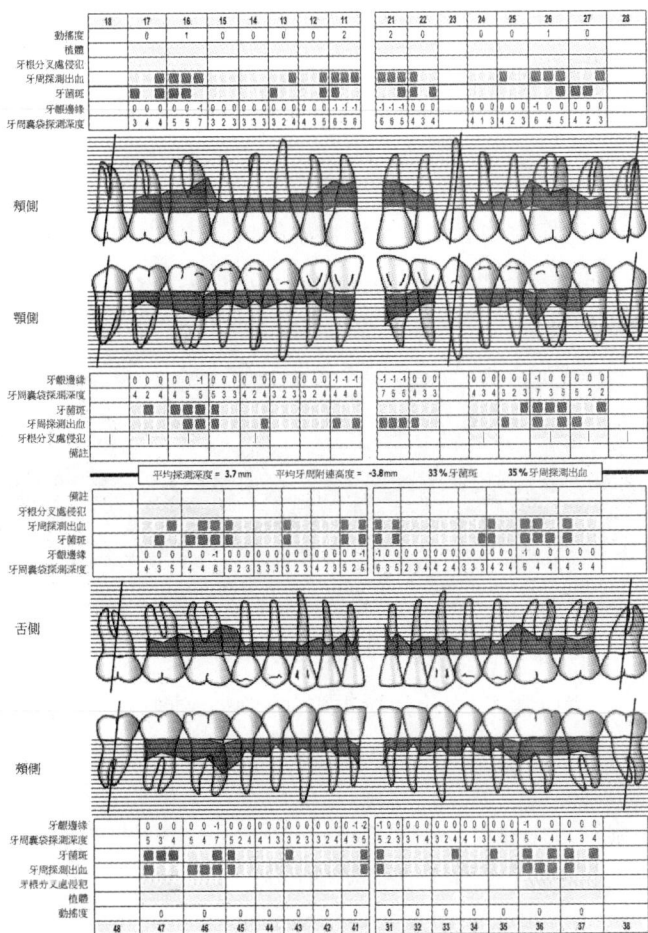

图5-10 侵袭性牙周炎患者牙周系统检查表

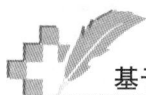

根据牙周系统检查结果，对患者进行牙周炎复发的危险性评估，如图5-11所示。牙周危险评估的相关内容参见第四章病例13。

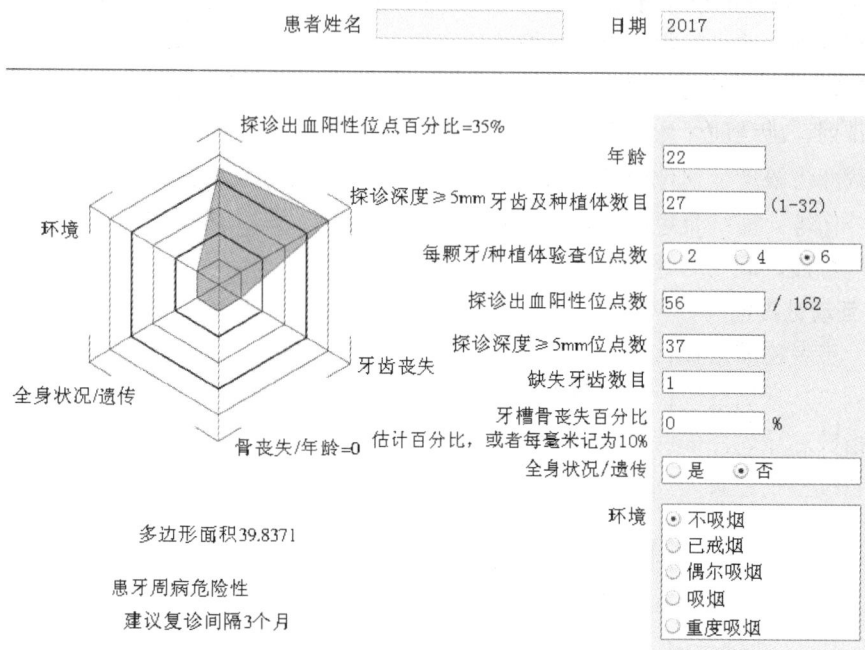

患者姓名 [　　　　　] 日期 [2017]

图5-11 侵袭性牙周炎患者牙周危险评估图

2) 影像学检查：影像学检查是牙周病常用的检查方法，也是牙周炎疗效评估的重要手段之一。牙周炎患者一般可拍摄全口12～14张根尖片，也可辅助拍摄全口曲面断层片，或进行CBCT检查等。侵袭性牙周炎患者全口根尖片见图5-12。

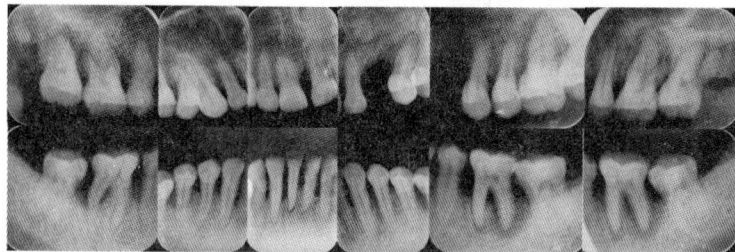

图5-12 侵袭性牙周炎患者全口根尖片

3) 血液学检查：①血常规/血涂片检查：确定患者是否有血细胞数目及形态异常等情况。②凝血检查：确定患者是否有凝血功能异常的情况，避免治疗过程中及治疗后发生牙龈出血不止等情况。③血糖/糖化血红蛋白检查：了解患者是否患有糖尿病及血糖控制水平，以利于制订治疗计划，安排治疗时间等。④感染性疾病检查：了解患者全身感染性疾病情况，以利于医患防护及医院感染控制。

4) 检查咬合异常及干扰：不正常的𬌗接触关系或过大的𬌗力，造成咀嚼系统各部位的病理性损害或适应性变化，称为𬌗创伤。造成牙周创伤的𬌗关系称为创伤性𬌗，如咬合时过早接触、牙尖干扰、夜磨牙等。当长期殆创伤伴随严重的牙周炎或明显局部刺激因素时，会加重牙周袋的形成及牙槽骨的吸收。

（2）患者的诊断和诊断依据是什么？

［答］诊断为局限性侵袭性牙周炎。

诊断依据如下：

1）患者为年轻女性，病情进展快，牙周组织破坏程度与局部刺激物量不成正比（临床特点）。

2）切牙及第一磨牙受累（好发牙位）。

3）牙槽骨角形吸收（X线根尖片典型表现）。

4）母亲和姐姐也有类似情况，有一定家族聚集性。

5）无明显全身疾病。

（3）应与哪些疾病鉴别诊断？

［答］1）广泛性侵袭性牙周炎：广泛的邻面附着丧失，侵犯第一磨牙和切牙以外的牙数在3颗以上。

2）菌斑性龈炎：牙龈有炎症表现，但无附着丧失及牙槽骨吸收。

3）青春期龈炎：牙龈炎症反应超过了局部刺激物所能引起的程度。牙龈是性激素的靶组织，由于青春期内分泌改变，牙龈组织对菌斑等局部刺激物反应增强。

4）慢性牙周炎：多见于成年人，有附着丧失和牙槽骨吸收，病情进展缓慢，牙周组织破坏程度与局部刺激物量相符。慢性牙周炎患者通常因刷牙或进食时牙龈出血、呼气异味、咀嚼无力、牙齿松动等前来就诊。

5）反映全身疾病的牙周炎：一些系统性疾病是牙周炎的全身促进因素，包括糖尿病、白血病、粒细胞缺乏症、掌跖角化－牙周破坏综合征、Down综合征、艾滋病等。

4. 治疗要点解析

（1）治疗计划的制订。

针对此患者，首先需要通过完善的牙周基础治疗，阻止病变进一步发展，促使牙龈炎症消退。在第一阶段治疗结束后4~6周复诊，评估前一阶段疗效，了解患者全身情况、危险因素的改变情况，观察患者对治疗的反应及依从性，从而确定下一步治疗措施。待牙周基础治疗后1~3个月再次行牙周情况的全面评估，若仍有5mm以上深牙周袋且探诊仍出血，或牙龈及骨形态不良、膜龈关系不正常，可考虑行牙周手术治疗。待龈缘位置、牙松动度基本稳定后，可行正畸治疗，关闭前牙间隙，并建立稳定的平衡殆。此外，还需对患者实行牙周支持治疗，定期复查，根据复查发现的问题制订治疗计划并及时治疗。

牙周炎具有个体和牙位的特异性，每位患者的病情表现和进展情况不同，各牙的病变程度和局部条件不同，治疗的难度和疗效也不尽相同。在制订治疗计划时应从控制和消除菌斑、恢复牙周组织功能及牙周组织生理形态、维持长期疗效、防止复发等方面综合考虑。

（2）牙周基础治疗安排。

1）菌斑控制：指导患者正确刷牙，使用牙线、牙间隙刷等清洁邻面，应用氯己定

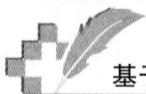

漱口液等，帮助患者坚持每天彻底去除菌斑，预防牙周炎的发生和复发。

2）行龈上洁治术、龈下刮治术及根面平整术，通过器械去除牙石、菌斑和色素，磨光牙面，以延迟菌斑和牙石再沉积。

3）全身及局部药物治疗：部分侵袭性牙周炎患者在行牙周基础治疗之后，可考虑立即口服阿莫西林与甲硝唑，或局部使用抗菌药物，此时龈下菌斑的数量最少且已被机械破坏，能发挥药物的最大疗效。

4）患者对细菌感染的免疫防御反应在侵袭性牙周炎发生发展过程中发挥重要作用。有研究显示，可以联合使用免疫调节类药物，调整患者的免疫和炎症反应过程。类似药物有小剂量多西环素、非甾体类抗炎药及中药（补肾固齿丸、固齿膏）等。

5）𬌗治疗：检查过程中若发现患者有𬌗创伤，必要时可考虑联合𬌗治疗，有利于牙周组织的修复和健康。

（3）维持期治疗安排。

维持期治疗也称牙周支持治疗（SPT），是基于患者以往病情、各种牙周危险因素、临床状况评估、口腔卫生及菌斑控制水平做出的因人而异的治疗。牙周支持治疗主要包括：①评估全身健康状况、菌斑指数、探诊深度、探诊后出血情况、附着水平等，并与上次复查结果比较，每隔6~12个月拍摄X线根尖片监测牙槽骨变化情况；②强化与患者的沟通和菌斑控制；③根据检查所见，进行相应的治疗，对于牙周炎复发的患者及时返回前一治疗阶段，以控制病情。

【教师参考要点】

侵袭性牙周炎是一类发生在全身健康的年轻人、进展快速、有家族聚集性的疾病，有自身病变特点。通过对侵袭性牙周炎的学习，学生应掌握：

1. 侵袭性牙周炎区别于慢性牙周炎及其他反映全身疾病的牙周炎的特殊临床表现及其在具体疾病诊断和鉴别诊断中的应用。

2. 体会根据患者病情制订个性化治疗计划、多学科联合治疗及定期维护的重要性。

3. 锻炼思维逻辑，形成有全局观的诊断思路，最终建立连贯的系统的临床思维。

病例6 牙周牙髓联合病变

【关键知识点】

1. 牙周牙髓联合病变的临床表现。

2. 牙周牙髓联合病变的诊断。

3. 牙周牙髓联合病变的鉴别诊断。

4. 牙周牙髓联合病变的治疗。

【参考文献】

NEWMAN M，TAKEI H，KLOKKEVOLD P，2014. Carranza's Clinical Periodontology［M］. 12th ed. St Louis Mo：Saunders Elsevier.

孟焕新，2016. 牙周病学［M］. 4 版. 北京：人民卫生出版社.

【病例课堂】

1. 病史

患者：×××，女，46 岁。

主诉：右下后牙反复疼痛 3 个多月，近一周来疼痛次数增加，咀嚼时疼痛明显。

现病史：右下后牙近 3 个月来开始出现遇冷后疼痛数秒的情况，伴有咀嚼不适。近一周来疼痛次数增加，患者可明确指出患牙，可定位疼痛，冷刺激时疼痛加重，有自发痛及夜间痛。

既往史：既往体健，否认全身疾病史、传染病病史、药物过敏史。

口腔检查：46 牙牙体无明显异常，冷诊时疼痛加剧并延续超过 5 分钟，热诊（-），叩痛（±），牙髓电测试值为 5（邻牙为 12）。46 牙牙龈红肿，近中深牙周袋，牙周探诊深度 12mm，Ⅰ°松动。牙周牙髓联合病变患者口内照片见图 5-13。

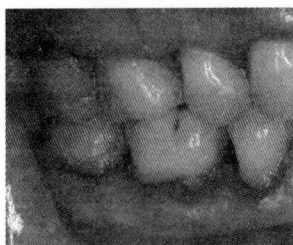 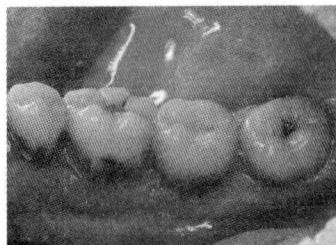

（1）颊侧观　　　　　　　　　　（2）舌侧观

图 5-13　患者口内 46 牙颊侧观与舌侧观

2. 症状解读

（1）前驱症状。

<解析>患牙反复疼痛，可能有较深的龋坏、磨耗、牙隐裂、牙龈退缩牙根暴露、牙周破坏等。

（2）牙松动。

<解析>应考虑是否有牙槽骨的吸收破坏、根折、急性炎症等。

3. 互动性提问

（1）需向患者询问什么病史或做什么检查？

［答］应先全面检查牙槽骨有无明显吸收及邻牙有无严重牙周炎，并仔细检查有无隐匿龋。

［结果］患牙有明显的牙槽骨吸收，邻牙无严重的牙周炎，患牙未见龋坏，有冷刺激痛，Ⅰ°松动。

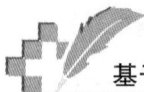

［教学点］有明显的牙槽骨吸收，表示有牙周炎，牙齿松动度可以提示牙槽骨吸收的严重性，若后牙松动度大于Ⅰ度，则应考虑牙槽骨吸收是否到达根尖1/3。由于患牙并未发生龋坏，牙髓炎的来源可能是深牙周袋内的细菌。

（2）患者需要做什么检查？

［答］需要行X线根尖片或全口曲面断层片检查。慢性牙周炎患者全口曲面断层片见图5-14。

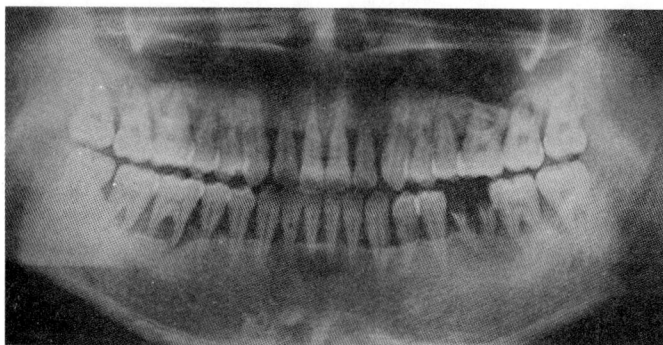

图 5-14 慢性牙周炎患者全口曲面断层片

［结果］全口曲面断层片显示46牙近中牙槽骨垂直型吸收达根尖，根尖周牙周膜影像增宽。

［教学点］X线根尖片可显示牙槽骨吸收程度，同时也需要了解根尖周情况，原则上应以X线根尖片为准。

（3）患者的诊断是什么？

［答］46牙牙周牙髓联合病变、逆行性牙髓炎。

（4）应与哪些疾病进行鉴别诊断？鉴别诊断依据是什么？

［答］牙周牙髓联合病变常伴有慢性牙周炎及牙髓炎或根尖周炎。该鉴别诊断直接反映学生对逆行性牙髓炎发生发展的理解。另外，还应与慢性牙龈炎、慢性牙髓炎、牙槽脓肿、根尖周炎、牙周脓肿等鉴别。鉴别诊断依据如下：

1）慢性牙龈炎：刷牙、咬硬物时牙龈出血，呼气异味，无附着丧失与牙槽骨吸收。

2）根尖周炎：多因牙体疾病继发牙髓感染，导致根尖周组织发生炎症性病变。炎症以根尖部为中心并向周围的牙周组织蔓延扩散。

3）慢性牙髓炎：有自发痛，温度刺激尤其是热刺激引起的疼痛反应较重，冷刺激可缓解，疼痛持续时间较长，有时还可出现轻度叩痛。

4）牙槽脓肿：牙槽脓肿多为牙髓病或根尖周感染，一般无牙周袋，口内有龋齿或修复体，牙髓无活力，脓肿范围较弥漫，中心位于龈颊沟附近，疼痛程度较牙周脓肿重。X线根尖片常见根尖周有骨质破坏。病程相对较久，脓液从黏膜排出需5～6天。

5）牙周脓肿：牙周支持组织有局限性化脓性炎症，有较深的牙周袋。X线根尖片可显示牙槽骨吸收，对于慢性牙周脓肿，还可见到牙周和根侧或根尖周围弥漫的骨质破坏。

（5）在制订患者治疗方案时，需考虑哪些因素？

［答］需考虑患者的全身性因素、患牙牙体和牙周情况、经济因素等。

［教学点］对于牙周牙髓联合病变，应尽量找出原发病变，彻底消除感染源，同时要积极地治疗牙周及牙髓两方面的病变。由牙髓根尖周病变引起牙周病变的患牙，其牙髓多已坏死，应尽早进行根管治疗。患牙在就诊时已有深牙周袋，而牙髓尚有较好的活力时，则可先行牙周治疗，消除袋内感染，必要时行牙周翻瓣术，应采用多种手段进一步检测牙髓活力。需考虑全身疾病及不能耐受局部麻醉的患者，育龄期妇女需询问其是否处于妊娠期，注意治疗过程中存在全身感染及交叉感染的风险，而且口腔诊断常需拍摄 X 线片，应考虑到辐射因素的影响。

（6）本病的首选治疗方案

［答］本病的首选治疗方案为 46 牙根管治疗及牙周基础治疗。

处置：46 牙下颌阻滞麻醉下开髓引流，放置失活剂或直接拔髓，髓腔封药，暂封。同期进行口腔卫生宣教，行全口龈上洁治术、龈下刮治术及根面平整术，使用 3% 过氧化氢溶液及氯己定溶液冲洗，打磨抛光，全口上碘甘油。

医嘱：常规医嘱，一周后复诊，不适随诊。

（7）本病如何应急处理？

［答］开髓引流，去除局部刺激物。

（8）下颌第一磨牙常用的开髓洞形是什么？

［答］下颌第一磨牙开髓洞形常为钝圆的长方形，位于咬合面近远中径的中 1/3 偏颊侧部分，洞形近中边稍长，远中边稍短，颊侧洞缘在颊尖的舌斜面上，舌侧洞缘在中央沟处。尽量避免破坏边缘嵴。

（9）根管治疗及牙周基础治疗后是否需要后续治疗？

［答］根管治疗后需对患牙进行冠修复。此外，牙周基础治疗后 5~8 周还需再评估，对探诊深度仍大于 5mm 且出血者，考虑进行牙周手术治疗。

4. 治疗要点解析

牙周牙髓联合病变应根据患牙根尖周感染及牙槽骨吸收情况进行相应的治疗。根管治疗的目的是去除根管内感染组织；牙周基础治疗的目的是去除牙齿周围的刺激物，改善牙周炎症。

逆行性牙髓炎患牙能否保留主要取决于患牙牙周病变的程度和牙周治疗的效果。如果牙周袋能消除或变浅，病变能得到控制，则先做牙髓治疗，同时开始牙周系统治疗。如果患牙在急性炎症控制后仍松动超过Ⅱ°，牙周预后较差，可以考虑直接拔牙。

【教师参考要点】

1. 牙周牙髓联合病变的病因。

牙周炎和牙髓根尖周病的发病因素和病理过程虽不完全相同，但牙周袋和感染牙髓内都存在以厌氧菌为主的混合致病微生物，它们所引起的炎症和免疫反应有许多相似之处。感染还可以互相扩散和影响，导致病变发生。

2. 牙周牙髓联合病变的诊断。

（1）典型的症状：自发性阵发性痛、夜间痛、温度刺激加剧疼痛（晚期热痛冷缓解）、疼痛不能自行定位、牙松动、牙龈炎症、牙周袋形成、附着丧失、牙槽骨吸收。

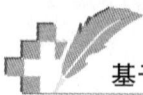

（2）牙髓根尖周病对牙周组织的影响：①牙槽脓肿未能及时引流，脓肿反复发作；②牙髓治疗过程中或治疗后造成牙周病变；③根管治疗后的牙齿有可能发生牙根纵裂。

（3）牙周病变对牙髓的影响：①逆行性牙髓炎；②牙周病变通过根管侧支影响牙髓和根尖周组织。

（4）牙周病变与牙髓病变并存。

病例 7　根分叉病变

【关键知识点】

1. 根分叉病变的临床表现。
2. 根分叉病变的分类。
3. 根分叉病变的发病机制。
4. 根分叉病变的治疗。

【参考文献】

NEWMAN M，TAKEI H，KLOKKEVOLD P，2014. Carranza's Clinical Periodontology ［M］. 12th ed. St Louis Mo：Saunders Elsevier.

孟焕新，2016. 牙周病学 ［M］. 4 版. 北京：人民卫生出版社.

NIBALI L，2018. Diagnosis and treatment of furcation-involved teeth ［M］. New York：John Wiley & Sons Inc.

PILLONI A，ROJAS M A，2018. Furcation involvement classification：a comprehensive review and a new symtem proposal ［J］. Dent J（Basel），6（3）：E34.

MÜLLER H P，EGER T，LANGE D E，1995. Management of function-involved teeth—A retrospective analysis ［J］. J Clin Periodontol，22（12）：911-917.

【病例课堂】

1. 病史

患者：×××，男，39 岁。

主诉：右下后牙牙龈反复肿痛半年。

现病史：患者半年前自觉右下后牙牙龈反复肿痛，口服抗生素（阿莫西林）后略有改善，现来我科求治。

既往史：患者否认系统性疾病，否认药物过敏史，有吸烟史，5 支/天。每日刷牙 1 次，每次约 2 分钟。

口腔检查：患者口腔卫生尚可，菌斑（＋），软垢（＋），色素（±），龈上牙石（＋），全口牙龈色泽粉红，牙龈缘轻度充血、水肿，探诊出血（＋）。46 牙颊侧牙龈近龈缘处略肿胀，无明显波动感，颊侧中央可探及深牙周袋，牙周探诊深度为 6mm，探诊出血明显。可探及 46 牙颊侧根分叉区，完全穿通至舌侧。46 牙可探及颊侧颈部釉质突起。46 牙已行根管治疗，充填材料完整，叩痛（±），无松动。余牙可探及 4mm 牙周袋，无松动。患者 36 牙根分叉病变口内观见图 5-15。

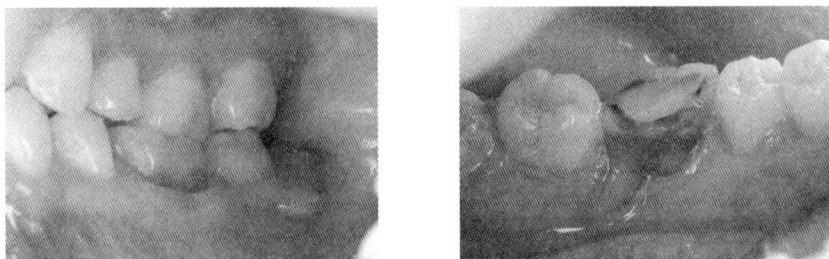

图 5-15 患者 36 牙根分叉病变口内观

2. 症状解读

患者出现根分叉病变。

<解析>①菌斑微生物是根分叉病变发生的始动因子；②根分叉区牙体结构异常：牙颈部釉质突起、釉珠；③根分叉区牙根解剖形态异常：根柱长度过短、根分叉开口处的宽度及分叉角度过小、根面凹陷等；④咬合创伤；⑤副根管。引起根分叉病变的可能因素见图 5-16。

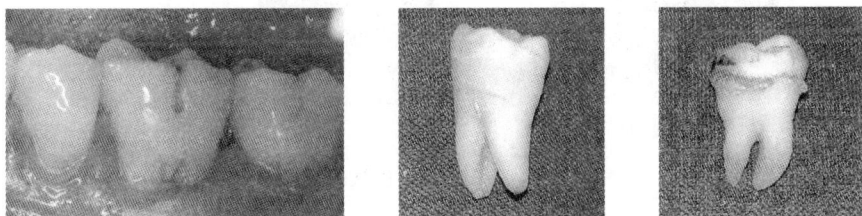

（1）牙颈部釉质突起　　　（2）根面凹陷　　　（3）根分叉角度过小

图 5-16 引起根分叉病变的可能因素

3. 互动性提问

（1）患者需做哪些检查？

［答］影像学检查：X 线根尖片检查或 CBCT 检查，以观察局部牙槽骨吸收的情况，排除因根分叉病变导致根尖病变的可能性。46 牙根分叉区低密度透射影像见图 5-17。

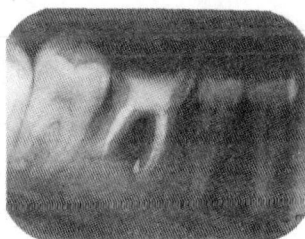

图 5-17 46 牙根分叉区低密度透射影像

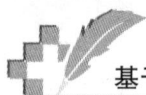

（2）根分叉病变如何分度？

［答］根分叉病变的严重程度需根据探诊和X线根尖片来综合判断。目前常见的根分叉病变分类主要有Glickman分度法和Hamp分度法，分类的主要目的是指导治疗和判断预后。

1）Glickman分度法：根据探诊和X线片来判断病变的程度。Glickman分度法示意图见图5-18。

Ⅰ度：属于病变早期。探诊能探到根分叉外形，不能探入，无X线根尖片改变。

Ⅱ度：多根牙一个或一个以上的分叉区已有骨吸收，但尚未与对侧相通。探诊可部分进入根分叉区。X线根尖片可见局限的牙周膜增宽或骨密度小范围降低。

Ⅲ度：根分叉区牙槽骨全部吸收。探诊可水平贯通根分叉区，但根分叉区被牙龈软组织覆盖，未直接暴露于口腔。X线根尖片可见完全透射影。

Ⅳ度：根分叉区牙槽骨完全吸收，且存在牙龈退缩，使根分叉区暴露于口腔。X线根尖片可见完全透射影。

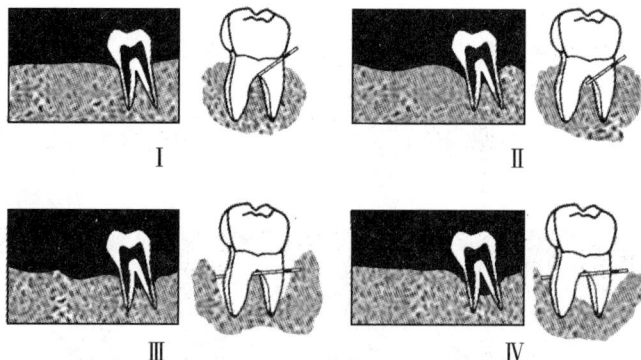

图5-18　Glickman分度法示意图

2）Hamp分度法：根据水平探诊根分叉区牙槽骨吸收的程度来分度。Hamp分度法示意图见图5-19。

Ⅰ度：探针能水平探入根分叉区，探入深度<1/3牙齿宽度。

Ⅱ度：探针水平探入深度>1/3牙齿宽度，尚未与对侧贯通。

Ⅲ度：探针能探通，根分叉区骨质贯通性破坏。

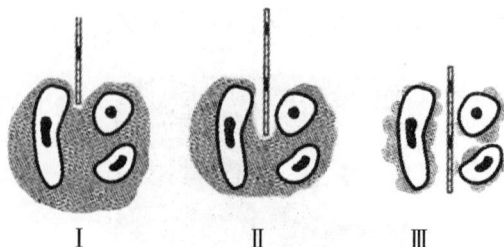

图5-19　Hamps分度法示意图

（3）患者的诊断和诊断依据是什么？

[答]：慢性牙周炎、46牙Ⅲ度根分叉病变。

诊断依据如下：

1）患者为中年男性，病程长，牙周组织破坏程度与局部刺激物量基本相当（临床特点）。

2）根分叉区可探及并可穿通（临床表现）。

3）有牙槽骨吸收，根分叉区可见透射影像（X根尖线片的典型表现）。

（4）如何治疗？

1）牙周基础治疗。

2）46牙局部麻醉下暴露根分叉区，行隧道穿通术（图5-20）。

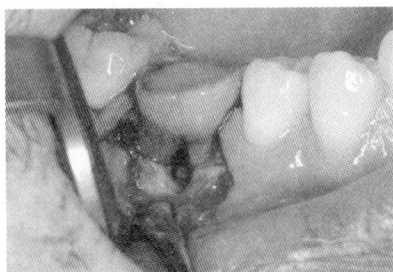

（1）翻瓣暴露根分叉区并行牙槽骨修
整，制备隧道，开放根分叉区

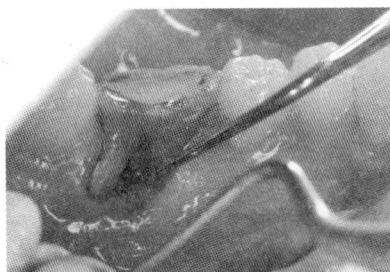

（2）术后2周可见根分叉区良好
暴露

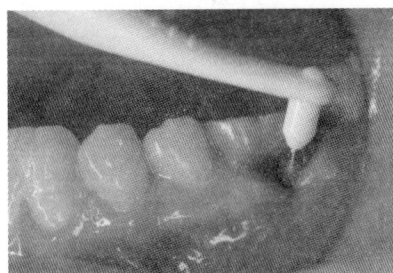

（3）术后应用牙间隙刷从颊侧
清理根分叉区

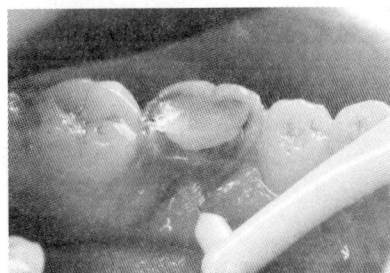

（4）应用牙间刷从舌侧
清理根分叉区

图5-20　隧道穿通术

4. 治疗要点解析

除慢性牙周炎常规治疗外，还需根据根分叉病变程度采取相应的治疗措施。

治疗原则：彻底袋内清创，控制炎症；修整根分叉区外形及状况，以有利于局部菌斑控制并长期保持疗效，尽可能争取牙周再生。

（1）Ⅰ度：常规行龈下刮治术进行局部菌斑控制。若局部牙周袋较深，且牙槽骨隆突不符合生理外形，则在牙周基础治疗后行牙周翻瓣术消除牙周袋和修整骨外形。

（2）Ⅱ度：

1）翻瓣彻底刮治后，用自体骨或者人工骨制品填入根分叉区，屏障膜覆盖根分叉缺损区，并将龈瓣复位完全覆盖根分叉术区，严密缝合，争取获得牙周组织再生（适用于骨质破坏不太多、根柱较长、牙龈能够充分覆盖根分叉开口区的上颌磨牙颊侧或下颌

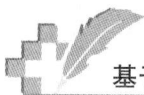

磨牙Ⅱ度根分叉病变)。

2) 暴露根分叉区(适用于组织破坏较多、牙龈退缩、术后难以完全覆盖根分叉区者)。行根向复位瓣术,使根分叉区暴露,有利于控制菌斑,局部自洁。也可以行隧道形成术,即磨除牙颈部牙冠过突处或者釉质凸起,或在根柱较短的下颌磨牙根分叉处磨除部分牙体组织,以扩大根分叉的开口。该方法应该慎用,因为牙本质暴露后容易造成根面敏感,也可能会伤及牙髓。

(3) Ⅲ度和Ⅳ度:使根分叉区充分暴露,以利于菌斑控制。若颊侧的深牙周袋处有足够的角化龈,可行袋壁切除术;若角化龈宽度不足,则以翻瓣术结合根向复位瓣术充分暴露根分叉区,方便局部菌斑控制。对于多根牙还可结合患牙自身条件,选择牙半切除术、截根术(上颌磨牙的颊根)、分根术(下颌磨牙的近远中根之间)等,消除深牙周袋及感染病灶,保留牙周条件较好的牙根。

【教师参考要点】

根分叉病变是牙周炎常见的伴发病变之一。通过对根分叉病变的学习,学生应掌握:

1. 知道牙周炎伴发病变与牙周炎之间的促进与联系、各类伴发病变之间的联系,体会其在诊断、治疗中的应用。

2. 体会牙周炎发展到重度阶段,涉及某些特殊解剖部位时临床表现的特异性,以及增加的诊断及治疗的复杂性。

3. 锻炼思维逻辑,对症制订治疗计划,建立连贯的系统的临床思维。

病例 8　牙周脓肿

【关键知识点】

1. 牙周脓肿的分类。

2. 牙周脓肿的临床表现。

3. 牙周脓肿的诊断。

4. 牙周脓肿的鉴别诊断。

5. 牙周脓肿的治疗。

【参考文献】

NEWMAN M, TAKEI H, KLOKKEVOLD P, 2014. Carranza's Clinical Periodontology [M]. 12th ed. St Louis Mo: Saunders Elsevier.

孟焕新, 2016.牙周病学 [M]. 4 版.北京:人民卫生出版社.

NEWMAN M G, SIMS T N, 1979. The predominant cultivable microbiota of the periodontal abscess ［J］. J Periodontol，50（7）：350-354.

【病例课堂】

1. 病史

患者：×××，女，26 岁。

主诉：右下后牙反复肿胀 1 个月。

现病史：右下后牙牙龈反复肿胀 1 个月，肿胀挤压时自觉有分泌物排出，自服阿莫西林后明显改善。3 日前自觉右下后牙牙龈疼痛，服用阿莫西林后无明显改善，右下后牙伴有伸长感及松动不适。

既往史：既往体健，否认全身疾病史、传染病病史、药物过敏史。

口腔检查：口腔卫生一般，龈上牙石（-），色素（+），46 牙颊侧牙龈可见一个约 1.9cm×0.8cm 的椭圆形突起，波动感（+），探诊出血（+），探诊溢脓（+），龈下牙石（+），附着丧失（+），46 牙颊侧中央探及深牙周袋，探诊深度为 11mm，46 牙Ⅱ° 松动，46 牙根分叉病变Ⅱ度。46 牙牙周脓肿口内照片见图 5-21。

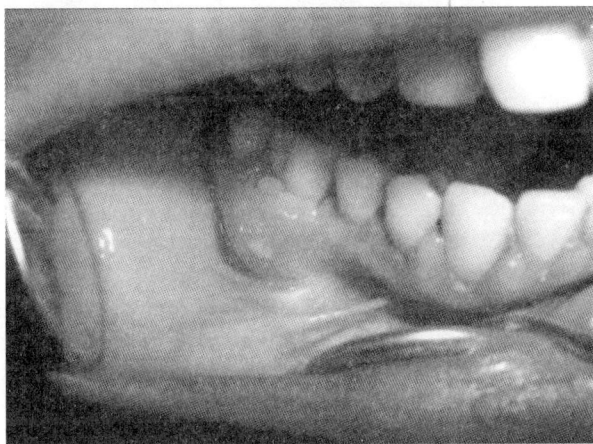

图 5-21　46 牙牙周脓肿口内照片

2. 症状解读

（1）牙龈反复肿胀。

<解析>应考虑是否存在局部刺激因素（如牙石）、牙齿位置异常拥挤或错𬌗畸形、不良修复体、𬌗创伤、食物嵌塞或其他不良习惯。

（2）牙伴有伸长感及松动不适感。

<解析>判断是否有牙周支持组织的破坏或吸收、根尖周炎，再考虑是否因局部刺激因素使牙周膜水肿导致。

（3）肿胀挤压时自觉有分泌物排出。

<解析>牙周脓肿为急性过程，可自行破溃排脓和消退，轻压牙龈可有脓液自袋内流出，或自行从表面破溃，肿胀消退。按压时有液体流出说明患牙有脓性分泌物自牙龈排出，而脓性分泌物可能与根尖周炎或牙周脓肿有关。根尖周炎可通过牙周膜向龈沟排

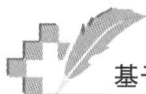

脓，也可通过骨膜下向龈沟排脓；而牙周脓肿多数从牙周袋排脓。

3. 互动性提问

（1）需向患者询问什么病史或做什么检查？

［答］全面检查患牙及邻牙，判断是否有隐匿性龋坏，并仔细探查是否有深牙周袋及牙龈组织上的改变。症状方面应关注有无咬合痛、冷热刺激痛。

［结果］余牙均未见龋坏、叩痛及深牙周袋。

［教学点］牙周脓肿可发生于单颗牙或多颗牙，若未明确患牙，则必须全面检查同侧相邻牙。脓肿性质及范围提示病情的程度，若出现咬合痛或冷热刺激痛，则应考虑根尖周脓肿或牙髓炎，治疗方案就有所差异。

（2）患者需做什么检查？

［答］需行 X 线根尖片检查。

［结果］X 线根尖片显示 46 牙根分叉区和近远中有骨吸收，根尖周未见透射影。

［教学点］牙周脓肿可显示牙槽骨吸收，可见牙周及根尖周有骨质破坏，原则上应以牙片为准。牙周脓肿患牙 X 线根尖片见图 5-22。

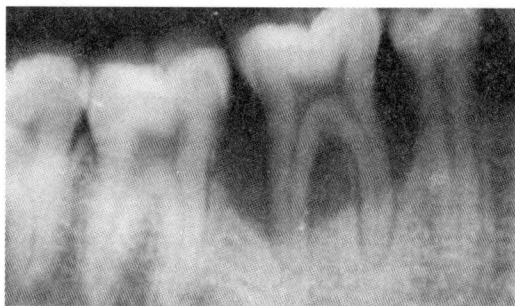

图 5-22　牙周脓肿患牙 X 线根尖片

（3）患者的诊断及诊断依据是什么？

［答］诊断为 46 牙牙周脓肿和根分叉病变。诊断依据为 46 牙根分叉区的深牙周袋和 X 线根尖片。

（4）应与哪些疾病进行鉴别诊断？鉴别诊断依据是什么？

［答］鉴别诊断的重点应为牙龈脓肿和牙槽脓肿。该鉴别诊断直接反映学生对牙周脓肿、牙龈脓肿、牙槽脓肿的发生发展的理解。鉴别诊断依据如下：

1）牙龈脓肿：牙龈脓肿仅局限于龈乳头及龈缘，呈局限性肿胀，无牙周炎病史，无牙周袋，X 线根尖片无牙槽骨吸收。一般有异物刺入牙龈等明显刺激因素，在去除异物、排脓引流后不需其他复杂处理。

2）牙周脓肿：牙周脓肿是牙周支持组织的局限性化脓性炎症，有较深的牙周袋。X 线根尖片可显示牙槽骨吸收。慢性牙周脓肿还可见到牙周和根侧或根尖周围弥漫的骨质破坏。

3）牙槽脓肿：牙槽脓肿多为牙髓病或根尖周感染，一般无牙周袋，口内有龋齿或修复体，牙髓无活力，脓肿范围较弥漫，中心位于龈颊沟附近，疼痛程度较牙周脓肿重。X 线根尖片常见根尖周有骨质破坏。病程相对较久，脓液从黏膜排出需 5～6 天。

（5）在制订患者治疗方案时，需考虑哪些因素？

［答］需考虑患者的全身性因素、患牙牙体和牙周情况、经济因素等。

［教学点］牙周脓肿的治疗原则是止痛、防止感染扩散、局部麻醉下脓液引流。需考虑不能耐受局部麻醉的疾病和状况，育龄期妇女需询问其是否处于妊娠期，因为治疗过程中存在风险，而且口腔诊断常需拍摄 X 线根尖片，应考虑到辐射因素的影响。

（6）本病例的首选治疗方案是什么？

［答］本病例的首选治疗方案为去除牙周刺激因素，必要时给予全身抗生素或支持治疗，当病情急性发展时应及时充分引流。

处置：与患者沟通并详细介绍每种治疗过程、效果、费用，在患者知情同意的情况下，用洗必泰含漱，表面麻醉下行 46 牙低位切开引流，排尽分泌物，用氯己定溶液冲洗至无明显分泌物渗出，使用氯己定漱口液一周，复诊行牙周基础治疗。

【教师参考要点】

1. 牙周脓肿的病因。

牙周脓肿并非独立的疾病，而是牙周炎导致深牙周袋形成后的一个伴发症状，是位于牙周袋壁或深部牙周结缔组织的局限性化脓性炎症，一般为急性过程，也可有慢性牙周脓肿。

2. 牙周脓肿的诊断。

牙周脓肿的诊断应联系病史和临床表现，并参考 X 线根尖片。

3. 牙周脓肿的鉴别诊断。

牙周脓肿主要应与牙龈脓肿和牙槽脓肿相鉴别。相关内容参见互动性提问（4）。

4. 牙周脓肿的治疗。

在脓肿形成初期脓液尚未形成时，可轻轻去除大块牙石，冲洗牙周袋并上药。当脓肿形成且局限、出现波动感时，首选治疗方案为及时充分引流，并彻底冲洗脓腔。

（赵蕾　孟姝　王诗达）

第六章　口腔黏膜疾病

口腔黏膜疾病的种类繁多，可以形成复杂多样的损害，与全身健康息息相关。本章遴选了 7 个口腔黏膜病科的典型案例，较为全面地展示了临床常见的各类口腔黏膜疾病的特征。通过对这 7 个病例的系统学习，学生要掌握该类疾病的临床特点、病理表现、诊断思路、治疗原则和治疗方案，提高依据病史、临床检查和病理学检查做出诊断和鉴别诊断的能力，锻炼思维逻辑，建立起连贯的系统的临床思维。

病例 1　复发性阿弗他溃疡

【关键知识点】

1. 复发性阿弗他溃疡的临床表现和分型。
2. 复发性阿弗他溃疡的诊断。
3. 复发性阿弗他溃疡的鉴别诊断。
4. 复发性阿弗他溃疡的治疗原则及常用治疗药物。

【参考文献】

陈谦明，2019. 口腔黏膜病学 ［M］. 5 版. 北京：人民卫生出版社.

李秉琦，2011. 李秉琦实用口腔黏膜病学 ［M］. 北京：科学技术文献出版社.

MICHAEL GLICK，2015. Burket's Oral medicine ［M］. 12th ed. New Delhi：CBS Publishers & Distributors.

陈谦明，曾昕，2014. 案析口腔黏膜病学 ［M］. 北京：人民卫生出版社.

BASSEL TARAKJI，GIATH GAZAL，SADEQ ALI AL－MAWERI，2015. Guideline forthe Diagnosis and Treatment of Recurrent Aphthous Stomatitis for Dental Practitioners ［J］. J Int Oral Health，7 (5)：74－80.

SCULLY C，2006. Clinical practice. Aphthous ulceration ［J］. N Engl J Med，355 (2)：165－172.

【病例课堂】

1. 病史

患者1：×××，女，42岁。

主诉：反复口腔溃疡5年，复发2天。

现病史：5年来患者反复出现口腔溃疡，约1个月发作1次，每次1或2个溃疡，1周愈合。溃疡好在经期前发作。3天前溃疡复发，疼痛明显。否认眼部病史、外阴溃疡史及皮肤病损、溃疡家族史，否认发热、腹泻及体重减轻史。平素体质可，睡眠可，大小便正常。否认系统性疾病史及药物过敏史。

查体：体温，36.9℃；脉搏，70次/分钟；呼吸，20次/分钟；血压，105/62mmHg。患者1唇部溃疡病损见图6-1。

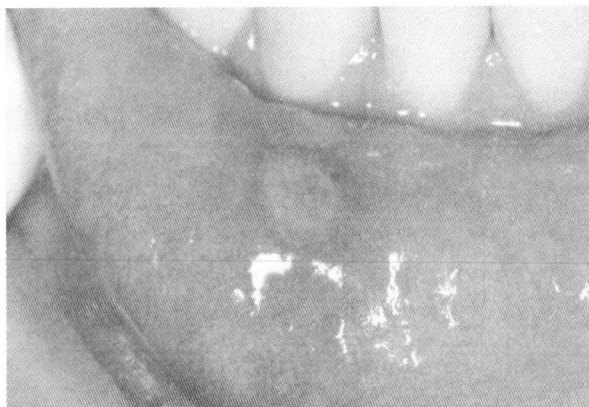

图6-1 患者1唇部溃疡病损

患者2：×××，男，36岁。

主诉：反复口腔溃疡20年，加重6个月，复发2天。

现病史：20年来患者反复出现口腔溃疡。2~3个月发作1次，每次1或2个溃疡，1周愈合。6个月前因工作压力增大，精神焦虑，溃疡发作频繁，0.5~1个月发作1次，或连续发作，每次2~5个溃疡，10天左右愈合。2天前溃疡发作，症状重，疼痛明显。否认眼部病史、外生殖器溃疡史及皮肤病损，否认发热、腹泻及体重减轻史。述母亲反复溃疡史。平素体质可，睡眠可，大小便正常。3个多月前行全身体检未见明显异常。

查体：体温，37.2℃；脉搏，70次/分钟；呼吸，20次/分钟；血压，126/75mmHg。

专科检查：软腭、舌背、舌腹共见50~60个直径0.5~1mm的针尖大小溃疡，溃疡之间不融合，表面覆盖黄白色假膜，病损区域黏膜充血、水肿明显。患者2舌腹溃疡病损见图6-2。

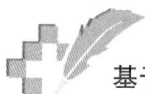

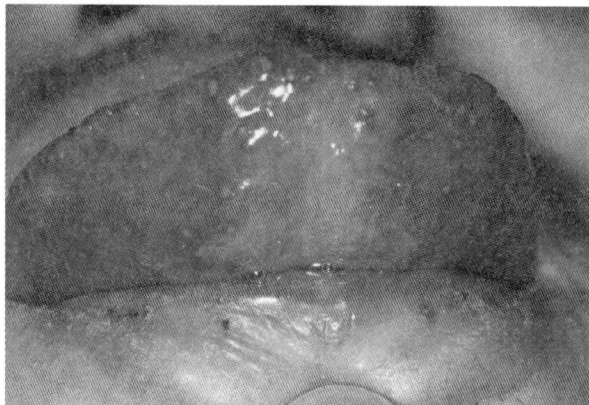

图6-2　患者2舌腹溃疡病损

2. 症状解读

(1) 患者1和患者2的病损及损害。

<解析>病损具有"黄、红、凹、痛"的临床特征，溃疡表面覆盖黄白色假膜，周围有充血带，中央凹陷，疼痛明显，属于典型的溃疡损害。

(2) 患者1和患者2溃疡的发作。

<解析>发作具有周期性的特点，病程可分为发作期、愈合期、间歇期，且溃疡具有自限性，考虑为复发性阿弗他溃疡。

(3) 患者2的病损表现。

<解析>溃疡直径小、数目多，散在分布如"满天星"。考虑为疱疹样复发性阿弗他溃疡。

3. 互动性提问

(1) 患者需做什么检查？

[答] 由于复发性阿弗他溃疡没有特异性的辅助检查指标，因此该病的诊断主要以病史特点（复发性、周期性、自限性）及临床特征（黄、红、凹、痛）为依据，一般不需要做辅助检查及活检。

(2) 患者1的复发性阿弗他溃疡常在经期前发作，可能的原因是什么？

[答] 研究显示，女性体内的黄体酮等性激素对口腔黏膜具有保护作用。由于经期前后黄体酮等性激素水平发生变化，导致一部分女性发生复发性阿弗他溃疡。

(3) 患者2的母亲有复发性阿弗他溃疡史，这与患者2发生复发性阿弗他溃疡有什么关系？

[答] 复发性阿弗他溃疡是多因素综合作用的疾病。研究表明，遗传因素是复发性阿弗他溃疡的重要发病因素。如父母双方均有复发性阿弗他溃疡病史，其子女发生复发性阿弗他溃疡的概率远高于父母双方均无复发性阿弗他溃疡的人。患者2发生复发性阿弗他溃疡很可能有遗传因素的作用。

(4) 患者的诊断和诊断依据是什么？

[答] 诊断：患者1是轻型复发性阿弗他溃疡，患者2是疱疹样复发性阿弗他溃疡。

诊断依据如下：

1）溃疡存在反复发作、周期性、自限性的特点（病程特点）。

2）溃疡具备周围黏膜发红、表面覆盖假膜、呈圆形凹陷、触痛明显的特点（症状依据）。

3）溃疡大小、数目（分型依据）。

4）患者否认眼部病史、外生殖器溃烂史及皮肤病损，否认发热、腹泻及体重减轻史（全身症状）。

（5）应与哪些疾病鉴别诊断？

［答］在复发性阿弗他溃疡的鉴别诊断中应重点注意：

1）患有复发性口腔溃疡的患者如同时伴有复发性生殖器溃疡，伴发皮肤损害或眼炎，需考虑白塞病。

2）重型复发性阿弗他溃疡应注意与创伤性溃疡、癌性溃疡、结核性溃疡、坏死性唾液腺化生鉴别诊断。鉴别诊断的要点：一是溃疡自身的临床表现，二是重型复发性阿弗他溃疡具有周期性复发和自限性的特点。此外，病理表现也是鉴别诊断的重要依据。

3）疱疹样复发性阿弗他溃疡应注意与急性疱疹性龈口炎相鉴别。

（6）复发性阿弗他溃疡的病因有哪些？

复发性阿弗他溃疡是多因素综合作用的疾病。目前研究显示，遗传易感性、免疫力低下、心理压力、营养缺乏是其主要病因。此外，内分泌紊乱、激素变化、细菌病毒感染、过敏、局部创伤及使用药物等也是复发性阿弗他溃疡可能的病因。

（7）复发性阿弗他溃疡的临床分型是什么？

复发性阿弗他溃疡的临床分型见表 6-1。

表 6-1 复发性阿弗他溃疡的临床分型

类型	数量	直径大小	深度	持续时间	形成瘢痕
轻型复发性阿弗他溃疡	一般少于10 个	小于 10mm	浅	7~14 天	否
重型复发性阿弗他溃疡	1 或数个	大于 10mm	深	大于 14 天，可持续 1~2 个月或更长	是
疱疹样复发性阿弗他溃疡	大于 10 个或呈"满天星"样	小于 5mm	浅	7~14 天	否

4. 治疗要点解析

（1）治疗原则。复发性阿弗他溃疡没有根治的特效方法。临床治疗以对症治疗为主，目的为减轻疼痛、促进愈合、延长复发间歇期。

（2）局部治疗（目的为消炎、止痛、防止继发感染、促进愈合）。对于炎症较重、肿胀明显的患者，建议选择含有糖皮质激素的制剂局部使用，如曲安奈德口腔软膏、糊剂，地塞米松软膏、喷雾剂等。

对经久不愈或疼痛明显的重型复发性阿弗他溃疡患者，可用曲安奈德注射液等做溃疡黏膜下封闭注射治疗。对于溃疡疼痛明显的患者，建议选择具有镇痛作用的局部制剂，如利多卡因凝胶、喷剂，苯佐卡因凝胶等。

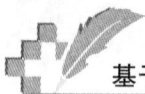

对于溃疡面积较大的患者，建议选择有消毒杀菌作用的漱口水，如复方氯己定溶液等，防止继发感染。

对于溃疡愈合慢的患者，建议选择含生长因子的局部制剂，如重组人表皮生长因子凝胶、外用溶液。

（3）全身治疗（全身治疗仅在病情严重或者复杂的情况下采用，目的是对因治疗、减少复发、争取缓解）。

1）糖皮质激素：泼尼松、泼尼松龙、地塞米松等。

2）免疫抑制剂：沙利度胺、硫唑嘌呤、环磷酰胺、环孢素等。

3）免疫增强剂：转移因子、胸腺素等。

【教师参考要点】

复发性阿弗他溃疡在口腔黏膜疾病中是最常见的，通过学习，学生应掌握：

1. 复发性阿弗他溃疡的病因。

2. 复发性阿弗他溃疡的病史、临床表现在诊断中的价值。

3. 复发性阿弗他溃疡的分型。

4. 复发性阿弗他溃疡的鉴别诊断。

5. 复发性阿弗他溃疡的治疗原则。

6. 锻炼思维逻辑，无症状不诊断，无诊断不治疗，建立连贯的系统的临床思维。

病例 2　原发性疱疹性龈口炎

【关键知识点】

1. 单纯疱疹病毒的分类及特点。

2. 原发性疱疹性龈口炎的临床表现。

3. 原发性疱疹性龈口炎的诊断及鉴别诊断。

4. 原发性疱疹性龈口炎的治疗原则。

5. 原发性疱疹性龈口炎的预防及预后。

【参考文献】

陈谦明，2019. 口腔黏膜病学［M］. 5 版. 北京：人民卫生出版社.

李秉琦，2011. 李秉琦实用口腔黏膜病学［M］. 北京：科学技术文献出版社.

MICHAEL GLICK，2015. Burket's Oral medicine［M］. 12th ed. New Delhi：CBS Publishers & Distributors.

陈谦明，曾昕，2014. 案析口腔黏膜病学［M］. 北京：人民卫生出版社.

【病例课堂】

1. 病史

患者：×××，女，22岁。

主诉：4天前发热，口内长水疱2天。

现病史：患者诉4天前出现发热，体温39.2℃，2天前退烧，口内多处起水疱，疱破后出血有糜烂面，疼痛明显，影响进食。曾服用消炎药物（阿莫西林），无好转。既往无相似病史，否认系统疾病史、药物过敏史，否认出现过相似症状。近期劳累，睡眠不好，大小便正常。

查体：体温，37.3℃；脉搏，68次/分钟；呼吸，21次/分钟。

专科检查：全口牙龈充血、水肿明显，游离龈、附着龈广泛浅糜烂，上下唇内侧、硬腭、舌背、舌腹散在不规则浅糜烂面，上覆黄白色假膜。唇周皮肤数个透明小水疱，个别糜烂伴血痂。牙龈、硬腭病损见图6-3。

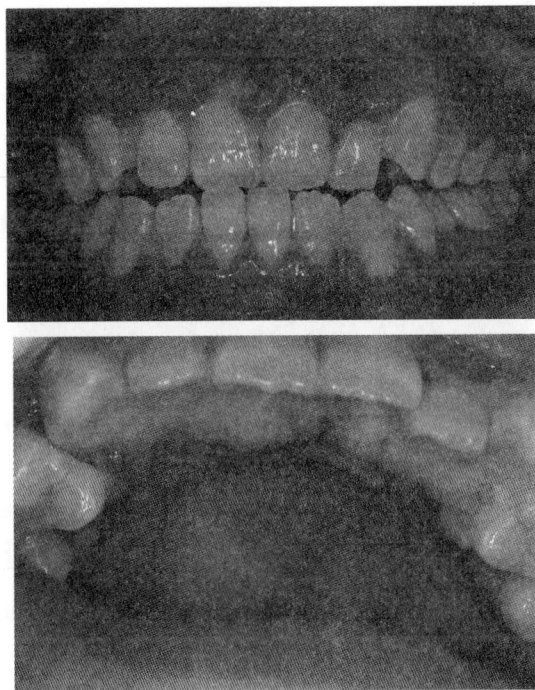

图6-3 牙龈、硬腭病损

2. 症状解读

（1）该病例的病损发生过程。

<解析>病损的发生过程具有明显的起疱、疱破、糜烂的连续变化特点。

（2）患者诉口内起疱病史而临床检查口内以大面积浅糜烂为主。

<解析>提示水疱疱壁薄而易破，在进食、说话时摩擦破溃形成糜烂面，浅糜烂融合形成广泛的不规则糜烂面。

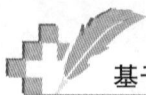

（3）口腔损害发生前患者有全身症状。

＜解析＞口内病损发生前患者出现高热，提示可能伴有感染。

（4）患者在就诊前曾用抗生素治疗无效。

＜解析＞提示可能不是细菌感染。

3. 互动性提问

（1）患者应做哪些检查？

［答］1）应检查患者手掌、足部及颌面部是否有水疱及其他皮肤病损，以排除手足口病、带状疱疹等其他疾病。

［结果］手掌、足部、颌面部及其他皮肤未见明显病损。

2）血常规、CRP 等检查。

［结果］血常规见淋巴细胞百分比上升，中性粒细胞百分比略微下降，提示可能为病毒感染。CRP 检查无明显异常。

（2）患者的诊断和诊断依据是什么？

［答］诊断原发性疱疹性龈口炎。

诊断依据如下：

1）患者起病急，发展快（病程特点）。

2）未曾出现过相似症状（病史特点）。

3）牙龈红肿，口内多处黏膜均见成簇状浅糜烂面（症状依据）。

4）血常规见淋巴细胞百分比升高，中性粒细胞百分比略微下降（实验室检查依据）。

（3）应与哪些疾病鉴别诊断？

［答］1）疱疹性咽峡炎。

• 鉴别症状：口内黏膜上见多发性小水疱。

• 排除依据：病损广泛分布，未集中于软腭及咽后部；前驱症状和全身反应均较轻。

2）疱疹样复发性阿弗他溃疡。

• 鉴别症状：口内黏膜见大量点状病损。

• 排除依据：疱疹样复发性阿弗他溃疡多发生于成人，全身反应较轻，且病情反复，具有周期性。病损不经发疱期，表现为散在的小溃疡。损害局限于口腔非角化黏膜，无皮肤损害。

3）三叉神经带状疱疹。

• 鉴别症状：成簇状聚集的水疱，同为病毒感染。

• 排除依据：三叉神经带状疱疹的水疱较大，且沿三叉神经的分支排列呈带状，但不超过中线。疼痛非常剧烈，甚至于病损已愈合后的一段时间内仍有疼痛。本病发生于任何年龄，愈合后不再复发。

4）手足口病。

• 鉴别症状：在口腔黏膜以水疱为主要病损，同为病毒感染。

• 排除依据：手掌和足底均会出现散在的水疱、丘疹、斑疹，数量不等。斑疹周围有红晕，无压痛，中央为小水疱。

5）多形红斑。

• 鉴别症状：在口腔内出现大面积浅糜烂和水疱等病损。

• 排除依据：多形红斑可见明显的过敏源接触史，也可能无明显诱因。该病渗出严重，所以其糜烂表面见大量假膜，皮损常对称分布，损害可为红斑、丘疹、水疱等，皮肤上还可见到明显的靶形红斑。实验室检查多可见 CRP 升高。

（4）单纯疱疹病毒如何分类？

单纯疱疹病毒是有包膜的 DNA 病毒，也是最早发现的人疱疹病毒。目前国家病毒分类委员会根据其生物学特征、理化性质和病毒 DNA 内切酶图等，将单纯疱疹病毒分为Ⅰ型单纯疱疹病毒和Ⅱ型单纯疱疹病毒。Ⅰ型单纯疱疹病毒主要引起口腔黏膜、咽、口周皮肤、面部、腰、脑的感染，Ⅱ型单纯疱疹病毒主要引起腰以下皮肤黏膜及生殖器的感染。虽然引起口腔损害的主要为Ⅰ型单纯疱疹病毒，但也有约 10% 的口腔损害中可分离出Ⅱ型单纯疱疹病毒，并且 15%～37% 的原发性生殖器疱疹是由Ⅰ型单纯疱疹病毒引起。

（5）原发性疱疹性龈口炎的分期及各期临床表现是什么？

原发性疱疹性龈口炎的分期及各期临床表现见表 6-2。

表 6-2　原发性疱疹性龈口炎的分期及各期临床表现

分期	临床表现
前驱期	发病前常有接触疱疹病损患者史，潜伏期为 4～7 天，以后出现发热、头痛、疲乏等症状。患者流涎、拒食、不安。1～2 天后口腔黏膜广泛充血和水肿，附着龈和龈缘常于此期出现急性症状。
水疱期	口腔黏膜任何部位出现成簇状小水疱，水疱疱壁薄，透明，易破溃。
糜烂期	水疱汇集成簇，破溃后引起大面积糜烂，上覆黄色假膜，并造成继发感染。
愈合期	糜烂面逐渐缩小愈合，整个病程为 7～10 天，未经治疗者恢复较慢。

（6）单纯疱疹病毒如何传播？

单纯疱疹病毒主要经飞沫、唾液或疱液直接接触传播，免疫力低下的患者更易被感染。

（7）单纯疱疹病毒的致病过程及转归是怎样的？

Ⅰ型单纯疱疹病毒感染黏膜表面后进入细胞，在细胞内复制产生病毒颗粒，从而引发被感染细胞核仁肿胀、破碎，最终导致细胞死亡。之后Ⅰ型单纯疱疹病毒进入感觉神经末梢，沿神经轴突逆行至神经元，病毒维持复制而不破坏神经元，进入潜伏期。当宿主在压力、劳累、感冒或进食辛辣食物后，病毒颗粒可从感染神经元沿轴突抵达皮肤黏膜，一般仅引起轻微的皮肤黏膜病损，即复发性单纯疱疹。

4. 治疗要点解析

（1）全身治疗。

1）全身抗病毒治疗：核苷类药物是抗单纯疱疹病毒最有效的药物，如阿昔洛韦、伐昔洛韦等。若病程超过 7 天，则不建议服用抗病毒药物。儿童用量应根据儿童的体重

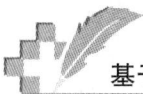

和说明书具体计算。

- 阿昔洛韦：口服，每次 200mg，每天 5 次，服用 5 天。
- 伐昔洛韦：口服，每次 1000mg，每天 2 次，服用 5 天。

2）对症和支持治疗。

- 支持治疗：病情严重者需卧床休息，维持水电解质平衡。进食困难者可静脉输液。
- 对症处理：疼痛剧烈者局部用麻醉剂涂抹，以便进食、止痛，还可服用消炎药物，如口炎宁颗粒等。婴幼儿高热患者可用水杨酸类药物退烧。

（2）局部治疗。

1）0.1%～0.2%葡萄糖氯己定溶液（儿童 1∶1 稀释）、复方硼砂溶液、0.1%依沙吖啶溶液漱口（消毒杀菌）。

2）3%阿昔洛韦软膏或酞丁胺软膏局部涂擦（局部使用抗病毒药物）。

3）地塞米松注射液、维生素 C 注射液局部雾化治疗。

4）超声雾化用于口腔病损严重者，对于 6 岁以下儿童，不建议在雾化治疗中使用庆大霉素。

（3）预防及预后。

1）预防：原发性疱疹性龈口炎由患者感染单纯疱疹病毒引起。单纯疱疹病毒经口－呼吸道传播，也可通过黏膜、皮肤、眼角膜等处病灶传播。因此，本病患者应避免接触其他人。

2）预后：Ⅰ型单纯疱疹病毒引起的原发性疱疹性龈口炎预后一般良好。但是极少数播散性感染的患儿可引起疱疹性脑膜炎。

【教师参考要点】

原发性疱疹性龈口炎在口腔黏膜感染性疾病中较常见。通过对原发性疱疹性龈口炎的学习，学生应掌握：

1. 原发性疱疹性龈口炎的主要临床表现及相关的鉴别诊断。

2. 口腔黏膜内常见的病毒类感染性疾病的临床表现及其在诊断和鉴别诊断中的应用。

3. 相关抗病毒药物的应用及感染性疾病的局部用药。

4. 锻炼思维逻辑，建立系统的全面的临床思维。

病例 3 急性假膜型念珠菌性口炎

【关键知识点】

1. 急性假膜型念珠菌性口炎的定义。

2. 急性假膜型念珠菌性口炎的临床表现。

3. 急性假膜型念珠菌性口炎的诊断。

4. 急性假膜型念珠菌性口炎的鉴别诊断。

5. 急性假膜型念珠菌性口炎的治疗原则及治疗方法。

【参考文献】

陈谦明，2019. 口腔黏膜病学［M］. 5 版. 北京：人民卫生出版社.

李秉琦，2011. 李秉琦实用口腔黏膜病学［M］. 北京：科学技术文献出版社.

MICHAEL GLICK，2015. Burket's Oral medicine［M］. 12th ed. New Delhi：CBS Publishers & Distributors.

陈谦明，曾昕，2014. 案析口腔黏膜病学［M］. 北京：人民卫生出版社.

【病例课堂】

1. 病史

患者 1：×××，女，3 岁。

主诉：发现口内白膜 3 天。

现病史：3 天前患儿家长发现患儿口内长白膜，未发现患儿有明显不适感，未予治疗。否认系统疾病史及药物敏感史。患儿饮食可，睡眠可，大小便正常。

查体：体温，36.8℃；脉搏，97 次/分钟；呼吸，22 次/分钟。

专科检查：双颊后份、上下唇内侧、软腭黏膜可见广泛片状白色、黄白色柔软斑块和斑点，用力可拭去，拭去后黏膜轻度充血。余口腔黏膜未见明显异常。颊、软腭假膜病损见图 6-4。

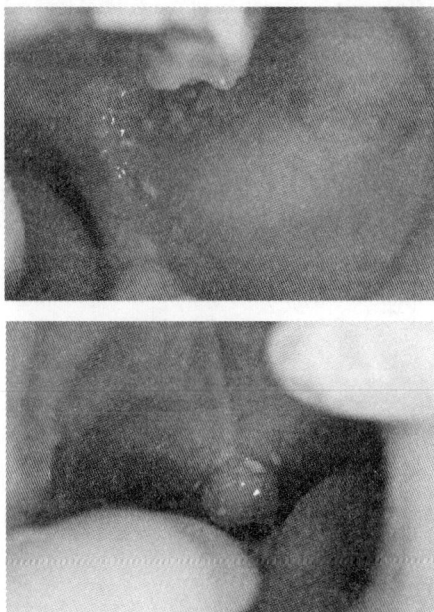

图 6-4　颊、软腭假膜病损

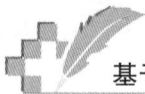

患者 2：×××，男，42 岁。

主诉：发现口内黏膜发白 1 个月。

现病史：1 个月来患者发现其口内黏膜发白，伴轻度烧灼不适感。未予治疗。否认系统疾病史及药物敏感史。近 1 个月来食欲差，易感冒，体重下降明显，睡眠可，大小便正常。

查体：体温，37.1℃；脉搏，72 次/分钟；呼吸，20 次/分钟。

专科检查：双颊、舌背、舌腹、上下唇内侧、软硬腭黏膜可见广泛片状、絮状黄白色假膜，用力可拭去，遗留鲜红糜烂面。上唇内侧、附着龈、腭部假膜病损见图 6-5。

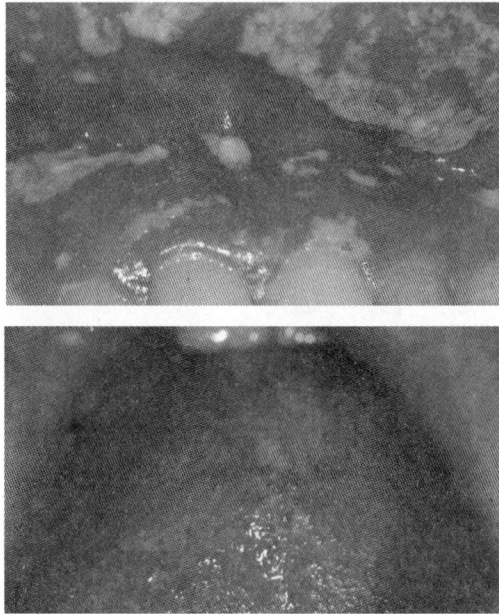

图 6-5　上唇内侧、附着龈、腭部假膜病损

2. 症状解读

（1）患者 1、患者 2 口内出现白膜。

<解析>口内出现白膜主要考虑念珠菌病、球菌性口炎（膜性口炎）以及白色斑纹类疾病，如白斑、扁平苔藓等。

（2）患者 1、患者 2 口内白膜可拭去。

<解析>可用于与其他白色斑纹类疾病相鉴别，包括白斑、扁平苔藓等在内的白色斑纹类疾病的白色损害不能拭去。

（3）患者 2 近 1 个月来食欲差，易感冒，体重下降。

<解析>提示可能存在免疫力低下，结合患者的性别、年龄，需要排查获得性免疫缺陷综合征。

3. 互动性提问

（1）患者 1 最可能的诊断是什么？病因可能是什么？

［答］患者为幼儿，表现为口腔黏膜上散在分布可拭去的白色假膜，且无明显全身

症状，排除白色损害不能拭去的白色斑纹类疾病和球菌性口炎（膜性口炎），最可能的诊断是急性假膜型念珠菌性口炎。病因可能是念珠菌属感染。

（2）患者 2 最可能的诊断是什么？病因可能是什么？

［答］患者为成人，表现为口腔黏膜广泛的可拭去的白色假膜，结合假膜拭去后遗留鲜红糜烂面以及近期体重下降明显的病史，最可能的诊断是急性假膜型念珠菌性口炎。病因可能是免疫缺陷导致的念珠菌属感染。

（3）欲明确诊断，患者 1 下一步需做什么检查？

［答］真菌学检查，对于急性假膜型念珠菌性口炎常用的方法为涂片法和分离培养。涂片法速度快，但只能发现真菌而不能确定菌种；分离培养耗时，但能发现真菌且确定菌种。

［结果］涂片法检出大量真菌菌丝和孢子。

（4）欲明确诊断，患者 2 下一步需做什么检查？

［答］1）真菌学检查。

［结果］涂片法检出大量真菌菌丝和孢子。

2）HIV 感染检测。

［结果］HIV 感染阳性。

（5）患者的诊断和诊断依据是什么？

［答］诊断为急性假膜型念珠菌性口炎。

诊断依据如下：

1）患者为幼儿（患者 1）、免疫力低下的成人（患者 2）（人群特点）。

2）口腔黏膜广泛的可拭去的白色假膜，拭去后遗留充血面或伴轻度糜烂（症状依据）。

3）涂片法检出大量真菌菌丝和孢子（患者 1）；涂片法检出大量真菌菌丝和孢子，HIV 感染阳性（患者 2）（实验室检查依据）。

（6）应与哪些疾病鉴别诊断？

［答］1）球菌性口炎（膜性口炎）。

• 鉴别症状：口内黏膜上广泛白色假膜。

• 排除依据：球菌性口炎黏膜充血、水肿明显，有成片的灰黄色假膜，表面光滑致密，易被拭去，遗留糜烂面多有渗血，常伴有区域淋巴结的肿大和全身反应。

2）过角化性白色病变。

• 鉴别症状：口内黏膜上的白色病变。

• 排除依据：过角化性白色病变，如白斑、扁平苔藓等，多为慢性病程，且该类病变的白色损害不能拭去。

4. 治疗要点解析

急性假膜型念珠菌性口炎的治疗原则为去除诱发因素，积极治疗基础疾病，必要时辅以支持治疗。治疗方法包括局部治疗和全身治疗。

（1）局部治疗。常用的药物包括：

1）2%～4%碳酸氢钠（小苏打）溶液：碱性溶液漱口可以起到抑制念珠菌生长繁

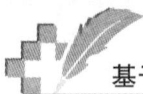

殖的作用，可作为口腔念珠菌病，特别是婴幼儿急性假膜型念珠菌性口炎的辅助治疗药物。

2）制霉菌素：可用每毫升 5 万～10 万单位的制霉菌素水混悬液涂布，每 2～3 小时一次，涂布后可咽下；也可口服制霉菌素片剂，50 万单位，每天 3 次，含化。

3）咪康唑：能直接损害真菌细胞膜达到抗真菌的目的。常用的制剂包括硝酸咪康唑贴片、凝胶或霜剂。

（2）全身治疗。可酌情选用抗真菌药物口服，如氟康唑、伊曲康唑等。

在局部治疗和全身治疗的基础上可酌情进行支持治疗，辅以增强免疫力的治疗措施，如注射胸腺肽等。

【教师参考要点】

急性假膜型念珠菌性口炎是常见的口腔念珠菌病，可发生于任何年龄，但以新生儿、年老体弱者或免疫缺陷患者多见。通过对本病例的学习，学生应掌握：

1. 急性假膜型念珠菌性口炎的好发人群。
2. 急性假膜型念珠菌性口炎的临床表现、诊断及鉴别诊断。
3. 急性假膜型念珠菌性口炎的治疗原则和常用治疗方法。
4. 锻炼思维逻辑，无症状不诊断，无诊断不治疗，建立连贯的系统的临床思维。

病例 4   多形红斑

【关键知识点】

1. 多形红斑的临床表现。
2. 多形红斑的诊断及鉴别诊断。
3. 多形红斑的治疗原则及常用治疗药物。

【参考文献】

陈谦明，2019. 口腔黏膜病学 ［M］. 5 版. 北京：人民卫生出版社.

李秉琦，2011. 李秉琦实用口腔黏膜病学 ［M］. 北京：科学技术文献出版社.

MICHAEL GLICK，2015. Burket's Oral medicine ［M］. 12th ed. New Delhi：CBS Publishers & Distributors.

陈谦明，曾昕，2014. 案析口腔黏膜病学 ［M］. 北京：人民卫生出版社.

【病例课堂】

1. 病史

患者 1：×××，男，68 岁。

主诉：口腔溃烂伴皮肤起疱 10 多天。

现病史：患者自诉 10 天前因外感服用解热镇痛药物，2 天后开始出现口腔溃烂，同时伴脚部皮肤发红、起疱及瘙痒。曾于外院采用头孢类抗生素输液治疗，效果欠佳。既往体健，否认手术史或外伤史。

查体：体温，37.1℃；脉搏，80 次/分钟；呼吸，22 次/分钟；血压，127/75mmHg。

专科检查：口腔黏膜大面积糜烂，充血明显，上覆假膜，范围波及双颊、舌背、舌腹、口底、上下唇内侧黏膜及唇红。双足可见多个红斑，眼、生殖器、肛周未见红斑。患者 1 口腔及皮肤病损见图 6-6。

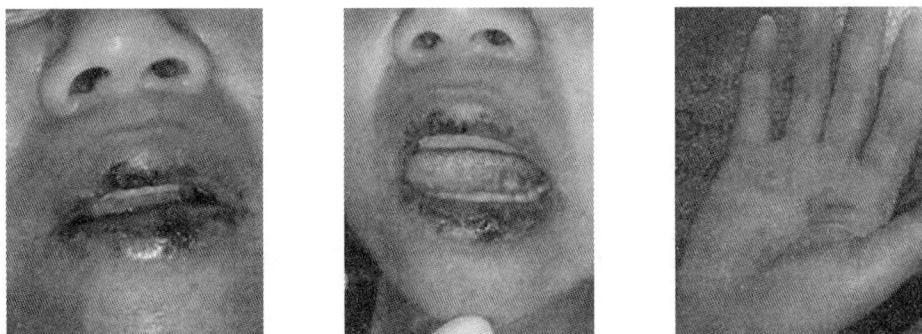

图 6-6 患者 1 口腔及皮肤病损

患者 2：×××，男，45 岁。

主诉：外感 10 天伴口腔糜烂 5 天。

现病史：10 天前患者自觉外感，1 周前于当地医院就诊，检查发现"口内有溃烂伴小疱"，给予"葡萄糖、生理盐水、左氧氟沙星、盐酸氨溴索"输液治疗。5 天前口内开始大面积溃烂，进食、说话困难，小便疼痛，同时手掌皮肤出现水疱、红斑。患者轻度头痛、乏力。2 天前于外院就诊，血常规显示：白细胞计数 14.31×10⁹/L↑（正常值 4×10⁹/L~10×10⁹/L）；中性粒细胞计数 11.96×10⁹/L↑（正常值 2×10⁹/L~7×10⁹/L）；淋巴细胞计数 1.4×10⁹/L↑（正常值 0.1~0.5）。HIV 阴性。给予复方氯己定含漱液局部治疗，无明显好转。平素体健，睡眠、食欲可，大小便正常。否认近期食用特殊食物史、手术史、外伤史和药物过敏史。

查体：体温，37.2℃；脉搏，85 次/分钟；呼吸，21 次/分钟；血压，112/65mmHg。

专科检查：口腔黏膜大面积糜烂，充血明显，上覆黄色假膜，波及双颊、硬腭、双侧翼下颌韧带、舌背、双舌缘、口底及上下唇内侧。唇红部可见散在糜烂面上覆少量血痂。左侧手掌散在数个红斑，中央可见水疱。生殖器黏膜充血伴不规则糜烂。患者 2 口腔病损见图 6-7。患者 2 手部皮肤病损见图 6-8。

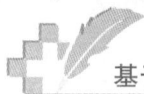

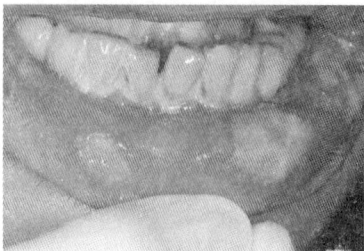

图 6-7　患者 2 口腔病损

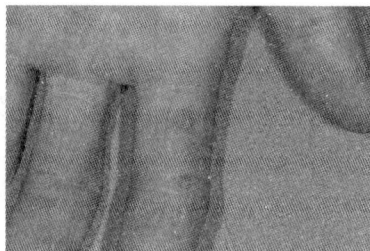

图 6-8　患者 2 手部皮肤病损

2. 症状解读

（1）患者 1 外感服药，口腔糜烂。

＜解析＞提示可能存在药物过敏。

（2）患者 2 自觉外感，在当地医院就诊发现"口内有溃烂伴小疱"。

＜解析＞上述病史和体征提示可能存在单纯疱疹病毒感染。

（3）患者 2 出现小便疼痛。

＜解析＞出现小便疼痛，提示可能有外生殖器黏膜糜烂。

（4）两位患者有皮肤损害。

＜解析＞两位患者的皮肤病损均为典型的虹膜状红斑（又称靶形红斑）。这种红斑多见于腕部、踝部及手背等肢端皮肤，为直径 2～20mm 的圆形红斑，中心有粟粒大小水疱，开始时为淡红色，1 或 2 天后中央部位红色转暗伴发水疱，边缘呈鲜红色环状，一般无明显疼痛。

3. 互动性提问

（1）患者 1 最可能的诊断是什么？病因可能是什么？

［答］患者 1 表现为口腔黏膜糜烂伴皮肤典型的虹膜状红斑损害，考虑轻型多形红斑。结合发病前用药史，其病因很可能是药物诱发的变态反应。

（2）患者 2 最可能的诊断是什么？病因可能是什么？

［答］患者 2 表现为广泛的口腔黏膜糜烂伴皮肤典型的虹膜状红斑损害，且除口腔黏膜外，还有外生殖器黏膜受累，综合分析后考虑诊断为重型多形红斑。结合其发病前"口内有溃烂伴小疱"，其病因很可能是单纯疱疹病毒感染。

（3）欲明确诊断，患者 1 需做何检查？

［答］1）血常规结果可见白细胞计数增加，中性粒细胞百分比和绝对数增高，嗜酸性粒细胞百分比增高等。

2）组织病理学检查可酌情选做，其结果可表现为口腔黏膜非特异性炎症。上皮细胞内和细胞间水肿，上皮内可有疱或裂形成，也可在上皮下形成大疱，无棘层松解。结缔组织水肿伴炎性细胞浸润，早期以嗜酸性粒细胞为主，逐渐转为中性粒细胞居多。血管扩张，血管内皮细胞肿胀及血管壁增厚，血管周围可见以淋巴细胞为主的混合炎性细胞浸润。

（4）欲明确诊断，患者 2 需做何检查？

［答］1）血常规结果可见白细胞计数增加，中性粒细胞绝对数增高，嗜酸性粒细胞

百分比增高等。

2）病损区涂片 PCR 检测。

[结果] 呈阳性。

3）组织病理学检查可酌情选做，结果同病例 1。

（5）两名患者的诊断和诊断依据是什么？

[答] 诊断：轻型多形红斑（患者 1）、重型多形红斑（患者 2）。

诊断依据如下：

1）起病急，病程短（病程特点）。

2）发病前的用药史（患者 1）、病毒感染史（患者 2）（病因依据）。

3）口腔黏膜广泛糜烂伴皮肤典型的虹膜状红斑损害（患者 1）；除口腔黏膜及皮肤表现外，伴有生殖器黏膜损害（患者 2）（症状依据）。

4）血常规见白细胞计数增加，嗜酸性粒细胞百分比增高（患者 1）；白细胞计数增加，嗜酸性粒细胞百分比增高，病损区涂片 PCR 检测阳性（患者 2）（实验室检查依据）。

（6）应与哪些疾病鉴别诊断？

[答] 1）疱疹性龈口炎。

• 鉴别症状：口腔广泛性糜烂，上覆假膜。

• 排除依据：疱疹性龈口炎患者口腔黏膜上有成簇小水疱，易溃破形成小的表浅溃疡相互融合，多伴有发热等全身症状；除口周皮肤外，一般无皮肤病损；细胞核内有嗜酸性病毒包涵体。

2）天疱疮。

• 鉴别症状：口腔广泛性糜烂，上覆假膜。

• 排除依据：天疱疮呈慢性病程；皮肤黏膜以水疱大疱损害为特征，病损有边缘扩展现象及尼氏征阳性；病理表现主要为上皮内疱和棘层松解。

3）斯－约综合征（SJS）与中毒性表皮坏死松解症（TEN）。

• 鉴别症状：口腔广泛性糜烂，上覆假膜。

• 排除依据：SJS 与 TEN 是严重的皮肤黏膜疾病，是同一疾病谱的不同阶段。其临床特征为水疱、表皮剥脱和多部位黏膜炎，伴有系统功能紊乱。SJS 与 TEN 呈急性病程，发病突然，进展迅速，病死率高。

（7）如何区分轻型多形红斑和重型多形红斑？

[答] 多形红斑根据皮肤及黏膜的受累情况分为轻型多形红斑和重型多形红斑。轻型多形红斑皮损小于体表总面积的 10%，且只有单部位黏膜受累（如口腔）；重型多形红斑皮损也小于体表总面积的 10%，但黏膜病损至少累及两个部位。

（8）为明确患者是否存在单纯疱疹病毒感染，可以做哪些实验室检查？

[答] 皮损部位做单纯疱疹病毒抗原检测或病损区涂片 PCR 检测，若结果为阳性，则明确单纯疱疹病毒感染。

（9）变态反应有哪些类型？各自有什么特点？

[答] 根据反应发生的速度、发病机制和临床特征，变态反应分为Ⅰ型变态反应、

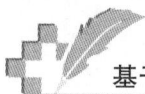

Ⅱ型变态反应、Ⅲ型变态反应和Ⅳ型变态反应。Ⅰ~Ⅲ型变态反应由抗体介导，可经血清被动转移；Ⅳ型变态反应由 T 细胞介导，可经细胞被动转移。Ⅰ型变态反应发生速度最快，一般在第二次接触抗原后数分钟内出现临床症状，故称速发型变态反应，其介导物质是肥大细胞和 IgE。引起Ⅱ型变态反应的抗体主要为 IgG 或 IgM。口腔黏膜发病与此型变态反应的关系较少。Ⅲ型变态反应主要由免疫复合物介导，参与反应的抗体多为 IgG 和 IgM，形成的免疫复合物沉积于肾小球基底膜、血管壁或皮肤等而造成损害。Ⅳ型变态反应由抗原特异性致敏效应 T 细胞介导，该型变态反应一般在接触变应原24~72小时发生，故又称迟发型变态反应。

4. 治疗要点解析

（1）治疗计划：排查可能的致敏因素，避免再次接触（患者 1 需记录发病前所服用的解热镇痛药物，避免再次服用；患者 2 需增强体质，减少单纯疱疹复发）；局部消炎、止痛、促愈合，辅以全身治疗及支持治疗。

（2）可采用复方氯己定溶液等口内含漱，地塞米松磷酸钠注射液等糖皮质激素制剂雾化，或稀释后局部含漱、湿敷，利多卡因或苯佐卡因制剂局部止痛。

（3）全身治疗：考虑患者身体正处于超敏阶段，反应性往往增高，应慎用药物，以防接触新的变应原而加重超敏反应。多形红斑的治疗可根据病损范围选用口服糖皮质激素，轻型多形红斑可选用泼尼松 20~30mg/d，重型多形红斑可选用泼尼松 50~60mg/d。如患者存在糖皮质激素的使用禁忌，可以考虑使用抗组胺药，如氯雷他定或盐酸西替利嗪。

（4）支持治疗：给予高营养、高蛋白食物，大量维生素等，以利于度过有自限性的病程。

【教师参考要点】

多形红斑是口腔黏膜科常见病之一。通过对多形红斑的学习，学生应掌握：

1. 变态反应性疾病的临床表现和诊断标准。

2. 局部治疗、全身治疗及支持治疗在变态反应性疾病治疗中的作用（避免滥用药物，加重患者临床症状）。

3. 从病史、临床表现中寻找诊断依据，锻炼连贯的系统的临床思维。

病例 5　口腔扁平苔癣

【关键知识点】

1. 口腔扁平苔藓的临床表现和分型。

2. 口腔扁平苔藓的诊断。

3. 口腔扁平苔藓的鉴别诊断。

4. 口腔扁平苔藓的治疗原则及常用治疗药物。

【参考文献】

陈谦明，2019. 口腔黏膜病学［M］. 5 版. 北京：人民卫生出版社.

李秉琦，2011. 李秉琦实用口腔黏膜病学［M］. 北京：科学技术文献出版社.

MICHAEL GLICK，2015. Burket's Oral medicine［M］. 12th ed. New Delhi：CBS Publishers & Distributors.

陈谦明，曾昕，2014. 案析口腔黏膜病学［M］. 北京：人民卫生出版社.

SCULLY C，CARROZZO M，2008. Oral mucosal disease：Lichen planus［J］. Br J Oral Maxillofac Surg，46（1）：15-21.

【病例课堂】

1. 病史

患者 1：×××，女，42 岁。

主诉：双颊反复溃烂 1 年。

现病史：患者近 1 年来双颊反复疼痛溃烂，进食辛辣热食疼痛加重，于当地医院就诊，诊断为口腔溃疡，予以药物治疗（曲安奈德注射液＋复方氯己定漱口液＋炎宁颗粒＋2％碳酸氢钠溶液＋谷维素片），效果欠佳。平素体质可，睡眠可，大小便正常。1 个多月前行全身体检，除丙肝外未见明显异常。否认手术史、外伤史及药物过敏史，否认长期服用药物史。

查体：体温，36.4℃；脉搏，75 次/分钟；呼吸，20 次/分钟；血压，115/64mmHg。

专科检查：双颊、舌背广泛网状白色珠光条纹伴充血糜烂，双侧舌腹见白色珠光条纹伴轻度充血，未见明显糜烂，下唇唇红处可见白色网纹伴轻度充血，病损未超过唇红缘。余口腔黏膜未见明显异常。口内无充填物与修复体。患者 1 颊部病损见图 6-9。

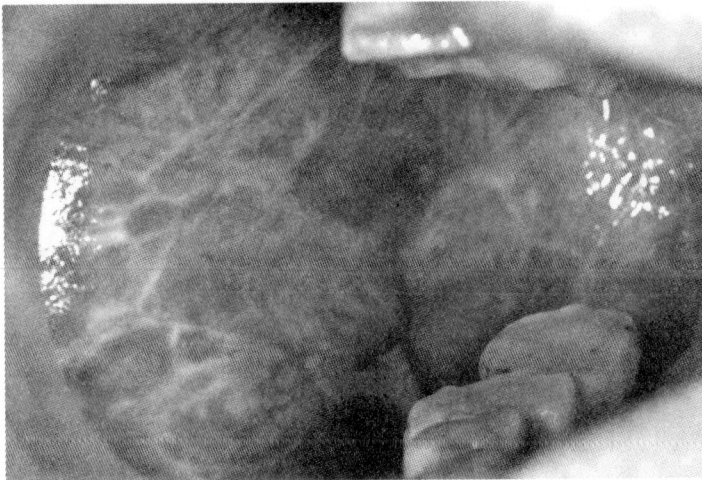

图 6-9　患者 1 颊部病损

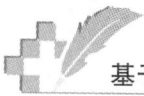

患者 2：×××，男，28 岁。

主诉：舌背出现白色斑块 2 个月。

现病史：2 个月前患者自觉舌背粗糙，进食辛辣食物后舌背有轻度不适感。照镜自检发现舌背出现白色斑块，自服多种维生素治疗，无效，遂来就诊。平素体质可，睡眠可，大小便正常。否认系统疾病史、手术史、外伤史及药物过敏史，否认长期服用药物史。

查体：体温，36.7℃；脉搏，68 次/分钟；呼吸，20 次/分钟；血压，109/70mmHg。

专科检查：舌背散在多个白色斑块，为类圆形，直径 5~15mm。病损表面较光滑，无充血、触痛。余口腔黏膜未见明显异常。口内无过锐牙尖，无残根/残冠，无充填物与修复体。患者 2 舌部病损见图 6-10。

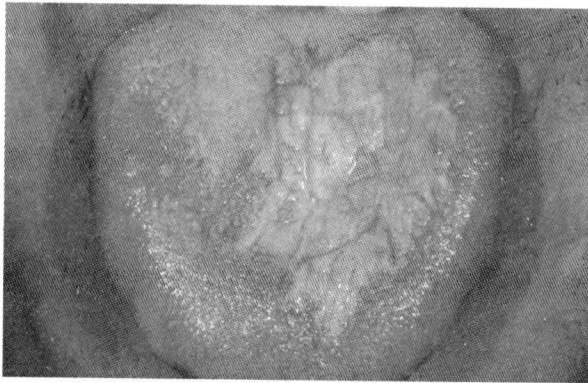

图 6-10　患者 2 舌部病损

2. 症状解读

（1）患者 1 口腔黏膜出现白色斑纹。

<解析>主要考虑口腔黏膜斑纹类疾病，包括口腔扁平苔藓、盘状红斑狼疮、口腔苔藓样反应等。

（2）患者 1 全身体检提示患有桥本甲状腺炎。

<解析>患者的口腔病损可能是口腔扁平苔藓。既往多项研究提示，一部分口腔扁平苔藓的发生与桥本甲状腺炎相关。

（3）患者 1 下唇唇红处可见白色网纹伴轻度充血，病损未超过唇红缘。

<解析>提示该病损不倾向于视作盘状红斑狼疮的唇部病损。

（4）患者 2 舌背出现白色斑块。

<解析>主要考虑口腔白色角化症、口腔白斑病、口腔扁平苔藓。

3. 互动性提问

（1）欲明确诊断，患者 1、患者 2 需做什么检查？

[答] 1）检查有无皮肤、指（趾）甲病损。

[结果]患者 1 皮肤未见病损；手指指甲甲体变薄、无光泽，表面见细鳞纵沟。患者 2 皮肤、指（趾）甲均未见病损。患者 1 指甲病损见图 6-11。

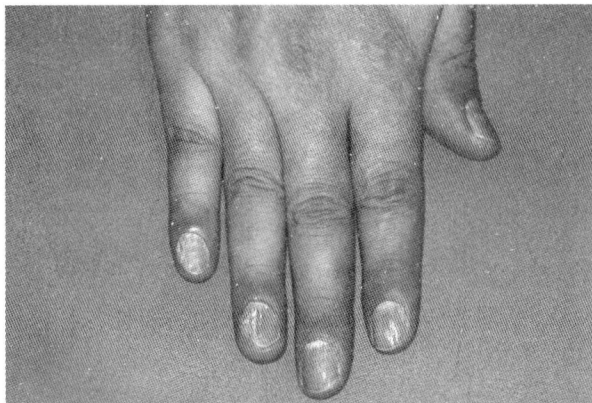

图6-11 患者1指甲病损

2）活检和组织病理学检查。

［结果］基底细胞液化变性，局限于结缔组织浅层的淋巴细胞为主的带状炎性细胞浸润，无上皮异常增生。患者1、患者2颊部黏膜活检病理HE染色图见图6-12。

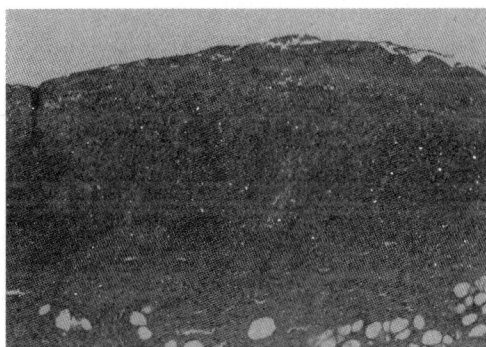
患者1

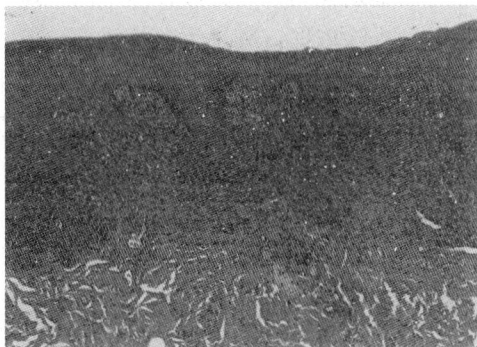
患者2

图6-12 患者1、患者2颊部黏膜活检病理HE染色图

3）免疫病理学检查，必要时用于鉴别诊断。

（2）患者的诊断和诊断依据是什么？

［答］糜烂型口腔扁平苔藓（患者1）、非糜烂型/斑块型口腔扁平苔藓（患者2）。

诊断依据如下：

1）慢性病程（病程特点）。

2）口腔黏膜广泛网状白色珠光条纹伴充血糜烂，指甲病损（患者1）；舌背散在白色斑块（患者2）（症状依据）。

3）病损组织HE染色显示：基底细胞液化变性，局限于结缔组织浅层的淋巴细胞为主的带状炎性细胞浸润，无上皮异常增生（实验室检查依据）。

（3）应与哪些疾病鉴别诊断？

［答］1）口腔苔藓样反应。

• 鉴别症状：口腔黏膜广泛网状白色珠光条纹伴充血糜烂。

• 排除依据：口腔苔藓样反应一般分为药物性苔藓样损害、接触性苔藓样损害和

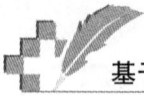

移植物抗宿主反应性苔藓样损害。患者1无可疑药物长期用药史、手术史、口内充填物和修复体。口腔苔藓样反应的组织病理学表现：固有层除淋巴细胞浸润外，尚有嗜酸性粒细胞和浆细胞浸润，且伴有棘细胞层变性、水肿，形成细胞凋亡和胶样小体。

2）盘状红斑狼疮。

• 鉴别症状：口腔黏膜广泛网状白色珠光条纹伴充血糜烂，唇红处可见白色网纹伴轻度充血。

• 排除依据：盘状红斑狼疮的口腔黏膜损害呈圆形或椭圆形红斑或糜烂，中央萎缩变薄，四周有放射状细短白纹，唇红部病损往往超过唇红缘。

3）口腔白色角化症。

• 鉴别症状：舌背散在多个白色斑块。

• 排除依据：口腔白色角化症指长期受到机械或化学因素刺激导致口腔黏膜白色角化斑块。斑块一般为灰白色或白色，边界不清，表面平滑，柔软。除去刺激因素后，病损可逐渐消退。患者2无明显刺激因素。

4）口腔白斑病。

• 鉴别症状：舌背散在多个白色斑块。

• 排除依据：斑块为白色或白垩状，表面粗糙，质地稍硬。斑块型口腔扁平苔藓与口腔白斑病根据临床表现有时很难鉴别，组织病理学检查对鉴别有重要意义。口腔白斑病的主要病理变化是上皮增生，伴有过度正角化或过度不全角化。

（4）口腔扁平苔藓根据病损形态特征，一般分为哪些类型？每型的主要临床特点及需要注意的鉴别诊断是什么。

［答］1）网纹型口腔扁平苔藓：灰白色花纹稍高于黏膜表面，交织成网状，多见于双颊、前庭沟、咽旁等部位，发生于下唇的病损需要注意与盘状红斑狼疮鉴别。

2）斑块型口腔扁平苔藓：表现为白色斑块，大小不一，形状不规则，多发生在舌背。需要注意与口腔白斑病鉴别。

3）萎缩型口腔扁平苔藓：病损处上皮萎缩变薄，常伴充血，周缘一般可见白色网纹。发生于牙龈的广泛的萎缩型口腔扁平苔癣需注意与类天疱疮、浆细胞性龈炎等鉴别。

4）水疱型口腔扁平苔藓：病损处慢性炎症造成上皮与上皮下结缔组织分离而形成水疱。水疱呈透明或半透明状。摩擦易破，病损周围可伴有白色网纹或斑块。此型需注意与大疱性疾病鉴别。

5）糜烂型口腔扁平苔藓：白色珠光网纹中伴有不规则糜烂面，上覆黄色假膜，周缘充血、水肿。此型需注意与大疱性疾病及变态反应性疾病鉴别。

6）丘疹型口腔扁平苔藓：灰白色丘疹斑点凸起于黏膜表面，周围常可见白色斑纹，多出现于颊和舌背黏膜。发生在颊部的病损需与迷脂腺症鉴别。

（5）口腔扁平苔藓在病史收集的过程中为什么需要注意长期用药史、口腔治疗史、手术史等信息？

［答］口腔苔藓样损害又称为口腔苔藓样反应，是临床表现及组织病理与口腔扁平苔癣相似的一类疾病。该病可因口服药物或黏膜与充填材料、修复体接触引起（分别为

药物性苔藓样损害和接触性苔藓样损害）。当停止使用引起反应的药物，或去除引起病变的物体后，苔藓样损害就明显减轻或消失。还有一种移植物抗宿主反应性苔藓样损害，多见于骨髓移植后的患者。因此，为了排查苔藓样损害，在收集病史时需要注意以上信息。

4. 治疗要点解析

（1）治疗计划：积极排查可能的诱因并治疗可能的相关全身疾病，全身治疗辅以局部治疗。

（2）全身治疗：对于患者1，在积极治疗桥本甲状腺炎并排除禁忌证的情况下可以口服小剂量糖皮质激素，如泼尼松20~30mg/d，口服1~2周，之后可酌情选用免疫抑制剂，如羟氯喹100~200mg，一日2次（用药期间，建议每3~6个月做1次眼科检查）。同时可口服抗氧化剂，如β-胡萝卜素300mg/d或番茄红素8mg/d。患者2可以口服免疫抑制剂和抗氧化剂治疗。

（3）局部治疗：局部可采用糖皮质激素制剂注射或涂搽。曲安奈德注射液或倍他米松注射液与2%利多卡因1∶1稀释后行病损区黏膜下注射，7~14天一次；曲安奈德口腔软膏或0.05%氯倍他索凝胶局部涂搽。对于伴有糜烂的患者，建议同时采用复方氯己定漱口液或复方硼砂溶液含漱，局部消毒防腐，控制真菌。

（4）鉴于口腔扁平苔藓属于口腔黏膜潜在恶性疾病，应注意定期随访观察。

【教师参考要点】

口腔扁平苔藓是口腔黏膜门诊最常见的疾病之一。通过学习，学生应掌握：

1. 口腔扁平苔藓的临床表现、诊断与鉴别诊断。

2. 口腔扁平苔藓的治疗方案。

3. 从病史、临床表现中寻找诊断依据，根据诊断选择治疗方案，锻炼连贯的系统的临床思维。

病例 6　口腔白斑病

【关键知识点】

1. 口腔白斑病的定义。

2. 口腔白斑病的临床表现和分型。

3. 口腔白斑病的诊断。

4. 口腔白斑病的鉴别诊断。

5. 口腔白斑病的治疗原则。

6. 口腔潜在恶性疾病的定义。

7. 口腔白斑病的癌变倾向及常用辅助诊断方法。

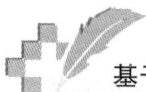

【参考文献】

陈谦明，2019. 口腔黏膜病学［M］. 5 版. 北京：人民卫生出版社.

李秉琦，2011. 李秉琦实用口腔黏膜病学［M］. 北京：科学技术文献出版社.

MICHAEL GLICK，2015. Burket's Oral medicine［M］. 12th ed. New Delhi：CBS Publishers & Distributors.

陈谦明，曾昕，2014. 案析口腔黏膜病学［M］. 北京：人民卫生出版社.

中华口腔医学会口腔黏膜病专业委员会（陈谦明执笔整理），2011. 口腔白斑病的定义与分级标准（暂行）［J］. 中华口腔医学杂志，46（10）：579－580.

EL-NAGGAR A K，CHAN J K，GRANDIS J R，2017. WHO Classification of Head and Neck Tumours［M］. 4th ed. France：Iarc.

【病例课堂】

1. 病史

患者 1：×××，男，74 岁。

主诉：出现左颊白色病损 3 个月。

现病史：患者 3 个月前在当地医院就诊时发现左颊内侧白色斑块，患者有粗糙感，无疼痛等其他不适症状。平素体质可，睡眠可，胃口可，大小便正常。吸烟 50 年，每日 20～40 支，有饮酒史，否认咀嚼槟榔史、系统疾病史、家族遗传史。

查体：体温，36.1℃；脉搏，71 次/分钟；呼吸，20 次/分钟；血压，130/74mmHg。

专科检查：左颊白色斑块大小约 3.5 cm×1.5cm，病损高出黏膜表面，表面粗糙有皲裂，边界清楚，未见充血糜烂。周围黏膜未见特殊。左颊白色斑块病损见图 6-13。

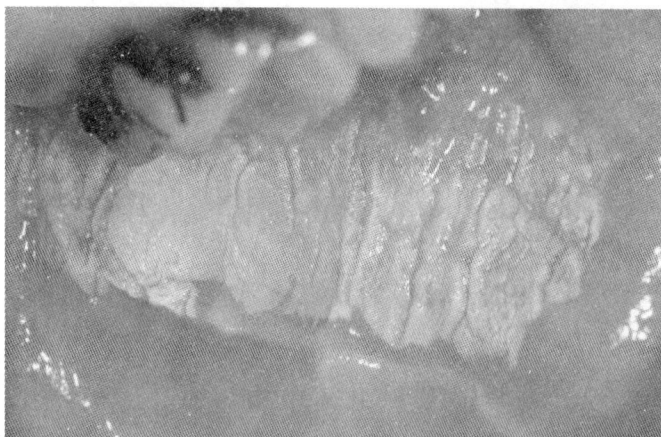

图 6-13　左颊白色斑块病损

患者 2：×××，女，81 岁。

主诉：5 个月前发现口内白色斑片。

现病史：患者 5 个月前发现口内白色斑块，局部有粗糙感，伴有进食辛辣食物刺激痛。平素体质可，睡眠可，胃口可，大小便正常。否认饮酒史、咀嚼槟榔史，诉高血压病史、母亲食管癌病史。

查体：体温，36.5℃；脉搏，73 次/分钟；呼吸，21 次/分钟；血压，145/91mmHg。

专科检查：下唇内侧、下颌前牙区前庭沟、下颌前牙区牙槽嵴有广泛不规则灰白色斑块病损，表面粗糙呈刺状，明显高出黏膜，病损局部质稍硬。周围口腔黏膜未见明显异常。下唇内侧、下颌前牙区前庭沟、下颌前牙区牙槽嵴广泛不规则灰白色斑块病损见图 6-14。

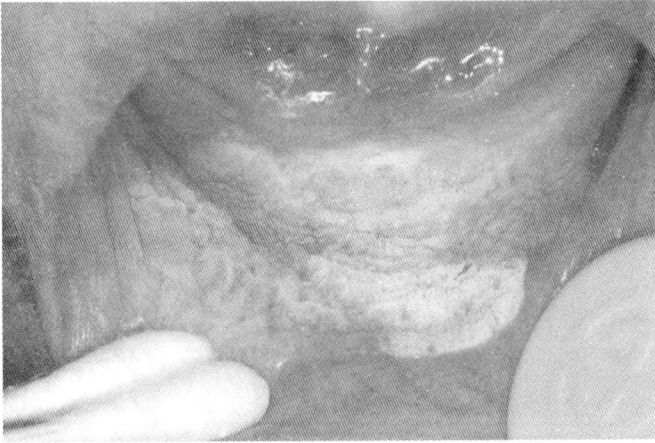

图 6-14 下唇内侧、下颌前牙区前庭沟、下颌前牙区牙槽嵴广泛不规则灰白色斑块病损

2. 症状解读

（1）患者 1 颊黏膜出现局限性白色斑块。

<解析> 需要考虑口腔白斑病、口腔扁平苔藓、口腔白色角化症。

（2）患者 1 扪诊未触及基底。

<解析>提示病损可能仅局限于上皮。口腔白斑病是潜在恶性疾病，判断病损的范围和程度对治疗方案的选择有重要的参考价值。

（3）患者 1 有吸烟饮酒史。

<解析>烟草、乙醇等理化刺激因素是公认的口腔白斑发生的主要病因。这些理化刺激因素长期作用可导致黏膜的角化过程发生异常，从而导致疾病发生。

（4）患者 1 发现硬腭广泛的灰白色病损。

<解析>结合患者长期吸烟史，主要考虑烟草刺激引起的烟碱性口炎。

3. 互动性提问

（1）欲明确诊断，病例需做什么检查？

［答］1）根据临床表现，患者 1 和患者 2 主要考虑为口腔白斑病。在做出暂时性临床诊断的基础上应检查白色斑块周围有无明确刺激因素，如尖锐牙尖、残根/残冠及不良修复体，并做相应处理。

［结果］患者 1 白色斑块对应的左下后牙可见残根，边缘锐利。拔出残根观察 3 周后病损无改善。患者 2 的白色斑块周围未查见明确刺激因素。患者 1 和患者 2 做出肯定性临床诊断：口腔白斑病。

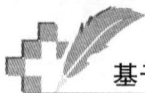

2）应做相关辅助检查判断其癌变风险。

［结果］患者1组织病理学结果显示：上皮单纯性增生，伴有过度正角化或过度不全角化；粒层明显，棘层增厚；上皮钉突伸长变粗，固有层和黏膜下层中有炎性细胞浸润。患者2组织病理学结果显示：上皮中度异常增生，伴有过度正角化或过度不全角化；粒层明显，棘层增厚；上皮钉突伸长变粗，固有层和黏膜下层中有炎性细胞浸润。患者1白色斑块活检HE染色图见图6-15。患者2白色斑块活检HE染色图见图6-16。

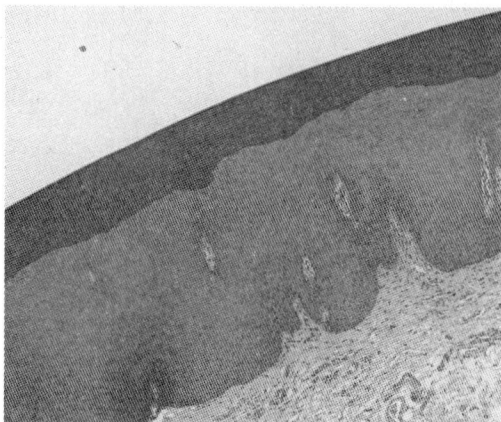

图6-15 患者1白色斑块活检HE染色图

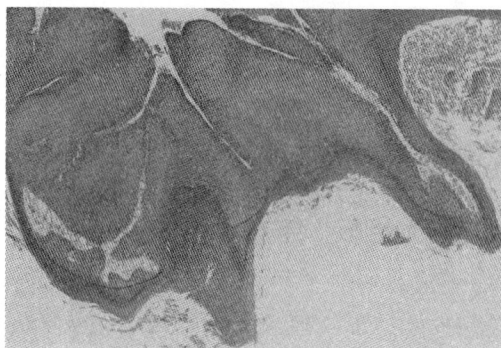

图6-16 患者2白色斑块活检HE染色图

（2）患者的诊断和诊断依据是什么？

［答］诊断：斑块型口腔白斑病不伴异常增生（患者1）、疣状型口腔白斑病伴中度异常增生（患者2）。

诊断依据如下：

1）患者为中老年人，病程较长（人群和病程特点）。

2）吸烟史（患者1）、癌症家族史（患者2）（病因依据）。

3）口腔黏膜白色斑块病损高出黏膜表面，表面粗糙有皲裂，边界清楚，未见充血糜烂（患者1）；有广泛不规则灰白色斑块病损，表面粗糙呈刺状，明显高出黏膜，病损局部质稍硬（患者2）（症状依据）。

4）组织病理学结果（实验室检查依据）。

（3）应与什么疾病鉴别诊断？

［答］1）口腔扁平苔藓。

• 鉴别要点：病损特点及病理结果。

• 排除依据：颊部有白色均质斑片，未见珠光白色丘疹组成的线状或圈状白纹；病理学结果符合口腔白斑病。

2）口腔白色角化病。

• 鉴别要点：局部刺激因素及病损特点。

• 排除依据：病损局部未见明确刺激因素；病损为白色均质斑片，突出于黏膜表面，边界清晰，触诊黏膜弹性降低。

3）白色海绵状斑痣。

• 鉴别要点：家族遗传史及病损特点。

• 排除依据：否认家族遗传史，病损特点不符合。

（4）口腔白斑病的癌变率有多高？

［答］各流行病学调查研究报道具有差异，原因可能是口腔白斑病的定义经历了演变、各研究的诊断标准和纳入人群不一致等。

（5）临床如何评估口腔白斑病的癌变倾向？

［答］口腔白斑病属于口腔潜在恶性疾病的一种。口腔白斑病的患者有 $3\%\sim5\%$ 发生癌变。病理学检查对于预测癌变最有价值。口腔白斑病患者的癌变倾向和以下因素有关：异常增生程度、白斑的临床分型、白斑的部位、病程、吸烟史、性别及白斑的面积。此外，还可综合运用脱落细胞学检查、甲苯胺蓝染色、窄带吸收光谱检测、自体荧光光谱检测及数字化椅旁显微成像系统来辅助判断癌变风险及选取活检部位。

（6）什么是口腔潜在恶性疾病？

［答］口腔潜在恶性疾病是指口腔内具有癌变风险的疾病。这里提到的癌变风险包括两层含义：其一，形态学改变的组织较外观正常的组织具有增高的癌变潜能；其二，该个体其他外观正常的口腔黏膜亦有发生癌变的风险。这个概念包含了既往口腔癌前病变和口腔癌前状态两个定义。目前公认的口腔潜在恶性疾病包括口腔白斑病、口腔红斑病、口腔黏膜下纤维性变、口腔扁平苔藓、盘状红斑狼疮、日光角化病、三期梅毒相关白斑、遗传性大疱性表皮松解症等。

（7）口腔白斑病的常见病因有哪些？

［答］口腔白斑病的常见病因有烟草等理化刺激因素、念珠菌感染、人乳头瘤病毒感染、微量元素缺乏、微循环改变、遗传易感性、脂溶性维生素缺乏等。

4. 治疗要点解析

（1）治疗应以去除局部刺激因素、严密监测为主，辅以药物治疗。

（2）要求患者戒烟。

（3）局部治疗药物可使用维生素 A 及维生素 E。

（4）必要时手术切除。

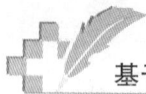

【教师参考要点】

口腔白斑病是口腔黏膜病科最常见的癌前病变之一。通过对该疾病的学习，学生应掌握：

1. 口腔白斑病的定义及诊断思路，即排除其他可能的口腔黏膜疾病，去除局部刺激因素后通过病理学检查得出最终结论。

2. 明确对口腔潜在恶性疾病这一定义的理解，即并非所有包含在该术语下的病变都会转变为癌，而是在这类病变中，仅有一部分形态学的变化具有增高的癌变潜能且预示着对于该个体而言，其他外观正常的口腔黏膜亦有在未来发生癌变的风险。

3. 锻炼思维逻辑，无症状不诊断，无诊断不治疗，建立连贯的系统的临床思维。

病例 7　寻常型天疱疮

【关键知识点】

1. 寻常型天疱疮的临床表现。
2. 寻常型天疱疮的病理表现。
3. 寻常型天疱疮的诊断和鉴别诊断。
4. 寻常型天疱疮的治疗。

【参考文献】

陈谦明，2019. 口腔黏膜病学［M］. 5 版. 北京：人民卫生出版社.

李秉琦，2011. 李秉琦实用口腔黏膜病学［M］. 北京：科学技术文献出版社.

MICHAEL GLICK，2015. Burket's Oral medicine［M］. 12th ed. New Delhi：CBS Publishers & Distributors.

陈谦明，曾昕，2014. 案析口腔黏膜病学［M］. 北京：人民卫生出版社.

MICHAEL KASPERKIEWICZ，CHRISTOPH T. ELLEBRECHT，HAYATO TAKAHASHI，JUN YAMAGAMI，DETLEF ZILLIKENS，AIMEE S. PAYNE，MASAYUKI AMAGAI，2017. Pemphigus［J］. Nature Reviews Disease Primers，26（3）：17026.

【病例课堂】

1. 病史

患者：×××，女，51 岁。

主诉：口内疼痛起疱 3 个多月。

现病史：患者自诉 3 个多月来口内黏膜反复溃烂，进食较硬食物后双颊及牙龈易起疱。前胸及后背皮肤起水疱。在当地医院就诊,予以头孢及维生素 B₂ 口服治疗,效果欠佳。平素体质可,4 个月前全身体检无明显异常。否认手术史、外伤史、家族史、药物过敏史。

查体:体温,36.7℃;脉搏,75 次/分钟;呼吸,21 次/分钟;血压,127/85mmHg。

专科检查:双颊及硬腭散在大面积不规则糜烂面,边界清晰,表面干净,假膜少或覆少量假膜。尼氏征(+),探针试验(+),揭皮试验(+)。前胸和后背皮肤可见散在水疱及疱破后的结痂面。腭部糜烂面见图 6-17。颊部糜烂面见图 6-18。皮肤损害见图 6-19。

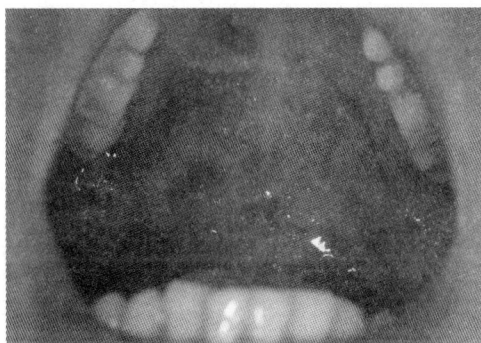

图 6-17 腭部糜烂面

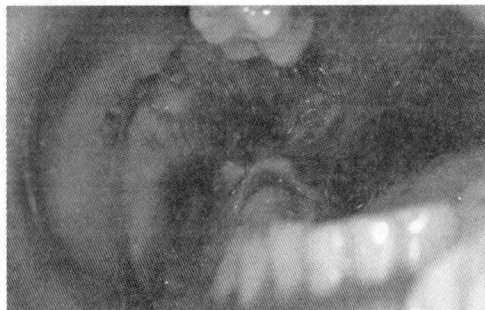

图 6-18 颊部糜烂面

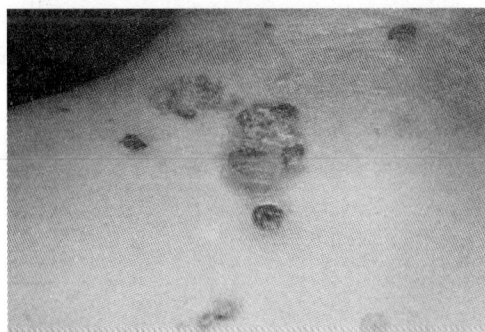

图 6-19 皮肤损害

(背部皮肤松弛性水疱及水疱破溃后遗留的糜烂面及痂壳)

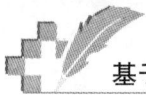

2. 症状解读

（1）患者黏膜出现大面积不规则糜烂面。

<解析>患者黏膜出现大面积不规则糜烂面可能的原因包括感染、过敏或免疫相关因素。常见的疾病包括单纯疱疹、变态反应性疾病、大疱性疾病或斑纹类疾病。结合本病例病程较长，前期无发热史，无特殊用药史、过敏史，应着重排查大疱性疾病和口腔扁平苔藓。

（2）患者进食较硬食物后双颊牙龈易起疱。

<解析>所患疾病可能为天疱疮、类天疱疮。前者为松弛性大疱，疱壁薄而透明；后者多为厚壁张力性大疱，少见的如大疱性表皮松解症、家族性良性慢性天疱疮。大疱性表皮松解症病情一般较重，且皮肤多有受累，愈合留有瘢痕；家族性良性慢性天疱疮一般有家族史。

（3）患者前胸和后背皮肤可见散在水疱及疱破后的结痂面。

<解析>主要考虑天疱疮、黏膜类天疱疮及大疱性类天疱疮。

3. 互动性提问

（1）欲明确诊断，患者需做什么检查？

[答] 1）应切取病损周围外观正常黏膜行组织病理学检查。

[结果] 活检组织 HE 染色镜下见棘层松解，上皮内疱形成。切取外观正常黏膜组织活检 HE 染色图见图 6-20。

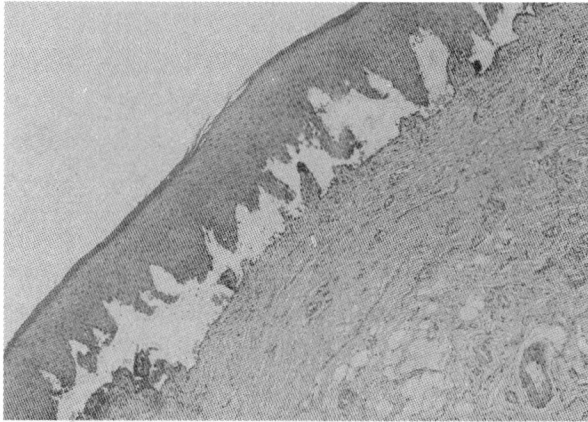

图 6-20　切取外观正常黏膜组织活检 HE 染色图

2）直接免疫荧光检查和大疱性疾病抗体 ELISA 检测。

[结果] 直接免疫荧光检查见棘细胞间 IgG 和 C3 呈网状沉积；ELISA 检测可见 Dsg3 抗体阳性，Dsg1 抗体阳性。

（2）患者的诊断和诊断依据是什么？

[答] 诊断为寻常型天疱疮。

诊断依据如下：

1）患者为中年女性，呈慢性病程（人群和病程特点）。

2）口腔黏膜反复起疱，摩擦易起疱，破溃后遗留的新鲜糜烂面形状不规则，边界清晰，表面干净，假膜少，周围黏膜无炎症反应；皮肤出现松弛性水疱；揭皮试验（＋），探针试验（＋），尼氏征（＋）（症状依据）。

3）活检 HE 染色可见棘层松解、上皮内疱（组织病理学依据）。

4）直接免疫荧光检查可见棘细胞间有 IgG 和 C3 的网状沉积，ELISA 检测结果显示 Dsg3 抗体阳性、Dsg1 抗体阳性（免疫诊断指标依据）。

（3）应与哪些疾病鉴别诊断？

［答］1）多形红斑。

· 鉴别症状：口腔黏膜大面积不规则糜烂面。

· 排除依据：该患者呈慢性病程，糜烂面假膜少，糜烂边缘探针可无痛性深入黏膜下方，尼氏征（＋），有皮肤松弛性水疱。

2）瘢痕性类天疱疮。

· 鉴别症状：口腔黏膜的疱性损害，疱破后形成糜烂面。

· 排除依据：尼氏征（＋），探针试验（＋），揭皮试验（＋）；组织病理学可见棘层松解、上皮内疱形成，上皮基底膜区未见明显异常。

3）大疱性表皮松解症。

· 鉴别症状：口腔黏膜受到摩擦等刺激后黏膜起疱、糜烂，有皮肤松弛性水疱。

· 排除依据：该患者无家族史，发育正常，毛发、指甲无明显异常；组织病理学检查可见棘层松解、上皮内疱；直接免疫荧光检查可见棘细胞间有 IgG 和 C3 的网状沉积。

4）家族性良性慢性天疱疮。

· 鉴别症状：口腔黏膜受到摩擦等刺激后黏膜起疱、糜烂，尼氏征（＋）；组织病理学检查可见棘层松解、上皮内疱。

· 排除依据：该患者无家族史；直接免疫荧光检查可见棘细胞间有 IgG 和 C3 的网状沉积；间接免疫荧光检查可见患者血清的棘细胞桥粒抗体在喉食管上皮和正常人皮肤出现网状沉积；ELISA 检测可见 Dsg3 抗体阳性。

（4）天疱疮的病因有哪些？

［答］由于患者体内产生了针对棘细胞间黏附物质的自身抗体，主要结合的靶抗原为桥粒芯蛋白，导致细胞间的紧密连接受到破坏，上皮内疱形成。

（5）长期使用糖皮质激素的并发症有哪些？

［答］长期使用糖皮质激素的并发症有消化道溃疡、糖尿病、高血压、骨质疏松、库欣综合征、各种感染和中枢神经系统毒性等。

（6）天疱疮的非激素类疗法有哪些？

［答］天疱疮的非激素类疗法：①免疫抑制剂，如硫唑嘌呤、吗替麦考酚酯；②生物制剂，如利妥昔单抗；③静脉滴注大剂量免疫球蛋白；④血浆置换和免疫吸附治疗等。

（7）糖皮质激素使用前需要做的检查有哪些？

［答］使用糖皮质激素前应进行体重、血压、血常规、血糖、肝肾功能、电解质、尿常规、大便常规、胸腹部 CT 检查，以及骨密度检测、结核菌素试验、乙肝标志物定

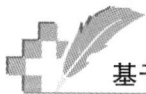

量检测等，排查长期应用糖皮质激素的禁忌证，排除潜在肿瘤和感染性疾病。

4. 治疗要点解析

（1）治疗原则：以控制新发损害、促进病损愈合为主。

（2）寻常型天疱疮的治疗措施。

1）一般治疗：大疱和大面积糜烂患者应给予高营养、易消化的饮食，注意水、电解质与酸碱平衡。保证睡眠充足，防止感冒和继发感染。

2）局部治疗：局部处理的原则是抗炎、促愈合、消毒防腐和止痛。可采用的方法：局部使用糖皮质激素软膏、糊剂，必要时可行糖皮质激素口腔黏膜损害下浸润注射，以减轻局部炎症；局部使用表皮生长因子促进糜烂愈合；氯己定溶液含漱防止细菌感染，2.5%碳酸氢钠溶液含漱防止口腔念珠菌感染；疼痛明显者可用2%利多卡因涂糜烂处。

3）全身药物治疗。

• 首选激素治疗，遵循"早期应用，足量控制，合理减量，适量维持"的原则。起始阶段可酌情给予泼尼松 0.5~1.5mg/（kg·d）；病情控制后可每 1~2 周递减原药量的 10%；剂量低于 30mg/d 时，应缓慢谨慎减量，以免复发。使用激素时应尽量顺应生理性激素分泌周期，晨起顿服。用药前应注意排查激素使用禁忌，治疗期间注意监控并发症。

• 为预防和减轻糖皮质激素治疗的并发症，应适当给予一些辅助用药，如预防骨质疏松的钙制剂、抗酸剂和胃黏膜保护剂、补钾制剂。

• 对糖皮质激素不敏感的患者，可联合应用免疫抑制剂如硫唑嘌呤、吗替麦考酚酯等。

【教师参考要点】

天疱疮是一种严重的自身免疫性大疱性疾病，寻常型天疱疮是最常累及口腔黏膜的亚型。通过对寻常型天疱疮的学习，学生应掌握：

1. 寻常型天疱疮的临床表现、组织病理学表现、免疫检查特点及其在具体疾病诊断和鉴别诊断中的应用。

2. 了解糖皮质激素在天疱疮治疗中的地位和作用、使用原则，以及激素治疗前、中对患者全身状况的监控。

3. 锻炼思维逻辑，无症状不诊断，无诊断不治疗，建立连贯的系统的临床思维。

（江潞　郑巧　刘孝宇）

第七章　颌面部感染与神经疾患

颌面部感染与炎症是口腔急诊中常见的疾病，从单纯的冠周炎到严重威胁生命的间隙感染均可涉及。本章遴选了 8 个口腔颌面外科典型案例，全面地展示了临床上各类疾病的特征。通过对这 7 个感染病例的学习，学生要掌握这类疾病的临床表现、治疗原则和治疗方法，并结合影像学、血常规等检查明确诊断，形成综合分析临床信息做出诊断和鉴别诊断的能力，建立起基于具体病例具体分析的科学临床思维。本章还包括 1 例三叉神经痛的病例，通过系统的临床问诊和检查帮助学生理解三叉神经痛的特点和治疗原则，并加深对此类疾病的认识。

病例 1　智齿冠周炎

【关键知识点】

1. 化脓性感染的普遍特点。
2. 智齿冠周炎的临床表现。
3. 智齿冠周炎的诊断及鉴别诊断。
4. 智齿冠周炎的治疗原则。
5. 冠周冲洗的操作。
6. 阻生智齿拔除的适应证。

【参考文献】

张志愿，俞光岩，2012.口腔颌面外科学［M］. 7 版.北京：人民卫生出版社.

【病例课堂】

1. 病史

患者：×××，男，23 岁。

主诉：右下牙肿痛 3 天，加重 1 天。

现病史：患者自诉 3 天前开始出现右下后牙区疼痛，进食咀嚼时为甚，1 天前疼痛

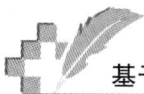

加重，后牙无法正常咬合，并出现张口疼痛、受限，伴头痛、畏寒，自诉发病以来纳差。

既往史：无特殊。

查体：体温，37.2℃；脉搏，84 次/分钟；呼吸，22 次/分钟；血压，126/80mmHg。

专科检查：患者面色潮红，右面颊轻微肿胀，弥漫性轻压痛，无凹陷性水肿，右下颌下淋巴结触及肿大，挤压痛（＋）。张口度一横指。口内清洁卫生状况不佳。46 牙殆面有树脂充填物，46 牙、47 牙颊侧牙龈及前庭沟肿胀、充血。48 牙口内未见。

2. 症状解读

（1）患者无法正常咬合。

＜解析＞急性发作的无法正常咬合的原因可能是关节脱位或颌骨骨折等导致的咬合错乱、急性根尖周炎导致的咬合痛或冠周和磨牙后垫区软组织肿胀。本病例需要进一步检查，排除 46 牙、47 牙的根尖周炎。

（2）面颊部轻微肿胀。

＜解析＞急性面颊部肿胀可见于感染、外伤，肿瘤导致的急性面颊部肿胀多伴有感染或创伤。结合病史，本病例首先应考虑感染。面颊部肿胀应注意肿胀的部位，在临床上应注意区别面颊部和腮腺咬肌区的肿胀中心部位的差异。伴有弥漫性轻压痛表示尚未有明确的颊间隙感染脓肿形成的指征，主要考虑颊部的反应性肿胀。

（3）46 牙、47 牙颊侧牙龈及前庭沟区域充血、肿胀。

＜解析＞该部位的肿胀提示有炎症浸润，可能来自 46 牙、47 牙根尖周炎或 48 牙冠周炎，需要进一步检查以鉴别。

（4）患者开口受限。

＜解析＞开口受限可能是关节功能紊乱、肿瘤或感染等导致，在感染性疾病中主要是升颌肌群或附丽处炎性刺激导致。智齿冠周炎因为颞肌下端附丽处受累可导致开口受限。

3. 互动性提问

（1）欲明确诊断，患者需做什么检查？

［答］1）应检查 46 牙、47 有无叩痛。

［结果］无叩痛。

2）应检查前庭沟有无波动感或局限性压痛。

［结果］有轻压痛，但无波动感。

［注］该患者不宜穿刺（因压痛点尚未局限也无凹陷性水肿）

3）全口曲面断层片检查。

［注］牙片（开口受限）和 CBCT（略显过度）不适合该患者。

全口曲面断层片检查结果见图 7-1。

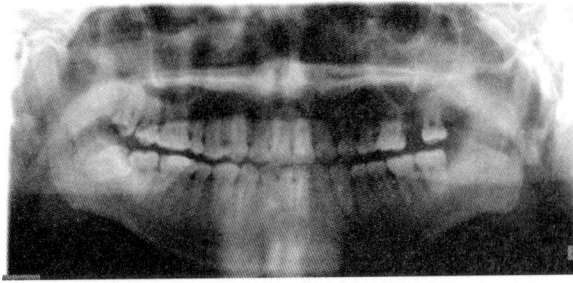

图 7-1　全口曲面断层片检查结果

4）血常规检查。

血常规检查结果见表 7-1。

表 7-1　血常规检查结果

项目	结果	单位
白细胞计数	10.43	$10^9/L$
血小板计数	291.00	$10^9/L$
红细胞计数	4.45	$10^{12}/L$
血红蛋白浓度	128.00	g/L
红细胞压积	41.20	%
平均红细胞体积	92.60	fL
中性粒细胞百分比	83.30	%
淋巴细胞百分比	12.70	%
单核细胞百分比	2.90	%
嗜酸性粒细胞百分比	0.40	%
嗜碱性粒细胞百分比	0.70	%
中性粒细胞绝对值	8.35	$10^9/L$
淋巴细胞绝对值	1.88	$10^9/L$
单核细胞绝对值	0.46	$10^9/L$
嗜酸性粒细胞绝对值	0.10	$10^9/L$
嗜碱性粒细胞绝对值	0.15	$10^9/L$
平均血小板体积	10.90	fL

（2）诊断和诊断依据是什么？

［答］1）右下颌智齿冠周炎。

诊断依据如下：

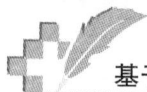

- 患者为青年男性，起病急，发展快（人群和病程特点）。
- 全口曲面断层片显示阻生牙存在（病因依据）。
- 体温升高，局部肿、痛、充血及开口受限（症状依据）。
- 白细胞总数、中性粒细胞绝对值、中性粒细胞百分比升高（实验室检查依据）。

2）右下颌智齿中位前倾阻生。

诊断依据如下：

- 全口曲面断层片（影像学依据）。
- 47 牙颊侧牙龈肿胀、充血（继发疾病依据）。

（3）应与哪些疾病鉴别诊断？

1）颊间隙感染。

- 鉴别症状：面颊部水肿、开口受限。
- 排除依据：压痛点弥漫未局限，无凹陷性水肿。

2）下颌后牙牙髓炎、根尖周炎。

- 鉴别症状：46 牙、47 牙颊侧肿胀。
- 排除依据：46 牙、47 牙无叩痛，全口曲面断层片未见 46 牙、47 牙根尖周暗影。

3）下颌骨骨髓炎。

- 鉴别症状：前庭沟充血、肿胀，白细胞数升高。
- 排除依据：病史仅 3 天，肿胀部位未位于腮腺咬肌区，白细胞计数升高程度不严重，46 牙、47 牙无叩痛，全口曲面断层片无病灶牙。

（4）智齿冠周炎感染扩散的途径有哪些？

［答］智齿冠周炎可扩散导致周围间隙感染（颊间隙、咬肌间隙、翼下颌间隙、下颌下间隙、咽旁间隙、舌下口底间隙）、扁桃体周围脓肿等，也可扩散并积聚在下颌第一磨牙颊侧骨膜下，形成脓肿和瘘管。

（5）抗菌药物使用的原则是什么？

［答］常规用青霉素或头孢类抗菌药物，需要询问过敏史，必要时应做皮试，可联合使用甲硝唑（替硝唑或奥硝唑），作为治疗性用药，应连续使用 3 天以上。

（6）下颌阻生智齿拔除时主要的阻力来自何处，如何解除？

［答］下颌阻生智齿拔除时，主要阻力有邻牙阻力、骨阻力和软组织阻力。该患者三种阻力均存在。软组织阻力可以翻瓣来解除，邻牙阻力需要分牙（劈冠或涡轮钻分牙）来解除，根部的骨阻力可使用牙挺、增隙或剖根等方法解除。

（7）该患者拔牙可能的并发症有哪些？

［答］该患者拔牙可能的并发症主要是术后出血、感染、下牙槽神经功能障碍和邻牙损伤等。

4. 治疗要点解析

（1）治疗原则：以局部处理为主，辅以全身抗感染治疗，择期拔除阻生智齿。

（2）冠周冲洗要点：

1）进一步检查 47 牙远中盲袋有无脓液积聚，有脓肿且引流不通畅者应切开引流。

2）局部以生理盐水和双氧水轮流冲洗，冲洗应彻底，但操作要轻柔。

3）冲洗后、上药前，局部应干燥、隔湿。

4）根据感染控制情况，局部应冲洗 2～3 天，每天 1 或 2 次。

（3）口服或静脉输注抗菌药物 3 天以上。

（4）该患者智齿无法正常萌出，并已导致感染，有拔牙适应证。

（5）术后医嘱：注意休息，保持口腔卫生，2 小时内避免漱口。

【教师参考要点】

1. 掌握感染性疾病"红、肿、热、痛和功能障碍"五大症状的临床表现及其在具体疾病诊断和鉴别诊断中的应用。

2. 体会局部处理在感染性疾病治疗中的作用，避免滥用抗菌药物。在治疗中要有全身观点，但不依赖全身用药。

3. 锻炼思维逻辑，无症状不诊断，无诊断不治疗，建立连贯的系统的临床思维。

病例 2 口腔颌面部间隙感染

【关键知识点】

1. 口腔颌面部间隙感染的普遍特点。

2. 口腔颌面部间隙感染的临床表现。

3. 口腔颌面部间隙感染的诊断及鉴别诊断。

4. 口腔颌面部间隙感染的治疗原则。

5. 切开引流的适应证。

6. 切开引流的方法。

【参考文献】

张志愿，俞光岩，2012. 口腔颌面外科学［M］. 7 版. 北京：人民卫生出版社.

【病例课堂】

1. 病史

患者：×××，女，67 岁。

主诉：左上牙反复肿痛 1 个月，左面部肿痛 6 天多。

现病史：患者自诉 1 个月前开始出现左上前牙区肿痛，进食咀嚼时疼痛加剧。自行口服抗生素（甲硝唑，用量不详）后缓解。6 天多前左面部肿胀、疼痛，左上前牙疼痛加剧。

既往史：无特殊。

查体：体温，37.6℃；脉搏，85 次/分钟；呼吸，22 次/分钟；血压，148/85mmHg。

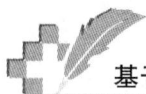

专科检查：患者面色潮红，面部不对称，左侧眶下区肿胀，范围波及内眦、下眼睑及颧部，睑裂缩小，无法睁大眼，左侧鼻唇沟消失；局部皮肤发红、发亮、皮温高，压痛（＋），可扪及波动感；上下颌金属烤瓷桥修复，22牙～25牙根方牙龈红肿，前庭沟变浅，压痛明显，有波动感。

2. 症状解读

（1）患者面部肿胀。

<解析>面部肿胀的原因包括感染、外伤、肿瘤/囊肿伴感染或创伤。结合本病例病史及临床表现，应考虑为感染。该患者表现为"红、肿、热、痛和功能障碍"五大感染症状：皮肤发红（红），眶下区肿胀（肿），皮温高、体温高（热），局部压痛（痛），无法睁眼（功能障碍）。同时局部可扪及波动感，症状持续6天，主要考虑为间隙感染。

病变范围波及内眦、下眼睑、颧部，鼻唇沟消失，且有上前牙区疼痛病史，主要考虑为眶下间隙感染。

（2）22牙～25牙根方牙龈红肿、疼痛，扪及波动感。

<解析>该区域根方牙龈肿痛及波动感提示炎症浸润，可能是22牙～25牙根尖周炎，需要进一步检查。

3. 互动性提问

（1）欲明确诊断，患者需做什么检查？

［答］1）应对22牙～25牙进行叩诊。

［结果］22牙、23牙叩痛（＋）。

2）应对22牙～25牙根方前庭沟处穿刺。

［结果］穿刺发现约1.5ml草黄色混浊脓性液体。

3）应对穿刺脓液行细菌培养及药敏试验。

［结果］细菌培养结果：咽峡炎链球菌和颊普雷沃菌为主的混合菌丛。

药敏试验结果如下。需氧菌敏感抗生素：阿莫西林＋头孢噻肟＋氯霉素＋左旋氧氟沙星＋青霉素＋奎奴普丁/达福普汀＋四环素＋复方磺胺＋万古霉素＋头孢硫脒；厌氧菌敏感抗生素：甲硝唑。

4）全口曲面断层片及CBCT检查。

全口曲面断层片检查结果见图7-2。

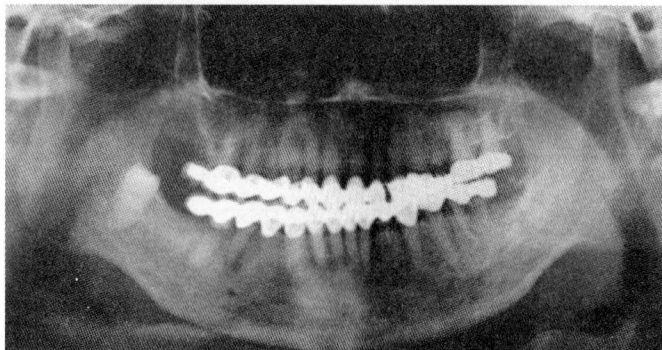

图7-2　全口曲面断层片检查结果

17 牙~27 牙金属固定修复体，17 牙缺失，24 牙、25 牙、36 牙、38 牙残根，22 牙~24 牙根尖区暗影，23 牙、24 牙根尖区骨质疏松，36 牙~46 牙金属修复体，37 牙、47 牙缺失，33 牙根管内充填物，45 牙根尖透射影，48 牙垂直阻生。

CBCT 检查结果见图 7-3。

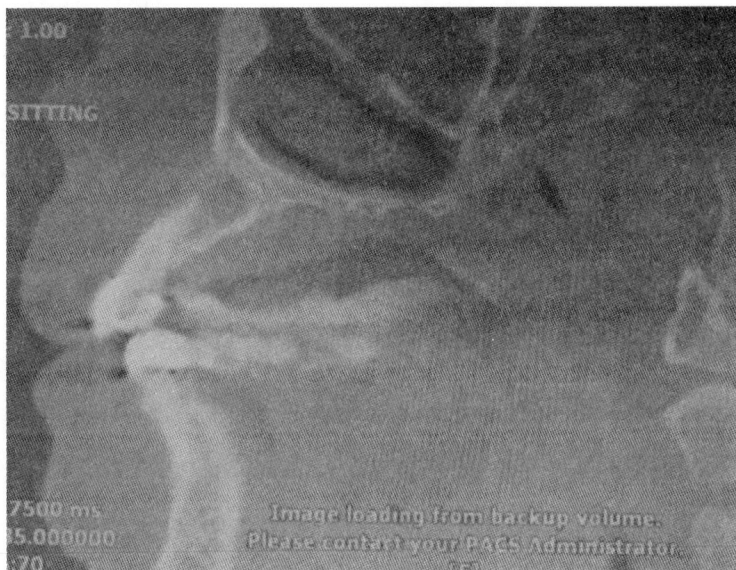

图 7-3 CBCT 检查结果

22 牙~24 牙根尖区骨质吸收破坏，23 牙根尖区近中颊侧骨皮质不连续。

5）血常规和电解质检查。

血常规结果见表 7-2。

表 7-2 血常规结果

项目	结果	单位
白细胞计数	15.17	$10^9/L$
血小板计数	194.00	$10^9/L$
红细胞计数	5.43	$10^{12}/L$
血红蛋白浓度	162.00	g/L
红细胞压积	50.00	％
平均红细胞体积	92.10	fL
中性粒细胞百分比	82.00	％
淋巴细胞百分比	23.30	％
单核细胞百分比	9.00	％
嗜酸性粒细胞百分比	1.00	％
嗜碱性粒细胞百分比	0.10	％

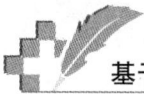

续表7-2

项目	结果	单位
中性粒细胞绝对值	10.11	10^9/L
淋巴细胞绝对值	3.53	10^9/L
单核细胞绝对值	1.37	10^9/L
嗜酸性粒细胞绝对值	0.15	10^9/L
嗜碱性粒细胞绝对值	0.01	10^9/L
平均血小板体积	9.80	fL
高敏C反应蛋白	86.60	mg/L

电解质检查结果见表7-3。

表7-3　电解质检查结果

项目	结果	单位
钾	4.14	mmol/L
钠	135.60	mmol/L
氯	100.50	mmol/L
标准化离子钙	1.29	mmol/L

（2）患者的诊断和诊断依据是什么？

［答］1）左眶下间隙感染。

诊断依据如下：

· 患者有对应区域牙痛史，起病快（病史及病程特点）。

· 全口曲面断层片显示有22牙～24牙根尖炎，且23牙颊侧骨皮质不连续（病因证据）。

· 体温升高，局部皮温高，皮肤红、肿、痛，无法睁眼，鼻唇沟消失（症状依据）。

· 血常规显示白细胞计数、中性粒细胞绝对值、中性粒细胞百分比升高（实验室检查依据）。

2）22牙、23牙急性根尖周炎。

诊断依据如下：

· 全口曲面断层片（影像学依据）。

· 22牙～25牙根方颊侧牙龈肿胀、充血、压痛，有波动感，22牙、23牙叩痛（症状依据）。

3）45牙慢性根尖周炎。

诊断依据如下：

· 全口曲面断层片（影像学依据）。

4）24牙、25牙、36牙、38牙残根。

诊断依据如下：

• 全口曲面断层片及口腔检查（影像学检查及查体依据）。

5）48 牙垂直阻生。

诊断依据如下：

• 全口曲面断层片及口腔检查（影像学检查及查体依据）。

（3）应与哪些疾病鉴别诊断？

[答] 1）眶周脓肿。

• 鉴别症状：眶周肿胀，无法睁大眼。

• 排除依据：肿胀仅涉及下眼睑。

2）颞浅间隙感染。

• 鉴别症状：颧部充血、肿胀，皮温升高，白细胞计数升高。

• 排除依据：肿胀范围包括内眦、下眼睑及眶下区域，鼻唇沟消失。

3）上颌骨骨髓炎。

• 鉴别症状：面部充血、肿胀、压痛，白细胞计数升高。

• 排除依据：CBCT 检查未见明显大面积上颌骨骨质改变，仅涉及 22 牙~24 牙根尖区域。

（4）脓肿切开引流的指证是什么？

[答] 1）肿胀明显，局部疼痛加剧，皮肤表面紧张、发红、发亮，触诊有明显压痛点、波动感，呈凹陷性水肿，穿刺有脓液。

2）出现明显的全身中毒症状。

3）累及多间隙，出现呼吸困难及吞咽困难。

（5）该患者使用抗菌药物的的注意事项是什么？

[答] 该患者感染症状明显，且口腔颌面部多为混合菌群感染，可先考虑联合使用青霉素和奥硝唑两类药物，待药敏试验结果出来后，再酌情更换窄谱抗生素。使用青霉素或头孢类药物需要询问过敏史，必要时应做皮试。连续使用 3 天以上，一般宜用至体温正常、症状消退 72 小时后。

（6）眶下间隙感染的病因有哪些？该患者的病因是什么？

[答] 眶下间隙感染多数因上颌尖牙、前磨牙及切牙根尖感染扩散，上颌骨骨髓炎脓液向外突破唇侧骨壁，上唇与鼻侧化脓性感染扩散而形成。该患者病因为 22 牙~24 牙根尖化脓性炎症突破唇侧骨壁。

（7）眶下间隙感染扩散的途径有哪些？

[答] 眶下间隙感染可向上向眶内扩散，形成眶内蜂窝织炎；亦可经面静脉、内眦静脉、眼静脉向颅内扩散，导致海绵窦血栓性静脉炎。

4. 治疗要点解析

（1）治疗原则：以局部处理为主，辅以全身抗感染治疗，择期治疗病灶牙。

（2）切开引流要领：

1）局部浸润麻醉及眶下神经阻滞麻醉。

2）按低位引流原则，选择 23 牙~25 牙唇侧口腔前庭黏膜转折处切口。

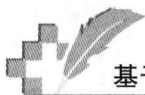

3）横行切开黏骨膜至骨面，用血管钳向尖牙窝方向分离脓腔。

4）局部以生理盐水冲洗脓腔，冲洗应彻底，但操作要轻柔，避免挤压脓腔。

5）留置橡皮引流条。

6）根据感染控制情况，局部应冲洗、更换引流条3～5天，每天1或2次。

（3）口服或静脉输注抗菌药物3天以上。

（4）重新设计义齿修复计划，22牙、23牙行根管治疗，24牙、25牙残根可视距牙龈高度选择根管治疗后桩冠修复或拔除后种植义齿修复。

（5）术后医嘱：注意休息，保持口腔卫生，清淡饮食。

【教师参考要点】

颌面部间隙感染是口腔颌面外科常见的感染性疾病。通过对颌面部间隙感染的学习，学生应掌握：

1. 感染性疾病"红、肿、热、痛和功能障碍"五大症状及其在具体疾病诊断和鉴别诊断中的应用。

2. 了解颌面部各潜在间隙解剖结构界限、内容物，解剖生理与临床表现之间的联系。

3. 体会感染性疾病治疗中局部处理、全身用药的原则和方法。

4. 锻炼临床逻辑思维，学会由临床表现诊断疾病，追溯病因，最终完成治疗。

病例3 化脓性颌骨骨髓炎

【关键知识点】

1. 化脓性颌骨骨髓炎的临床表现。

2. 化脓性颌骨骨髓炎的诊断及鉴别诊断。

3. 化脓性颌骨骨髓炎的治疗原则。

【参考文献】

张志愿，俞光岩，2012.口腔颌面外科学［M］.7版.北京：人民卫生出版社.

【病例课堂】

1. 病史

患者：×××，男，50岁。

主诉：右下颌骨流脓1年多，张口受限3个多月。

现病史：患者自诉1年多前开始出现右下后牙区疼痛，牙龈肿胀，伴后牙松动，咀嚼无力，牙龈长期有脓液渗出。3个多月前咀嚼硬物时，出现右下颌疼痛，张口受限，右下唇麻木。

系统病史：患糖尿病 10 多年。

查体：体温，37℃；脉搏，78 次/分钟；呼吸，21 次/分钟；血压，130/82mmHg。

专科检查：双侧面型基本对称，右侧下颌角区面部可见一瘘孔，周围皮肤略红，挤压有黄白色脓液溢出，张口受限，张口度不足一横指，张口型基本正常，双侧颞下颌关节动度一致，右侧下唇麻木。口腔卫生较差，37 牙缺失，17 牙、46 牙、47 牙Ⅱ°松动，叩痛（±），46 牙、47 牙至下颌升支周围牙龈略红肿，46 牙、47 牙龈沟内有脓液渗出。翼下颌韧带区压痛（＋），下颌角区可扪及台阶感。右颈部可扪及数个肿大淋巴结，最大径约 1cm，质韧，动度差，轻压痛。

2. 症状解读

（1）患者出现面颊瘘。

<解析>面颊瘘可见于慢性皮肤、颌骨和周围软组织感染。结合本病例病史及临床表现，首先考虑牙及颌周软硬组织感染。

（2）患者出现张口受限。

<解析>张口受限可见于颞下颌关节疾病、间隙感染、骨折及颌周肌群挛缩等。本病例有牙源性感染病史，口腔检查翼下颌韧带区压痛，且下颌角区可扪及台阶感，提示颌周软硬组织感染、颌周肌群痉挛及骨折复合原因引起的张口受限。

（3）17 牙、46 牙、47 牙松动。

<解析>牙松动首先考虑牙周病。由于该患者病史较长，累及多颗牙（46 牙、47 牙），且有骨折迹象，下唇麻木，应考虑颌骨骨髓炎及中央性颌骨癌的可能。

3. 互动性提问

（1）欲明确诊断，患者需做什么检查？

［答］1）应对面颊部瘘孔及牙龈龈沟内脓液行细菌培养和药敏试验。

［结果］细菌培养：混合菌丛（草绿色链球菌＋凝固酶阴性葡萄球菌＋奈瑟菌属）；药敏试验：左氧氟沙星、头孢呋辛钠、奥硝唑敏感。

2）全口曲面断层片和 CBCT 检查。

全口曲面断层片检查结果见图 7-4。

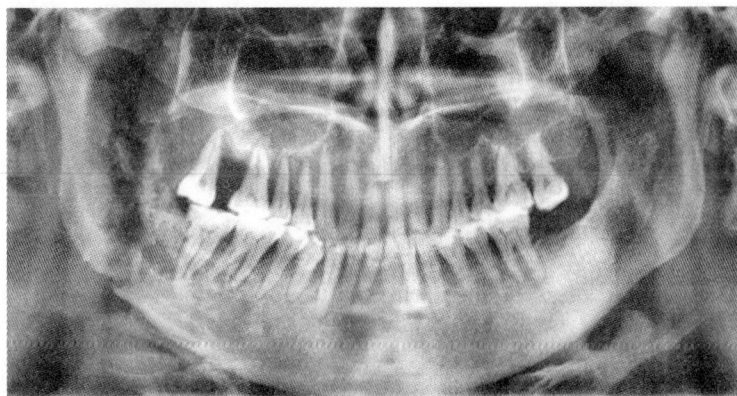

图 7-4　全口曲面断层片检查结果

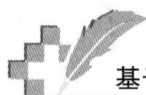

CBCT 检查结果见图 7-5。

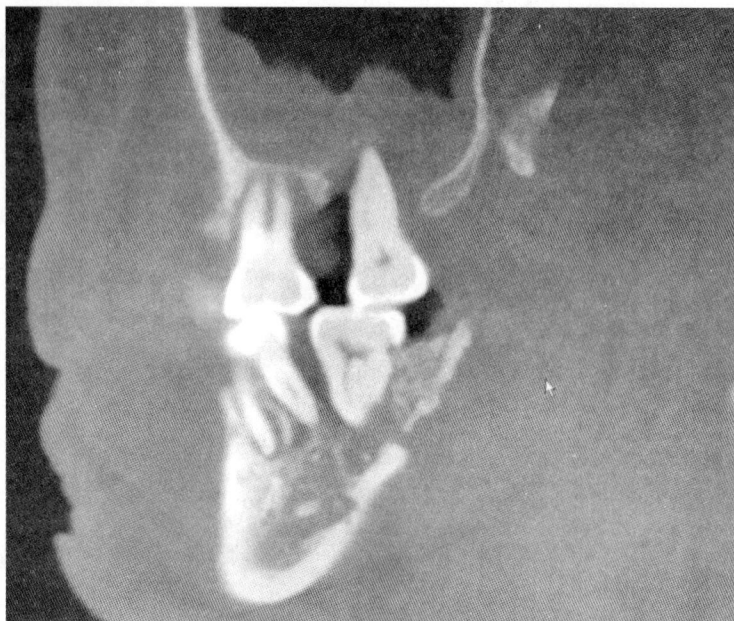

图 7-5　CBCT 检查结果

右侧下颌 45 牙至右侧升支乙状切迹下方骨质疏松，骨小梁结构模糊，局部骨质有弥漫性腔隙破坏区，右侧下颌角区骨皮质连续性中断，病变区内可见死骨影，未见明显骨膜反应。右上颌 14 牙～17 牙牙冠完整，相应牙槽突见骨质溶骨性破坏，边界不清晰，右上颌窦下壁骨质不连续，16 牙、17 牙之间无触点，左上颌窦见黏膜增厚，骨质未见明显破坏。

3）血常规。

血常规结果见表 7-4。

表 7-4　血常规结果

项目	结果	单位
白细胞计数	9.60	$10^9/L$
血小板计数	193.00	$10^9/L$
红细胞计数	4.09	$10^{12}/L$
血红蛋白浓度	115.00	g/L
红细胞压积	34.10	%
平均红细胞体积	83.40	fL
中性粒细胞百分比	76.80	%
淋巴细胞百分比	13.40	%
单核细胞百分比	8.10	%

项目	结果	单位
嗜酸性粒细胞百分比	1.60	％
嗜碱性粒细胞百分比	0.10	％
中性粒细胞绝对值	7.37	$10^9/L$
淋巴细胞绝对值	1.29	$10^9/L$
单核细胞绝对值	0.78	$10^9/L$
嗜酸性粒细胞绝对值	0.15	$10^9/L$
嗜碱性粒细胞绝对值	0.01	$10^9/L$

4）电解质检查。

电解质检查结果见表7－5。

表7－5　电解质检查结果

项目	结果	单位
钾	3.18	mmol/L
钠	127.63	mmol/L
氯	95.90	mmol/L
标准化离子钙	2.05	mmol/L

5）空腹血糖检查。

空腹血糖检查结果见表7－6。

表7－6　空腹血糖检查结果

项目	结果	单位
血糖	8.32	mmol/L

（2）患者的诊断和诊断依据是什么？

［答］1）右下颌骨中央性颌骨骨髓炎。

诊断依据如下：

• 患者有牙痛史、多颗牙龈沟溢脓史，病程长（病史依据）。

• 患者多颗牙松动，患侧下唇麻木（症状依据）。

• 患者有病变区域压痛的骨膜受累反应（症状依据）。

• 影像学检查显示有骨质疏松，死骨形成（影像学依据）。

2）右下颌骨病理性骨折。

诊断依据如下：

• 下颌角区可扪及台阶感（症状依据）。

• 张口受限（症状依据）。

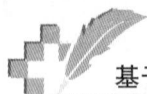

- 影像学检查显示下颌骨下缘骨皮质不连续（影像学依据）。

3）右上颌窦炎。

诊断依据如下：

- CBCT 检查结果显示上颌窦黏膜增厚，上颌窦下壁骨质不连续（影像学依据）。

4）糖尿病。

诊断依据如下：

- 已诊断为糖尿病 10 多年（系统病史依据）。
- 空腹血糖检查结果（实验室检查依据）。

（3）应与哪些疾病鉴别诊断？

［答］1）中央性颌骨癌。

- 鉴别症状：多颗牙松动，下唇麻木，影像学检查显示骨质破坏。
- 排除依据：中央性颌骨癌早期出现下唇麻木症状，多有牙脱落，影像学检查可见受累牙根"脱靴"样改变。

2）下牙槽神经炎。

- 鉴别症状：下唇麻木。
- 排除依据：影像学检查可见骨质破坏。

3）边缘性颌骨骨髓炎。

- 鉴别症状：牙龈溢脓，张口受限。
- 排除依据：边缘性颌骨骨髓炎早期可出现颌周间隙感染，张口受限，一般无下唇麻木症状。边缘性颌骨骨髓炎往往无骨松质破坏。

（4）中央性颌骨骨髓炎和边缘性颌骨骨髓炎的鉴别要点是什么？

中央性颌骨骨髓炎和边缘性颌骨骨髓炎的鉴别要点见表 7-7。

表 7-7　中央性颌骨骨髓炎和边缘性颌骨骨髓炎的鉴别要点

	中央性颌骨骨髓炎	边缘性颌骨骨髓炎
感染来源	龋病、牙周炎、根尖周炎	下颌智齿冠周炎、颌周间隙感染
感染途径	由内向外，由骨髓向骨密质再到骨膜下	由外向内，由间隙感染引起骨膜下脓肿再到骨密质受累
病变部位与范围	骨松质和骨密质受累，多发生于下颌骨体部	主要是骨密质受累，多发生于下颌角和升支
临床表现	可局限，弥散性多见	局限性多见，较少弥散
病灶区病变	牙松动和牙周炎明显	冠周炎多见
X 线表现	可见大量死骨形成	骨质增生明显，死骨块小

（5）中央性颌骨骨髓炎和边缘性颌骨骨髓炎的手术治疗时机和治疗方式是什么？

［答］中央性颌骨骨髓炎的手术治疗时机为发病后 3～4 周，以摘除死骨为主；边缘性颌骨骨髓炎的手术治疗时机为发病后 2～4 周，以刮除死骨为主。

4. 治疗要点解析

（1）治疗原则：以去除死骨手术为主，辅以全身抗感染治疗、对症支持治疗。

（2）鉴于该患者病变范围较广，且影像学检查可见死骨形成，应行保留颞下颌关节的下颌骨半切术加病变刮治术。术后下颌成形钢板和组织瓣修复手术后遗留组织缺损。后期视组织恢复条件行义齿修复。

（3）依据细菌培养和药敏试验结果，选择窄谱抗生素，并采用对症支持治疗，纠正和维持电解质平衡。

（4）治疗上颌窦炎，可拔除 17 牙，行上颌窦根治手术。

【教师参考要点】

化脓性颌骨骨髓炎是口腔颌面部感染性疾病较常见的类型。通过对化脓性颌骨骨髓炎的学习，学生应掌握：

1. 化脓性颌骨骨髓炎的临床表现及其与其他疾病的鉴别诊断。
2. 体会颌骨感染与常见颌面部软组织感染的共性和差异。
3. 掌握化脓性颌骨骨髓炎不同类型手术的时机和治疗方式的选择。
4. 锻炼临床思维，体会病程的发展、症状出现的时间在疾病诊断和鉴别诊断中的重要性。

病例 4　放射性颌骨骨髓炎

【关键知识点】

1. 放射性颌骨骨髓炎的临床表现。
2. 放射性颌骨骨髓炎的诊断及鉴别诊断。
3. 放射性颌骨骨髓炎的防治。

【参考文献】

张志愿，俞光岩，2012.口腔颌面外科学［M］. 7 版.北京：人民卫生出版社.

【病例课堂】

1. 病史

患者：×××，女，51 岁。

主诉：右面部肿胀、疼痛 7 个多月。

现病史：患者自诉 7 个月前开始出现右上牙疼痛、松动、脱落，持续针刺样疼痛，牙槽窝经久不愈，于外院"冲洗换药"，右面部肿胀，牵涉至右上面部疼痛。

既往史：鼻咽癌放射治疗 5 年多。

查体：体温，37℃；脉搏，86 次/分钟；呼吸，21 次/分钟；血压，145/85mmHg。

专科检查：右面部稍肿胀，张口型、张口度正常。口内见 15 牙、16 牙缺失，对应

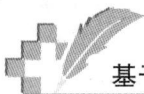

牙槽突缺如，内置碘仿纱条，无明显触痛，17牙近中和14牙远中牙槽骨暴露，边缘呈黑褐色。14牙、17牙Ⅱ°～Ⅲ°松动，叩痛（＋），13牙、14牙唇侧牙龈及对应前庭沟红肿，根尖区可见瘘管，挤压可见黄白色脓液溢出，可扪及波动感。

2. 症状解读

（1）患者出现针刺样疼痛。

＜解析＞口腔颌面部针刺样疼痛可见于三叉神经痛及颌骨骨髓炎。结合本病例病史及既往史，首先考虑放射性颌骨骨髓炎。

（2）患者牙槽窝经久不愈。

＜解析＞牙槽窝经久不愈可能是由颌骨骨髓炎（放射性颌骨骨髓炎和双膦酸盐性颌骨骨髓炎）和肿瘤引起。颌骨内骨组织细胞活性降低，恢复能力低下，易导致创口经久不愈。

（3）13牙、14牙唇侧牙龈及前庭沟区域红肿，有瘘管。

＜解析＞该部位的充血、肿胀提示有炎症浸润，可能是13牙、14牙根尖周炎，骨髓炎，上颌窦炎。需要进一步检查以鉴别。

3. 互动性提问

（1）欲明确诊断，患者需做什么检查？

［答］1）应检查13牙、14牙有无叩痛。

［结果］叩痛（－）。

2）应对13牙、14牙对应前庭沟进行穿刺检查。

［结果］穿刺发现约0.5ml草绿色脓性液体。

3）应对穿刺出的脓液行细菌培养及药敏试验。

［结果］细菌培养：混合菌丛（草绿色链球菌＋凝固酶阴性葡萄球菌＋奈瑟菌属）；药敏试验：头孢呋辛钠、奥硝唑敏感。

4）CBCT检查。

CBCT检查结果见图7－6。

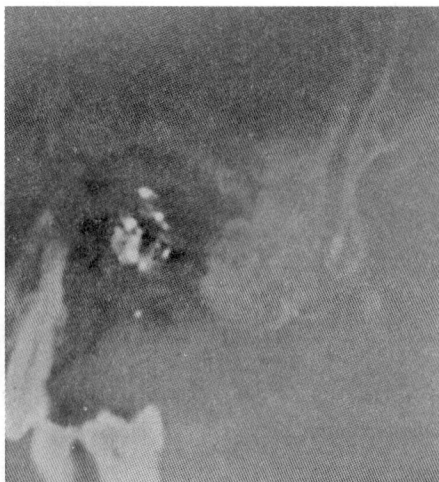

图7－6 CBCT检查结果

5）血常规。

血常规结果见表7-8。

表7-8 血常规结果

项目	结果	单位
白细胞计数	3.75	10^9/L
血小板计数	250.00	10^9/L
红细胞计数	4.19	10^{12}/L
血红蛋白浓度	116.00	g/L
红细胞压积	36.30	%
平均红细胞体积	86.60	fL
中性粒细胞百分比	61.90	%
淋巴细胞百分比	28.00	%
单核细胞百分比	7.50	%
嗜酸性粒细胞百分比	2.10	%
嗜碱性粒细胞百分比	0.50	%
中性粒细胞绝对值	2.32	10^9/L
淋巴细胞绝对值	1.05	10^9/L
单核细胞绝对值	0.28	10^9/L
嗜酸性粒细胞绝对值	0.08	10^9/L
嗜碱性粒细胞绝对值	0.02	10^9/L
平均血小板体积	11.30	fL

（2）患者的诊断和诊断依据是什么？

［答］诊断为右上颌骨放射性骨髓炎。

诊断依据如下：

1）患者为中年女性，病程较长（人群和病程特点）。

2）患者有鼻咽癌放射治疗史（既往史依据）。

3）牙槽突边缘死骨呈黑褐色，创口长期不愈合（症状依据）。

4）有针刺样剧烈疼痛（病史依据）。

（3）应与哪些疾病鉴别诊断？

［答］1）三叉神经痛。

• 鉴别症状：针刺样疼痛。

• 排除依据：未找到"扳机点"，三叉神经痛存在间歇期，期间无任何症状。

2）慢性中央性颌骨骨髓炎。

• 鉴别症状：口腔内有瘘管，颌骨骨髓破坏。

• 排除依据：无颌面部放射线接触史，未见明显死骨形成。

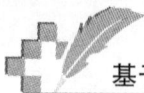

3) 13 牙、14 牙根尖脓肿。

• 鉴别症状：13 牙、14 牙根尖瘘管，牙龈及对应前庭沟红肿，有波动感。

• 排除依据：13 牙、14 牙无叩痛，CBCT 检查根尖未见明显暗影。

（4）放射性颌骨骨髓炎的发生与哪些因素有关？

［答］放射性颌骨骨髓炎的发生与放射线种类、照射方式、照射剂量及频次、个人耐受程度相关。口腔软组织耐受剂量为 6～8 周 60～80Gy。

（5）放射性颌骨骨髓炎的病因有哪些？

［答］目前推荐的是放射线导致被照射部位出现低细胞活性、低血管密度和低氧含量的"三低"学说，在此基础上，口腔卫生状况不佳，发生牙源性感染、损伤，或口腔手术后，感染无法局限，损伤无法修复，导致颌骨骨髓炎的发生。

（6）行头颈部肿瘤放射治疗前应做哪些口腔准备？

［答］放射治疗前应洁牙，保持口腔卫生；尽早治疗可保留的龋齿、牙周病，应及早拔除无法治疗的残根、残冠、智齿等；取出口腔内已有的金属义齿。

（7）如何预防放射性颌骨骨髓炎的发生？

［答］放射治疗前做好口腔准备；放射过程中应用抗生素软膏治疗早期溃疡，避免感染扩散，牙上涂布氟化物预防继发龋；放射治疗后对病牙尽量采取保守治疗，若不得不进行手术或拔除患牙，应尽量减少创伤，并于术前术后预防性给予抗生素；放射治疗过程中注意非照射区域的防护；精准定点放射，将放射线对健康组织的损伤减少到最小。

4. 治疗要点解析

（1）治疗原则：全身治疗和局部治疗相结合。

（2）全身治疗应针对感染菌群应用抗生素。疼痛时可使用镇痛药物对症治疗。

（3）局部治疗主要根据不同死骨分离时期采取不同处理：

1) 死骨分离前应控制感染，采用低浓度过氧化氢溶液冲洗；用咬骨钳去除暴露的死骨。

2) 死骨分离后应在健康骨组织范围内切除病变组织。

3) 遗留组织缺损二期整复，或采用局部皮瓣一期修复。

【教师参考要点】

放射线对健康组织的损伤越来越得到大众的关注。通过对放射性颌骨骨髓炎的学习，学生应掌握：

1. 放射性颌骨骨髓炎的典型临床表现及与其他疾病的鉴别诊断。

2. 体会放射线对人体组织的影响。

3. 掌握放射治疗前口腔疾病的防治原则和方法。

4. 锻炼临床思维，诊断疾病应将临床表现与病史相结合。

病例 5　干槽症

【关键知识点】

1. 干槽症的发病机制。
2. 干槽症的临床表现。
3. 干槽症的诊断及鉴别诊断。
4. 干槽症的治疗原则。
5. 干槽症的处理方式。

【参考文献】

张志愿，俞光岩，2012. 口腔颌面外科学［M］. 7 版. 北京：人民卫生出版社.

【病例课堂】

1. 病史

患者：×××，女，40 岁。

主诉：左下智齿拔除后 4 天，剧烈疼痛 1 天。

现病史：患者因左下智齿阻生于 4 天前行左下智齿拔除术，术后自行服用抗生素预防感染，具体用药不详。患者自诉 1 天前开始出现左下后牙区剧烈疼痛，并向耳颞部放射，自服"芬必得"无明显好转，入睡困难。自诉发病以来纳差。

查体：体温，36.7℃；脉搏，89 次/分钟；呼吸，23 次/分钟；血压，111/78mmHg。

专科检查：患者呈痛苦面容，左面颊肿胀不明显，张口度三指，可见 38 拔牙窝内空虚，探针探诊剧痛。36 牙、37 牙未见明显龋坏，口内清洁卫生状况不佳。

2. 症状解读

患者拔牙后疼痛。

＜解析＞拔牙后引起的疼痛包括正常拔牙创伤导致的疼痛、术后化脓性感染导致的疼痛、干槽症引发的疼痛、颞下颌关节疼痛、邻牙疼痛、三叉神经痛、下牙槽神经暴露引发的疼痛。

正常拔牙创伤导致的疼痛常从而麻醉消退后出现，术后 2～3 天常缓解，服用一般止痛药疗效较好；术后化脓性感染导致的疼痛常可见拔牙术区软组织肿胀、溢脓；干槽症引发的疼痛常不伴软组织炎症，术后两三天突然出现剧痛，放射到耳颞部，拔牙窝内空虚；颞下颌关节疼痛常伴随开口受限，疼痛常局限于耳前区；邻牙疼痛多可见第二磨牙远中龋坏，导致急性牙髓炎，或可见邻牙牙根暴露在牙槽窝内；三叉神经痛常为针刺样疼痛，并伴随"扳机点"；下牙槽神经暴露引发的疼痛可以通过表面麻醉显著缓解。

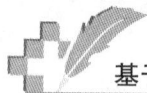

3. 互动性提问

（1）欲明确诊断，患者需做什么检查？

［答］1）应检查拔牙窝周围软组织有无红肿及溢脓。

［结果］无红肿、溢脓。

2）36 牙、37 牙有无叩痛。

［结果］叩痛（－）。

3）36 牙、37 牙牙体有无明显缺损或龋坏。

［结果］无明显缺损或龋坏。

4）向牙槽窝内滴阿替卡因，疼痛能否明显缓解。

［结果］疼痛明显缓解。

5）全口曲面断层片检查。

［注］根尖片（不易照到根尖区）和 CBCT（略显过度）检查不适合该患者。

（2）患者的诊断和诊断依据是什么？

［答］诊断为干槽症。

诊断依据如下：

1）患者有拔牙史（病史依据）。

2）术后 3 天出现剧烈疼痛，放射到耳颞部，止痛药效果不佳（症状依据）。

3）张口不受限，拔牙窝周围软组织无红肿、溢脓，拔牙窝空虚，邻牙无明显龋坏（查体依据）。

4）未见牙根残留（影像学依据）。

（3）应与哪些疾病鉴别诊断？

［答］1）常规术后疼痛。

• 鉴别症状：拔牙后出现疼痛。

• 排除依据：术后 3 天出现，止痛药无明显疗效。

2）拔牙窝化脓性感染。

• 鉴别症状：拔牙后 3 天出现疼痛。

• 排除依据：软组织未见红肿、溢脓。

3）邻牙急性牙髓炎。

• 鉴别症状：剧烈疼痛，并放射到耳颞部，不能入睡。

• 排除依据：邻牙无明显龋坏，冷热刺激痛不明显。

4）下牙槽神经刺激痛。

• 鉴别症状：剧烈疼痛。

• 排除依据：麻醉药物无效。

4. 治疗要点解析

（1）治疗原则：以局部处理为主，辅以全身抗感染治疗。

（2）干槽症的处理步骤：

1）用过氧化氢溶液及生理盐水交替冲洗拔牙窝，冲洗应彻底，但操作要轻柔。

2）冲洗后，将沾有丁香油及硝基咪唑类抗生素的明胶海绵置入拔牙窝。

3）也可用牙周塞治剂和流动材料封闭牙槽窝。

4）根据疼痛情况，可两天后换药一次。

（3）全身使用抗生素：可口服或静脉输注抗生素 3 天。

（4）术后医嘱：注意休息，保持口腔卫生，2 小时内避免漱口。

【教师参考要点】

1. 引起干槽症的因素。

用于解释干槽症的病因学说包括感染学说、创伤学说、解剖因素学说、纤维蛋白溶解学说等。这些学说可部分解释干槽症的成因，但都不完善。此外，吸烟、全身疾病也可增加干槽症的发病率。因此干槽症是各种因素综合作用的结果。

2. 使用抗生素的原则。

常规用青霉素或头孢类抗生素，需要询问过敏史，必要时应做皮试，可联合使用甲硝唑（替硝唑/奥硝唑），作为治疗性用药，应连续使用 3 天以上。

3. 干槽症的预防。

减小术中创伤是降低干槽症发病率的关键。目前超声骨刀、涡轮机广泛应用，代替传统方式去骨，能显著减少术中创伤，降低干槽症的发病率。同时，术中降温相当重要。术后 24 小时不能刷牙漱口，血凝块的脱落与干槽症的发病息息相关。另外，术后拔牙窝填塞成骨抗炎材料，甚至组织补片，可能起到预防干槽症的作用。

4. 干槽症治疗方式的发展。

传统的干槽症治疗方式：麻醉后，彻底搔刮牙槽窝，然后填充碘仿纱条。处理后患者的疼痛往往会更加严重。所以我们推荐上述改良方法（过氧化氢溶液和生理盐水交替冲洗可以抑制厌氧菌，明胶海绵可以隔绝外界刺激，丁香油可以止痛，硝基咪唑类抗生素可以控制局部炎症），取得了良好的疗效。

5. 干槽症是拔牙后一个典型且给患者带来较大痛苦的并发症。通过对此的学习，学生应掌握：

（1）拔牙后疼痛的常见原因。

（2）了解局部处理在感染性疾病治疗中的作用，且治疗方式在不断发展。

（3）锻炼思维逻辑，无症状不诊断，无诊断不治疗，建立连贯的系统的临床思维。

病例 6　唾液腺结石病和下颌下腺炎

【关键知识点】

1. 唾液腺结石病的临床表现。

2. 下颌下腺炎的临床表现。

3. 下颌下腺炎的诊断及鉴别诊断。

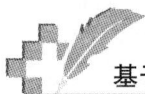

4. 唾液腺结石病的治疗。

【参考文献】

张志愿，俞光岩，2012. 口腔颌面外科学 [M]. 7 版. 北京：人民卫生出版社.

VENIAMINIVNA KOLOMIIETS S1，OLEKSANDRIVNA UDALTSOVA K1，RIIVNA KHMIL T1，2018. Difficulties in Diagnosis of Sialolithiasis：A Case Series [J]. Bull Tokyo Dent Coll，59（1）：53－58.

L. UGGA，M. RAVANELLI，A. A. PALLOTTINO，2017. Diagnostic work－up in obstructive and inflammatory salivary gland disorders [J]. ACTA OTORHINOLARYNGOLOGICA ITALICA，37：83－93.

张新春，2012. 下颌下区包块超声的临床分析 [J]. 中国医药指南，34：438－439.

张亮，李永生，2011. 颌下区包块 103 例临床分析 [J]. 临床口腔医学杂志，2：98－99.

【病例课堂】

1. 病史

患者：×××，女，40 岁。

主诉：反复进食时右颈肿胀、疼痛 3 个月，加重 3 天

现病史：3 个月前患者进食时反复出现右颌下区肿胀、隐痛，停止进食后症状缓解。3 天前症状加重，疼痛持续，放射至耳颞部，吞咽时出现右舌部不适，自感口内有咸味分泌物。自行服用消炎药 2 天后症状改善，未完全缓解。

既往史：患者否认全身疾病史、手术史、外伤史、药物过敏史。

查体：体温，36.9℃；脉搏，85 次/分钟；呼吸，22 次/分钟；血压，120/76mmHg。

专科查体：右下颌下区肿胀，扣诊右下颌下有一大小约 3cm×4cm 的包块，表面光滑，质硬，压痛。张口未见明显异常，口内卫生状况尚可，未见明显龋坏，口底区水肿，舌下皱襞红肿，下颌下腺导管口（舌下阜处开口）泛红，挤压右下颌包块，导管口可见脓性分泌物排出。双手合诊未扣及结石。

2. 症状解读

（1）进食时反复出现右颌下区肿胀、隐痛，停止进食后症状缓解。

<解析>可能原因是唾液腺导管堵塞，或是舌下腺肿物挤压导致下颌下腺导管不全阻塞，经专科检查可排除腮腺炎或舌下腺肿物。

（2）右颊疼痛持续，放射至耳颞部，吞咽时出现右舌部不适，自感口内有咸味分泌物。

<解析>阻塞加重，症状加重；导管长期阻塞引起下颌下腺炎，急性发作，导管口溢脓。

（3）右下颌下区肿胀。

<解析>右下颌下区肿胀的可能原因有下颌下腺炎、下颌下淋巴结炎、下颌下腺肿瘤或下颌下间隙感染。经查体可以排除下颌下淋巴结炎及下颌下腺肿瘤。若下颌下腺包

膜不完整，组织疏松，炎症扩散至邻近组织可引起下颌下间隙感染。未见明显皮肤潮红及凹陷性水肿，主要考虑为下颌下区的反应性肿胀。

（4）双手合诊未扪及结石。

<解析>若结石小、结石位置深在或结石已排出，则扪诊难触及，因患者阻塞症状加重，可考虑结石位置深在。

3. 互动性提问

（1）欲明确诊断，患者需做什么检查？

［答］1）应做影像学检查，如 X 线检查、B 超、CT 和唾液腺造影等，

［注］患者处于急性炎症期，不能行唾液腺造影。因在触诊过程中未触及结石且考虑位置深在，可以选择 X 线检查（下颌下腺侧位片）或 B 超。

B 超检查结果见图 7-7。

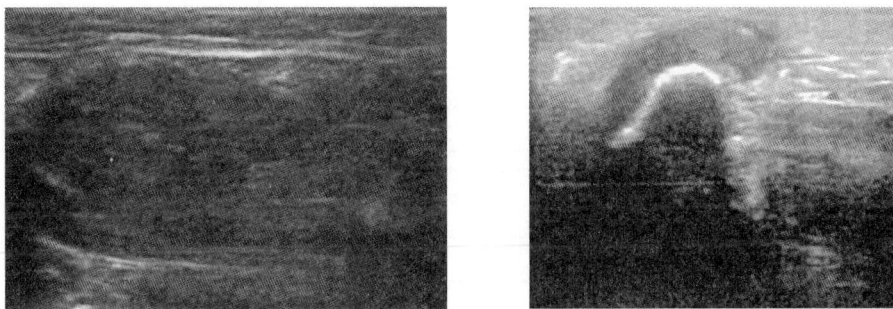

图 7-7　B 超检查结果

2）血液检查。

血生化检查结果见表 7-9。

表 7-9　血生化检查结果

项目	结果	参考值	单位
钠	135	134～143	mmol/L
钾	4.6	3.3～5.0	mmol/L
氯化物	101	95～105	mmol/L
钙	2.77	2.25～2.75	mmol/L
磷	1.3	00.97～1.60	mmol/L

血常规结果见表 7-10。

表 7-10　血常规结果

项目	结果	参考值	单位
红细胞计数	4.4	3.5～5.0	10^{12}/L
红细胞压积	42	36～45	%
平均红细胞体积	88	80～100	fL

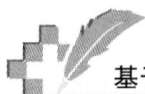

项目	结果	参考值	单位
红细胞分布宽度	12	10~16	‰
血红蛋白浓度	125	110~150	g/L
平均红细胞血红蛋白含量	31	26~38	pg
平均红细胞血红蛋白浓度	310	300~360	g/L
白细胞计数	11.2	4~10	10^9/L
单核细胞绝对值	0.5	0.3~0.8	10^9/L
单核细胞百分比	2.7	3~10	‰
中性粒细胞绝对值	5	2.0~7.5	10^9/L
中性粒细胞百分比	76	50~70	‰
淋巴细胞绝对值	2.6	0.8~4.0	10^9/L
淋巴细胞百分比	35	17~50	‰
血小板计数	168	100~300	10^9/L
血小板体积分布宽度	11	10~18	‰
平均血小板体积	9	7~13	fL
大型血小板百分比	35	10~50	‰
血小板压积	0.22	0.10~0.35	‰

（2）患者的诊断和诊断依据是什么？

［答］诊断为右下颌下腺炎伴导管结石。

诊断依据如下：

1）患者为中年女性，反复肿胀、疼痛3个月（人群和病程特点：无性别、年龄差异，但以中青年多见；病期短者数日，长者达数年至数十年）。

2）B超提示导管结石（病因依据）。

3）反复进食时肿胀、疼痛，导管口（开口于舌下阜）溢脓（症状依据）。

4）血钙浓度较高，血常规提示白细胞计数增多（实验室结果）。

（3）应与哪些疾病鉴别诊断？

［答］1）慢性硬化性下颌下腺炎。

• 鉴别症状：颌下区实性包块，可有进食肿胀或排出唾液腺结石的病史。

• 排除依据：有硬结性肿块，肿块硬但一般不大，不能自行消退。

2）眼眶良性淋巴上皮病（Mikulicz病）。

• 鉴别症状：下颌下区包块。

• 排除依据：同时有泪腺和双侧涎腺肿胀，无痛，伴有口干、咽喉干燥不适等症状。

3）下颌下淋巴结炎

• 鉴别症状：右颌下区有包块、压痛。

• 排除依据：反复肿胀，与进食无关，下颌下腺分泌正常。

4）下颌下间隙感染。

• 鉴别症状：右颌下区肿胀、压痛。

• 排除依据：下颌下间隙感染患者多有牙病史。下颌下区肿胀呈硬性浸润，患者皮肤潮红并可出现凹陷性水肿。下颌下腺导管分泌可能减少，但唾液腺正常，无涎石阻塞症状。

5）舌下腺肿瘤（舌下腺囊肿口外型）。

• 鉴别症状：绝大多数舌下腺肿瘤无导管阻塞症状，但亦有极少数患者因肿瘤压迫下颌下腺导管出现不全阻塞症状。

• 排除依据：X线检查或造影显示无结石。

6）脉管性疾病。

• 鉴别症状：颌下区包块。

• 排除依据：儿童常见。血管瘤：瘤体外观呈葡萄酒斑状或杨梅状等。用手触压血管瘤，则瘤体会褪色或缩小。体位试验阳性，扪诊有静脉石，穿刺抽出凝全血（海绵型），扪诊有搏动感，听诊有吹风样杂音，压闭供血动脉，杂音消失。淋巴管瘤：肿块质软，表面光滑有囊样感，一般有明显的活动度。患者无进食肿胀或下颌下腺炎症发作史。

7）下颌下区良性肿瘤（主要为多形性腺瘤、腺淋巴瘤、脂肪瘤及其他良性肿瘤，其中脂肪瘤较常见，与颌下腺常无明显关系。该病发展缓慢，局部皮肤隆起，无痛，质地柔软）。

• 鉴别症状：右颌下区包块。

• 排除依据：下颌下腺肿瘤呈进行性肿大，无进食肿胀或下颌下腺炎症发作史。肿瘤病理学检查可确诊。

8）下颌下区恶性肿瘤（如恶性黑色素瘤、恶性淋巴瘤）。

• 鉴别症状：颌下区包块。

• 排除依据：包块生长较快，质地软硬，疼痛或无痛，侵犯舌神经或舌下神经可出现舌麻木及舌下神经麻痹症状，可触及肿大淋巴结。患者无进食肿胀、下颌下腺炎症发作史。

恶性黑色素瘤恶性程度较高，发生于下颌下腺者少见，一般表现为无痛性包块，质地中等，无明显压痛，表面呈结节状。

恶性淋巴瘤是一组起源于淋巴组织的恶性肿瘤，可发生于全身很多部位，颌面部是好发部位之一，临床表现多样，早期症状不典型，目前主要行活检确诊，并行综合治疗。

9）淋巴结转移性癌：原发癌灶绝大部分（85%）在头颈部，尤以鼻咽癌和甲状腺癌的转移最为多见。锁骨上窝转移性肿瘤的原发癌灶多在胸腹部（包括肺、纵隔、乳房、胃肠、胰腺等），但胃肠、胰腺癌肿的颈部淋巴结转移，经胸导管多发生在左锁骨上窝。

• 鉴别症状：下颌下区包块。

• 排除依据：有全身疾病史，开始时单一肿大，慢慢地数目增加，且越来越肿大。肿大的淋巴结呈进行性、无痛性，质硬，多可推动，早期彼此不粘连，晚期则可融合，

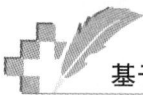

抗炎、抗结核治疗无效。患者无进食肿胀、下颌下腺炎症发作史。

（4）唾液腺结石病多发生于下颌下腺的原因是什么？

［答］下颌下腺为混合性腺体，分泌的唾液富含黏蛋白，较腮腺分泌液黏滞，钙的含量也高出两倍，钙盐容易沉积。

下颌下腺导管自下向上走行，腺体分泌液逆重力方向流动，导管长，在口底后部有一弯曲部，导管全程较曲折。这些解剖结构均使唾液腺易于滞留，导致唾液腺结石形成。

（5）唾液腺结石病如何治疗？

［答］治疗目的：去除结石，消除阻塞因素，尽最大可能保留下颌下腺。当腺体功能丧失或腺体功能不可逆转时，需清除病灶。

1）保守治疗（适用于很小的结石）。

口含蘸有柠檬酸的棉签或维生素 C 片，也可食酸性水果等，促使唾液分泌，促进结石排出。保守治疗还包括腺体按摩、使用催涎剂、导管扩张等。

2）手术治疗。

• 取石术：适用于能扪及、相当于下颌第二磨牙以前部位的结石，无下颌下腺反复感染史，腺体尚未纤维化，99mTc 测定腺体功能存在者。对于体积较大的下颌下腺导管结石，宜行导管再通过术，使唾液从正常导管口排出，有利于术后下颌下腺功能恢复。术后可采用催涎剂促进唾液分泌及导管系统的通畅，避免导管再次阻塞。

• 碎石术：体外振动波粉碎下颌下腺腺体及导管后部结石，结石裂解后直径小于2mm，使其能自行或经刺激后随唾液排出。

• 腺体切除术：适用于位于下颌下腺内或下颌下腺导管后部、腺门部的结石，下颌下腺反复感染或继发慢性硬化性下颌下腺炎、腺体萎缩，已失去摄取及分泌功能者。

3）对症治疗：合并涎腺炎者加用抗生素治疗。

（6）唾液腺结石病的辅助诊断方法有哪些？

［答］1）X 线检查（下颌横断咬合片用于下颌下腺导管较前部的结石）：钙化程度低的涎石，即阴性涎石，在 X 线平片上难以显示。下颌横断咬合片见图 7-8。

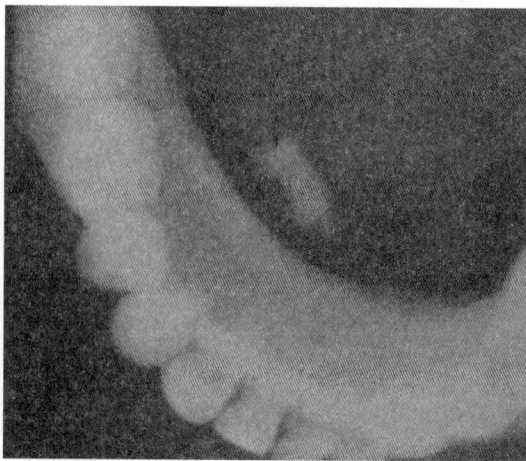

图 7-8　下颌横断咬合片

2）CT 作为更加有效的诊断手段，除了可以观察到明显的结石，同时可确定结石的数目、大小及位置，对于观察由其引起的炎症包块范围以及脓肿内部构造十分有利。唾液腺结石病 CT 检查结果见图 7-9。

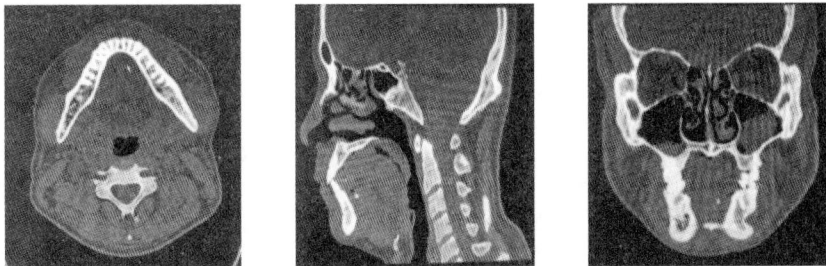

图 7-9 唾液腺结石病 CT 检查结果

4. 治疗要点解析

（1）患者处于急性炎症期，应先抗感染治疗，择期手术。

（2）全身使用抗生素：静脉输注抗生素 3 天以上（因患者已口服消炎药 2 天）。

（3）因患者结石位置较深在，感染控制后入院切除右下颌下腺。

【教师参考要点】

唾液腺结石病常见于下颌下腺。通过对本章内容的学习，学生应掌握：

1. 下颌下腺炎伴导管结石的诊断及鉴别诊断。

2. 下颌下腺炎伴导管结石的治疗。

3. 局部包块的诊断思路。

病例 7 慢性腮腺炎

【关键知识点】

1. 慢性腮腺炎的发病特点。

2. 慢性腮腺炎的临床特点（重点关注腮腺分泌液的性质）。

3. 慢性腮腺炎的影像学特点。

4. 慢性腮腺炎的治疗。

5. 慢性腮腺炎的诊断及鉴别诊断。

【参考文献】

张志愿，俞光岩，2012. 口腔颌面外科学［M］. 7 版. 北京：人民卫生出版社.

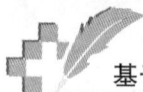

病例 7-1 慢性复发性腮腺炎

【病例课堂】

1. 病史

患者：×××，男，5岁。

主诉：双侧腮腺区反复肿胀一年。

现病史：患儿一年前出现右侧腮腺区肿痛，伴低热，行消炎治疗1周后肿痛消退。此后每3个月肿痛一次，两侧腮腺交替发作，已先后发作4次，其中2次发作前患儿"感冒"。每次口服消炎药，持续1周后自行消退。本次发作于2天前，左腮腺区肿痛，与进食无关。

既往史：无特殊。

查体：体温，38.5℃；脉搏，92次/分钟；呼吸，22次/分钟；血压，112/74mmHg。

专科检查：左腮腺区轻度肿胀，可扪及多个直径1cm大小结节，压痛明显。挤压左侧腮腺，导管口流出胶冻状分泌物。右腮腺及双侧下颌下腺无肿胀，分泌的唾液清亮。

2. 症状解读

(1) 患儿出现左腮腺区轻度肿胀。

<解析>腮腺区轻度肿胀可见于炎症和肿瘤、唾液腺良性肥大、舍格伦综合征等。结合本病例，消炎治疗后肿胀自行消退，考虑是腮腺区炎症。

(2) 腮腺区肿胀可自行消退的疾病有哪些？

<解析>腮腺区肿胀自行消退可见于慢性复发性腮腺炎、慢性阻塞性腮腺炎，此外，唾液腺良性肥大和沃辛瘤亦可能有一定消退表现。

3. 互动性提问

(1) 欲明确诊断，患者需做什么检查？

［答］双侧腮腺造影侧位片及排空片检查：末梢导管点球状扩张，排空迟缓。主导管及腺内导管无明显异常。

［注］急性炎症期禁止行腮腺造影检查。

(2) 患者的诊断和诊断依据是什么？

［答］诊断为儿童复发性腮腺炎。

诊断依据如下：

1) 一侧或双侧腮腺反复肿胀，与进食无关，腮腺导管口可挤出脓性或胶冻状分泌物。肿胀持续一周左右可自行消退，间隔时间长短不等（症状依据）。

2) 腮腺造影显示，末梢导管点球状扩张，排空迟缓。主导管及腺内导管无明显异常（影像学依据）。

3) 随年龄增长，发作次数减少，症状减轻，大多在青春期后痊愈（病程特点）。

(3) 应与哪些疾病鉴别诊断？

［答］1）流行性腮腺炎。

- 有接触病史，无复发病史，罹患后终身免疫。
- 腮腺肿胀更明显，可腮腺导管口分泌正常。
- 全身症状重，伴发热、嗜睡、头痛。
- 腮腺造影无末梢导管扩张。
- 血常规检查白细胞水平不高，但淋巴细胞增多。

2）腮腺区淋巴结炎（假性腮腺炎）。

- 发作时局部压痛明显，挤压无脓性及胶冻状分泌物，可以感冒、头部皮肤感染为诱因，造影检查多无异常。

3）慢性阻塞性腮腺炎。

- 与进食有关，餐后自行消退。
- 挤压腮腺导管口溢出雪花状混浊液体。
- 腮腺造影显示：腮腺导管不规则扩张与狭窄，呈腊肠样改变。

4）儿童期舍格伦综合征（Sjögren's syndrome，SS）。

- 除腮腺反复肿胀，可伴有口干、眼干或结缔组织病，甚至可有严重且广泛的龋病。
- 腮腺造影显示主导管毛糙，呈花边状伴末梢导管扩张，血清免疫学检查自身抗体阳性。

4. 治疗要点解析

（1）增强免疫力，保持口腔卫生，预防继发感染，减少复发病因。

（2）加强锻炼，增强体质。

（3）避免上呼吸道感染，减少诱发因素。

（4）按摩双侧腮腺，促进唾液分泌。

（5）注意口腔卫生，预防逆行性感染，急性炎症期可用消炎药抗炎治疗。

病例 7-2　慢性阻塞性腮腺炎

【病例课堂】

1. 病史

患者：×××，男，40岁。

主诉：左侧腮腺区肿胀1年。

现病史：患者1年来左侧腮腺区反复肿胀，肿胀与进食相关，伴轻微疼痛，进食后肿胀自行消退，无发热、口干，约每周发作1次。有时晨起时感觉左侧腮腺酸胀，挤压腮腺后流出咸味液体，自觉局部松快，右侧腮腺及双侧下颌下腺无不适。口服消炎药无效。

既往史：无特殊。

专科检查：左侧腮腺轻度肿大，质地中等，轮廓清楚，未扪及肿块。左颊部未扪及

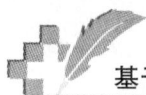

硬性结石，挤压腮腺后导管口流出雪花状唾液。右侧腮腺及双侧下颌下腺无肿大，导管口分泌唾液清亮。口腔黏膜湿润，口底唾液池存在。

2. 互动性提问

（1）欲明确诊断，患者需做什么检查？

［答］首先拍摄咬翼片，观察有无腮腺导管阳性结石。如无阳性结石，进行左腮腺造影，拍摄侧位片及排空片。

（2）患者的诊断和诊断依据是什么？

［答］诊断为左侧腮腺慢性阻塞性腮腺炎。

诊断依据如下：

1）左侧腮腺反复肿胀，与进食有关，餐后自行消退（病程特点）。

2）挤压腮腺可流出雪花状混浊液体，有咸味感（症状依据）。

3）腮腺造影显示腮腺导管不规则扩张与狭窄，呈腊肠样改变（影像学依据）。

（3）应与哪些疾病鉴别诊断？

［答］1）成人复发性腮腺炎。

- 幼儿发病史。
- 造影检查：末梢导管呈点球状扩张，排空迟缓。主导管及腺内导管无明显异常。

2）舍格伦综合征继发感染。

- 中年女性。
- 有口干、眼干及结缔组织病。
- 造影检查。
- 组织病理学表现：腺实质萎缩、间质淋巴细胞浸润和肌上皮岛形成。

3. 治疗要点解析

（1）去除阻塞因素。

（2）刺激唾液分泌，保持导管通畅，恢复腮腺的功能。

1）局部物理按摩，必要时通过咀嚼或含化维生素 C 等，促进唾液分泌。

2）保持口腔卫生，预防逆行性感染。

3）反复发作者，可行唾液腺内镜下导管灌洗治疗。

病例 8　三叉神经痛

【关键知识点】

1. 三叉神经痛的临床表现。

2. 三叉神经痛的诊断和鉴别诊断。

3. 三叉神经痛的治疗原则。

4. 三叉神经痛的保守治疗方法。

【参考文献】

张志愿，俞光岩，2012.口腔颌面外科学［M］.7版.北京：人民卫生出版社.

张震康，俞光岩，2013.口腔颌面外科学［M］.北京：北京大学医学出版社.

石冰，2015.华西口腔住院医师手册［M］.北京：中国协和医科大学出版社.

胡勤刚，2008.口腔外科医师手册［M］.合肥：安徽科学技术出版社.

于世凤，2015.口腔组织病理学［M］.7版.北京：人民卫生出版社.

【病例课堂】

1. 病史

患者：×××，女，58岁。

主诉：左侧面部阵发性剧痛3年。

现病史：3年前患者偶发左侧面部剧烈疼痛，疼痛呈电击样，持续时间约20秒，疼痛消失后无明显不适。半年后疼痛再次发作，之后每隔数月疼痛就会发作。近两个月疼痛发作频繁，有时每天可发作数次，持续时间10~60秒，疼痛多出现在白天，洗脸、吃饭等可诱发疼痛，疼痛消失后无任何症状，自服止痛药效果不佳。

专科检查：左侧面颊部色素沉着，皮肤粗糙，拂诊左侧面部可查及"扳机点"。口腔卫生差，36牙龋坏，根管口暴露，探痛（－），冷诊（－），热诊（－），牙髓电活力测试无反应，叩痛（－），不松动，牙龈黏膜无窦道。

2. 症状解读

患者左侧面部疼痛。

<解析>左侧面部疼痛可由三叉神经痛、舌咽神经痛、急性牙髓炎、慢性牙髓炎急性发作、髓石症、颞下颌关节紊乱病、面部恶性肿瘤侵及周围神经等引起。

3. 互动性提问

（1）欲明确诊断，患者应做什么检查？

［答］1）影像学检查，包括X线检查、CT和MRI。

［结果］颌面部X线检查排除了牙、颌骨及深部组织病变，CT或MRI排除了颅内相关病变。

2）血常规可帮助排除邻近组织如眼、耳、鼻、腺体等的炎性病变所致疼痛。

［结果］血常规各项指标无异常。

3）三叉神经功能检查，包括感觉功能、角膜反射、腭反射、运动功能检查。

［结果］各项检查结果均同健侧。

4）诊断性封闭以确定受累分支。

［结果］检查结果显示，患者三叉神经第二、三支受累。

（2）患者的诊断和诊断依据是什么？

［答］诊断为二叉神经痛。

诊断依据如下：

1）常发生于中老年女性。

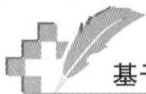

2）表现为三叉神经分布区域阵发性短暂针刺样疼痛，有间歇期，夜间较少发生，洗脸、刷牙等可诱发疼痛。

3）查体见典型"三叉神经面容"，拂诊探及"扳机点"，三叉神经功能检查无异常。

4）影像学检查排除其他病变。

（3）应与哪些疾病鉴别诊断？

［答］1）急性牙髓炎或髓石症。

• 鉴别症状：左侧面部疼痛，36 牙龋坏。

• 排除依据：36 牙牙髓无活力，牙髓炎夜间加重较多，无"扳机点"，可检查出能够引起牙髓炎的龋病、非龋疾病。髓石症与体位密切相关，卧位加重，站立位即刻缓解，不存在"扳机点"。

2）埋伏牙、颌骨或上颌窦肿瘤压迫神经。

• 鉴别症状：左侧面部疼痛。

• 排除依据：影像学检查可查及上述局部病变，且上述疾病所引起的疼痛不存在"扳机点"。

3）鼻窦炎。

• 鉴别症状：左侧面部疼痛。

• 排除依据：鼻窦炎病程较短，疼痛多为持续性钝痛，且有鼻塞、流涕、白细胞计数升高等表现。

4）舌咽神经痛。

• 鉴别症状：左侧面部疼痛。

• 排除依据：封闭性诊断确认患者三叉神经第二、三支受累，还可行舌神经及舌咽神经阻滞麻醉进行区分。

5）颞下颌关节紊乱病。

• 鉴别症状：左侧面部疼痛。

• 排除依据：颞下颌关节疼痛多为钝痛，无"扳机点"，有些可伴有关节弹响、开口型及开口度异常。

6）疱疹后神经痛。

• 鉴别症状：左侧面部疼痛，左侧面部色素沉着。

• 排除依据：疱疹后神经痛常伴感觉障碍，多见于第一支三叉神经。本例患者无疱疹病史。

7）鼻咽部及面部恶性肿瘤。

• 鉴别症状：左侧面部疼痛。

• 排除依据：恶性肿瘤侵及神经引起的疼痛多为持续性，程度较三叉神经痛轻，可出现面部感觉异常，X 线检查显示相应部位破坏性病变。

8）症状性三叉神经痛。

• 鉴别症状：左侧面部疼痛，存在"扳机点"。

• 排除依据：症状性三叉神经痛的发病年龄较小，疼痛为自发性持续性钝痛，可见脑神经受损表现，CT、MRI 能够发现病变。

（4）三叉神经痛的"扳机点"在哪些位置？

［答］1）眼支：眶上孔、上眼睑、眉、前额及颞部。

2）上颌支：眶下孔、下眼睑、鼻唇沟、鼻翼、上唇、鼻孔下方或口角区、上颌结节或腭大孔等。

3）下颌支：颏孔、下唇、口角区、耳屏部、颊黏膜、颊脂垫尖、舌颌沟等。

4. 治疗要点解析

（1）治疗原则：首先采用保守治疗，首选药物治疗，当保守治疗无效或者患者不能耐受药物不良反应时再选择外科治疗。

（2）保守治疗。

1）药物治疗：卡马西平、苯妥英钠。

2）封闭治疗：1％～2％普鲁卡因或利多卡因 1.5～2ml 与维生素 B_{12} 0.5mg 配伍后进行神经干封闭治疗。

3）激光疗法。

（3）外科治疗：半月神经节射频热凝、微血管减压术、神经根切断术等。

【教师参考要点】

通过对本病例的学习，学生应掌握各种口腔颌面部疼痛性疾病的问诊方法及鉴别手段（三要素：部位、时间、性质）。

（华成舸 伍俊 刘济远 刘显）

第八章　颌面部囊肿与肿瘤

先天发育、创伤、炎症以及细胞恶性变均可能在颌面部引起各类囊肿和肿瘤。本章遴选了 7 个口腔颌面外科典型案例，全面地展示了疾病的特征。通过对这些病例的学习，学生要掌握这类疾病的发病因素、临床表现、影像学表现、治疗原则并熟悉治疗方法，综合分析临床信息做出诊断和鉴别诊断，建立起基于具体病例具体分析的科学临床思维。

病例 1　唾液腺囊肿

【关键知识点】

1. 唾液腺囊肿的发病机制。
2. 唾液腺囊肿的临床表现。
3. 唾液腺囊肿的诊断及鉴别诊断。
4. 唾液腺囊肿的治疗。

【参考文献】

张志愿，俞光岩，2012. 口腔颌面外科学［M］. 7 版. 北京：人民卫生出版社.

【病例课堂】

1. 病史

患者：×××，女，20 岁。

主诉：发现右侧口底无痛性包块 1 个多月。

现病史：患者 1 个多月前无意中发现右侧口底有一半透明水疱，起初如黄豆大小，后逐渐增大，无痛感，无其他不适，半个月前自行消失，数日后又出现，发病后自行服用消炎药无效。

查体：体温，36.7℃；脉搏，89 次/分钟；呼吸，23 次/分钟；血压，111/78mmHg。

专科检查：患者面部对称，张口度、张口型正常，开口度约三横指。右侧舌下区可见一浅紫色肿物，扪之柔软有波动感，腮腺及舌下腺导管口无红肿，挤压有透明唾液流出。双侧颌下及颈部未触及明显肿大淋巴结。

2. 症状解读

患者口底出现无痛性包块。

<解析>无痛性包块一般为口底皮样囊肿、舌下腺囊肿、口底黏液囊肿以及口底脉管瘤。

3. 互动性提问

（1）欲明确诊断，患者需做什么检查？

［答］1）穿刺检查：穿刺出蛋清样拉丝液体。

2）B超：查见低回声团块，与舌下腺关系密切。

（2）患者的诊断和诊断依据是什么？

［答］诊断为右舌下腺囊肿。

诊断依据如下：

1）口底肿物具有反复消长史（病史依据）。

2）为无痛性肿物（症状依据）。

3）右侧舌下区可见一浅紫色肿物，扪之柔软有波动感（查体依据）。

4）穿刺出蛋清样拉丝液体（检查依据）（金标准）。

5）B超见低回声团块，与舌下腺关系密切（辅助检查）。

（3）应与哪些疾病鉴别诊断？

［答］1）口底皮样囊肿。

• 鉴别症状：口底无痛性肿物。

• 排除依据：口底皮样囊肿扪之有面团样柔韧感，无波动感，表面颜色与口底颜色相近，穿刺出蛋清样拉丝液体。

2）口底黏液囊肿。

• 鉴别症状：口底无痛性反复消长肿物。

• 排除依据：口底黏液囊肿一般较小，基底窄，常突出于口底黏膜呈摆动性，挤抬颌下包块不会变大。B超可见其与舌下腺关系不密切。

3）下颌下区脉管瘤。

• 鉴别症状：口底无痛性肿物。

• 排除依据：淋巴管瘤穿刺物为稀薄或血性不凝液体，无黏液，淡黄清亮，涂片镜检可见淋巴细胞。血管畸形或血管瘤穿刺物为体外凝固血液。

（4）舌下腺囊肿如何分型？

［答］单纯型：为典型的舌下腺囊肿，本病例即属于此类。囊肿位于下颌舌骨肌以上的舌下区，由于囊壁菲薄，靠近口底黏膜，囊肿呈浅紫色，扪之柔软有波动感。囊肿常位于口底一侧，有时可扩展至对侧，较大的囊肿可将舌体顶起。囊肿破裂后，流出黏稠蛋清样液体，囊肿暂时消失，数日后囊肿因创口愈合又重新出现。囊肿很大时，可引起吞咽、语言及呼吸困难。

口外型：主要表现为下颌下区肿物，口底囊肿表现不明显。触诊柔软，与皮肤无粘

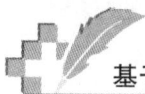

连，不可压缩。穿刺可抽出蛋清样拉丝液体。

哑铃型：为上述两种类型的混合型，即在口内舌下区及口外下颌下区均可见囊性肿物。

4. 治疗要点解析

（1）治疗原则：选择摘除腺体和舌下腺，只摘除囊肿复发的可能性极大。

（2）手术步骤。

1）切口：于舌下皱裂外侧做弧形切口。

2）切除腺体：分离舌下腺，应注意下颌下腺导管及舌神经。

3）创面处理：缝合时注意不要将下颌下腺导管缝扎，为避免肿胀可放置引流条。

4）术后处理：术后1~2天抽除引流条，7天后拆线。

（3）全身使用抗生素：可口服或静脉输注抗生素3天。

【教师参考要点】

舌下腺囊肿是一种临床上常见的唾液腺囊肿。通过对此病例的学习，学生应：

1. 掌握舌下腺囊肿的临床表现及诊断标准（穿刺检查是金标准）。

2. 理解彻底手术的概念，手术不彻底可导致囊肿复发。

3. 锻炼思维逻辑，无症状不诊断，无诊断不治疗，建立连贯的系统的临床思维。

病例 2　根尖囊肿

【关键知识点】

1. 根尖囊肿的临床表现。

2. 根尖囊肿的诊断及鉴别诊断。

3. 根尖囊肿的治疗原则及要点。

4. 颌骨囊肿开窗减压术及机制。

【参考文献】

张志愿，俞光岩，2012.口腔颌面外科学［M］.7版.北京：人民卫生出版社.

张震康，2013.口腔颌面外科学［M］.2版.北京：北京大学医学出版社.

石冰，2016.华西口腔住院医师手册［M］.北京：中国协和医科大学出版社.

胡勤刚，1999.口腔外科医师手册［M］.合肥：安徽科学技术出版社.

于世凤，2015.口腔组织病理学［M］.7版.北京：人民卫生出版社.

【病例课堂】

1. 病史

患者：×××，女，21岁。

主诉：左下后牙咀嚼无力2周。

现病史：患者自诉2年前于外院行左下牙根管治疗并行36牙金属冠修复，此后无任何不适症状。2周前患者感咀嚼无力，不伴有其他症状，未做处理，症状无减轻，遂前往我科就诊。

专科检查：颌面部左右对称，开口度、开口型正常，口腔检查见36牙金属冠修复，表面完好，冷诊（－），热诊（－），叩痛（±），无松动，35牙、36牙颊侧根尖处有直径约1cm的半圆形膨隆，触之有乒乓球样感，无压痛。余牙无明显异常。

2. 症状解读

（1）患者左下后牙咀嚼无力。

<解析>可导致咀嚼无力的疾病有慢性根尖周炎（包括慢性根尖周脓肿、慢性根尖周肉芽肿、根尖囊肿）、慢性牙周炎、牙外伤、颞下颌关节炎、咬合不良、颌骨囊肿或肿瘤等。

（2）患者左下后牙区膨隆。

<解析>膨隆可分为软组织肿胀和骨组织膨隆。软组织肿胀包括牙周脓肿、根尖周脓肿、牙龈囊肿等；骨组织膨隆主要包括颌骨囊肿，颌骨良、恶性肿瘤，纤维结构不良等。

（3）膨隆区乒乓球样感。

<解析>乒乓球样感主要是由下颌骨质吸收所致。颌骨骨质吸收可由颌骨囊肿（如根尖囊肿）、颌骨良性肿瘤（如牙源性角化囊性瘤、成釉细胞瘤）、口腔癌（如牙龈癌）、颌骨骨髓炎等导致。

3. 互动性提问

（1）欲明确诊断，患者需做什么检查？

［答］1）影像学检查：全口曲面断层片及CBCT检查。

根尖囊肿全口曲面断层片检查结果见图8－1。

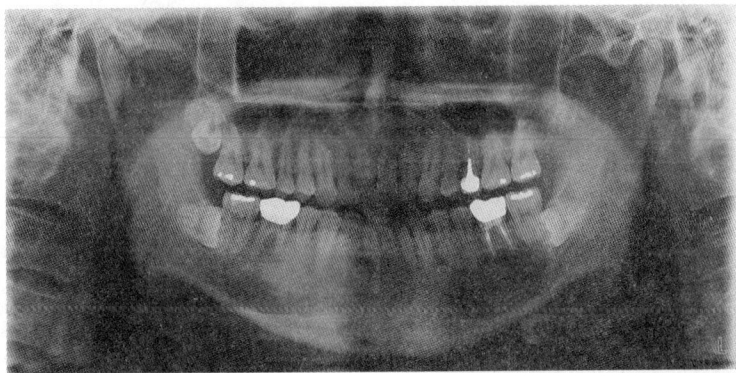

图8－1　根尖囊肿全口曲面断层片检查结果

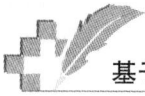

根尖囊肿 CBCT 检查结果见图 8-2。

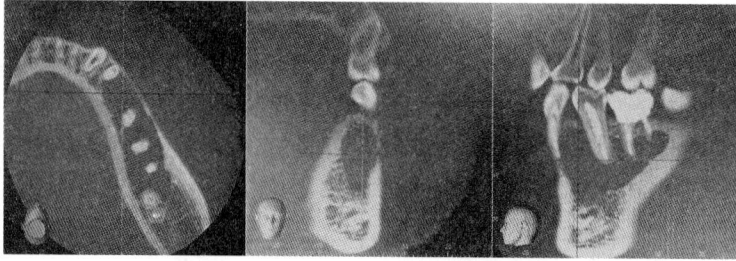

图 8-2　根尖囊肿 CBCT 检查结果

2) 穿刺检查：穿刺抽出草黄色液体，显微镜下可见胆固醇结晶。

3) 摘除囊肿后送病理学检查。根尖囊肿病理学检查结果见图 8-3。

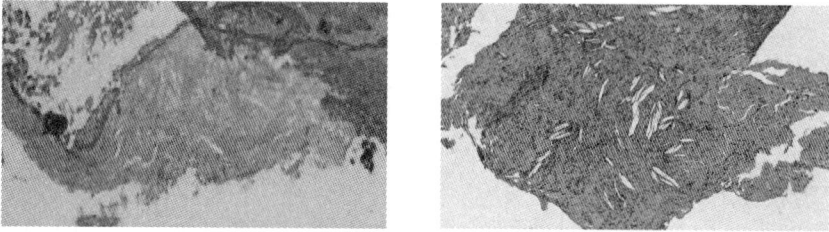

图 8-3　根尖囊肿病理学检查结果

囊腔内衬无角化复层鳞状上皮，纤维组织囊壁内可见炎性细胞浸润，胆固醇晶体沉积，提示为根尖囊肿。

（2）患者的诊断和鉴别诊断是什么？

［答］诊断为左下颌根尖囊肿。

诊断依据如下：

1) 患者为青年男性，疾病发生于下颌磨牙区，病史 5 年。

2) 患部有根管治疗后的牙齿，咀嚼无力，且 CBCT 检查提示根管治疗时有器械分离影。

3) 患者左下后牙区骨质膨隆，触之有乒乓球样感。

4) 影像学检查见根尖区单囊性椭圆形透射影，边缘整齐，周围有白色骨质反应线，36 牙根尖位于其中，周围牙周膜及硬骨板影像消失。

5) 穿刺抽出草黄色液体，显微镜下可见胆固醇结晶。

6) 病理学检查结果。

（3）应与哪些疾病鉴别诊断？

［答］1) 牙源性角化囊性瘤。

• 鉴别症状：左下后牙区膨隆，触诊有乒乓球样感，X 线检查提示椭圆形透射影，边界清楚，有白色骨质反应线。

• 排除依据：该病例存在 36 病灶牙，疑似器械分离影像表现，穿刺未抽出白色或黄色的角化物，病理学检查结果提示为单纯囊性病变。

2）成釉细胞瘤。

• 鉴别症状：病变发生于青年男性下颌骨体部，左下后牙区膨隆。

• 排除依据：穿刺未抽出棕褐色液体，X线检查提示病变为单房性且边界清晰无切迹，肿瘤所涉及牙牙根无吸收，病理学检查结果可鉴别。

3）纤维结构不良。

• 鉴别症状：左下后牙区膨隆。

• 排除依据：纤维结构不良在X线片上呈透射影而非磨玻璃样改变，而本病例病变与周围骨质分界清晰。

（4）什么是颌骨囊肿开窗减压术？

［答］颌骨囊肿开窗减压术是治疗颌骨囊性病变的微创保守术式之一。治疗机制：在囊腔与口腔之间形成一个较长时间开放的引流口，解除囊腔内的压力，阻断颌骨囊肿膨胀性的生长机制。开窗引流后囊腔内微环境发生改变，囊壁增厚，质地变韧，上皮发生适应性转化，在囊内压力释放以后囊壁向心性收缩，成骨细胞活跃，形成新骨，囊腔逐渐变小。囊腔形态改变，囊壁与邻近结构（如牙齿、上颌窦、下牙槽神经管）的距离增大，颌骨总体形态改建，逐渐恢复外形。一般认为，术后3个月有明显新骨形成与囊腔缩小。

（5）如何防止术后创口感染？

［答］1）彻底清除骨腔内的骨质、血凝块。

2）术前行根管治疗，已有病变的根尖术中行根尖切除。

3）避免橡皮引流条或碘仿纱条遗留在骨腔内。

4）严密缝合黏骨膜瓣，并保证创缘下方有健康骨壁支持。

（6）患者出院后有什么注意事项？

［答］1）术后注意口腔卫生。

2）1~2周内进食半流质食物。术后剩余骨壁薄弱者，应注意勿咬硬食，避免发生骨折。

3）术后即刻拍摄X线片作为对照，定期随访，每6个月至1年拍片复查。

4. 治疗要点解析

（1）采用外科手术治疗，如伴有感染须先用抗生素控制炎症后再进行手术治疗。

（2）术前行X线检查，必要时行CBCT检查，以明确囊肿的范围、与邻近组织的关系。

（3）切口设计的注意事项：

1）充分暴露视野。

2）黏骨膜瓣基底较宽，保证充分的血供。

3）保证缝合处有骨壁支持。

4）手术过程中注意保护邻近的重要神经和血管。

5）治疗过程中牙的处理：对根尖及牙槽骨已有病变，但病变未超过根长三分之一或尚稳固能保留的牙齿，宜在术前行根管治疗，术中行根尖切除。

6）手术中如发现有多房性囊肿或囊壁不均匀，怀疑为成釉细胞瘤，应在术中送冷冻切片检查。术后囊壁组织应常规送病理学检查。

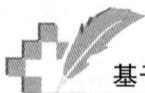

7）对于较大的根尖囊肿，采用开窗减压术联合手术治疗，可保护邻近重要解剖结构。

【教师参考要点】

根尖囊肿为最常见的颌骨囊肿之一。通过对根尖囊肿的学习，学生应：

1. 锻炼临床思维能力，善用临床表现、辅助检查（尤其是影像学检查）来辅助诊治颌骨占位性病变。

2. 理解手术过程中的每一步骤都能对手术结果以及患者的预后产生重大影响。培养爱伤意识。

病例 3　鳃裂囊肿

【关键知识点】

1. 鳃裂囊肿的临床表现。

2. 鳃裂囊肿的诊断及鉴别诊断。

3. 鳃裂囊肿的治疗。

【参考文献】

张志愿，俞光岩，2012. 口腔颌面外科学 ［M］. 7 版. 北京：人民卫生出版社.

胡勤刚，2015. 口腔颌面外科查房手册 ［M］. 北京：人民卫生出版社.

中华医学会，2016. 临床诊疗指南（口腔医学分册）［M］. 北京：人民卫生出版社.

俞光岩，王慧明，2016. 口腔医学（口腔颌面外科分册）［M］. 北京：人民卫生出版社.

梁赟，杨育生，李江，2013. 鳃裂囊肿及瘘管 199 例临床病理分析 ［J］. 口腔颌面外科杂志，23（1）：37-41.

GASZYNSKA E，GASZYNSKI T，ARKUSZEWSKI P，2012. Diagnosis and treatment of cervical branchial cleft cysts based on the material from the Department of Cranio-Maxillofacial Surgery，Medical University in Lodz and literature review ［J］. Polski Przeglad Chirurgiczny，84（11）：547-50.

【病例课堂】

1. 病史

患者：×××，男，23 岁。

主诉：发现左颈部包块 1 年半。

现病史：患者一年半前发现左颈部有一"李子"大小包块，无痛，近一年半来包块缓慢渐进增长，偶有不适。

　　既往史：无特殊。

　　查体：体温，36.3℃；脉搏，81 次/分钟；呼吸，22 次/分钟；血压，123/80mmHg。

　　专科检查：左颈部胸锁乳突肌前份可扪及大小约 2.0cm×2.0cm 的包块，质软，无搏动感，边界清晰，动度可，触诊稍不适，体位试验（－），不随吞咽运动。颏部及双侧颌面颈部未扪及明显肿大淋巴结。

2. 症状解读

（1）患者有颈部包块。

＜解析＞ 颈部较常见的包块包括囊性病变（如甲状舌管囊肿、舌下腺囊肿口外型、囊性水瘤、皮样囊肿等）和实性病变（如淋巴结炎、转移癌、颌下腺肿瘤、颈动脉体瘤、神经鞘瘤等）。本病例需要进一步检查以明确诊断。

（2）无搏动感。

＜解析＞ 触诊时质地柔软，无搏动感，可与颈动脉体瘤相鉴别。

3. 互动性提问

（1）欲明确诊断，患者需做什么检查？

1）穿刺检查：穿刺检查结果可通过囊液性状、细胞病理学活检或针吸活检鉴别。

［结果］该患者穿刺检查结果为黄棕色清亮液体。

2）影像学检查：可行彩超或 MRI、增强 CT 等检查以明确肿块性质、形态、大小、位置、范围及与周围组织的关系。

［结果］该患者颌面颈部彩超示：左侧胸锁乳突肌前份查见大小约 50mm×30mm 的网状无回声团，最厚处约 8mm，边界较清晰，探头加压可见彩色血流信号，左颈部分隔囊性占位。鳃裂囊肿彩超检查结果见图 8－4。

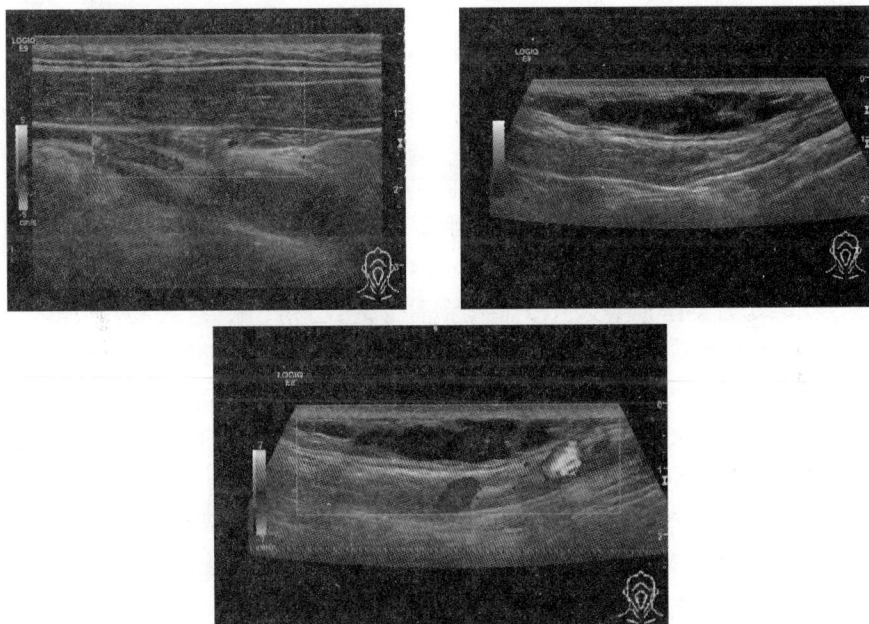

图 8－4　鳃裂囊肿彩超检查结果

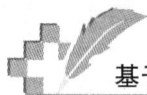

（2）患者的诊断和诊断依据是什么？

［答］诊断为第二鳃裂囊肿。

诊断依据如下：

1）患者为青年男性，病程较长，发展较慢（人群和病程特点）。

2）左颈部胸锁乳突肌上 1/3 深处可扪及圆形肿块，边界清晰，质软，无搏动感，不随吞咽运动。颏部与双侧颌面部及颈部淋巴结未扪及明显肿大（症状依据）。

3）影像学检查显示：左侧胸锁乳突肌前部见大小约 50mm×30mm 的网状无回声团，最厚处约 8mm，边界较清晰，探头加压可见彩色血流信号，左颈部分隔囊性占位（影像学检查）。

4）穿刺检查结果为黄棕色清亮液体（辅助检查依据）。

（3）应与哪些疾病鉴别诊断？

［答］1）甲状舌管囊肿。

• 鉴别症状：颈部囊性病变。

• 排除依据：甲状舌管囊肿常见于颈正中线附近，可随吞咽运动；甲状舌管囊肿穿刺可抽出透明、微浑浊的黄色稀薄或黏稠液体。

2）舌下腺囊肿口外型。

• 鉴别症状：颈部囊性病变。

• 排除依据：舌下腺囊肿口外型常见于下颌下区，穿刺可抽出蛋清样拉丝液体。

3）囊性水瘤。

• 鉴别症状：颈部囊性病变。

• 排除依据：囊性水瘤好发于 2 岁以下者，常见于锁骨上区及下颌下区，透光试验阳性；囊性水瘤穿刺可抽出透明、淡黄色水样液体。

4）神经鞘瘤黏液性变。

鉴别症状：颈部囊性病变，

排除依据：神经鞘瘤黏液性变穿刺可抽出褐色血样液体，不凝结。

（4）颌面颈部常见的囊性疾病有哪些？

［答］1）鳃裂囊肿：第二鳃裂囊肿最常见，常发生于颈上部、胸锁乳突肌上 1/3、舌骨水平。第一鳃裂囊肿次之，常发生于腮腺及下颌角区，较易感染，形成瘘管。第三、四鳃裂囊肿较罕见，常发生于颈根部及锁骨上区。

2）囊性水瘤：囊性水瘤常发生于颈部锁骨上区及下颌下区。肿物多柔软，有波动感，无痛，不易被压缩，透光性好。囊性水瘤是新生儿及婴儿的常见病，因体积小、无明显临床表现而被忽视。男女发病率基本相似，90％以上患者年龄小于 2 岁。

3）甲状舌管囊肿：囊肿可发生于颈前正中舌盲孔至胸骨切迹之间的任何部位，以舌骨体上下最常见，有时可偏向一侧。在囊肿与舌骨体之间有时可扪及一坚韧的条索状物。囊肿可随吞咽及伸舌等动作而上下移动。男女均可发生，以 10 岁以内儿童多见。

4）皮样囊肿：皮样囊肿常发生于口底及颏下，一般无自觉症状，呈圆形或卵圆形，触诊有面团样柔韧感，无波动感，多见于儿童及青年。

5）舌下腺囊肿口外型：舌下腺囊肿口外型在口内舌下区无肿块，在颌下、颏下及颈部以缓慢增大的无痛性肿物而被发现，触诊柔软。在临床上颈部囊肿容易被误诊为腮裂囊肿或囊性水瘤。穿刺可见蛋清样拉丝液体。

6）神经鞘瘤黏液性变：较大的神经鞘瘤可发生黏液性变，质软如囊肿。穿刺可抽出褐色血样液体，不凝结。

4. 治疗要点解析

（1）鳃裂囊肿的根治方法为外科手术完整摘除。若囊肿伴随气道压迫或感染，应先行囊肿减压治疗或抗感染治疗，待气道压迫症状缓解，囊肿感染消除后再行外科手术摘除囊肿。

（2）手术关键点：

1）术中应彻底清除囊肿，需仔细观察是否有瘘管及窦道形成，明确病变范围。

2）术中应注意保护囊肿周围的重要神经及血管。如第一鳃裂囊肿手术应注意保护面神经，第二鳃裂囊肿手术应注意保护舌下神经、副神经、迷走神经及颈动、静脉。

（3）术后注意事项：术后 3 个月复查，检查有无复发及术后颈部切口瘢痕的情况。

【教师参考要点】

鳃裂囊肿属于鳃裂畸形之一，是颈部较常见的囊肿。通过对鳃裂囊肿的学习，学生应：

1. 掌握鳃裂囊肿的临床表现、诊疗流程，以及较常见的鉴别诊断。

2. 锻炼学生的临床思维，使其通过症状及辅助检查做出诊断，通过诊断制订治疗方案。

病例 4 成釉细胞瘤

【关键知识点】

1. 成釉细胞瘤的临床表现。

2. 成釉细胞瘤的诊断及鉴别诊断。

3. 成釉细胞瘤的治疗。

【参考文献】

张志愿，俞光岩，2012.口腔颌面外科学［M］.7 版.北京：人民卫生出版社.

胡勤刚，2015.口腔颌面外科查房手册［M］.北京：人民卫生出版社.

中华医学会，2016.临床诊疗指南（口腔医学分册）［M］.北京：人民卫生出版社.

俞光岩，王慧明，2016.口腔医学（口腔颌面外科分册）［M］.北京：人民卫生出版社.

TROIANO G，DIOGUARDI M，COCCO A，2017. Conservative vs Radical

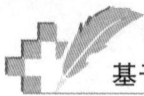

Approach for the Treatment of Solid/Multicystic Ameloblastoma: A Systematic Review and Meta-analysis of the Last Decade [J]. Oral Health & Preventive Dentistry, 15 (5): 421-426.

PARMAR SAT, AL-QAMACHILAITH, AGA HIBA, 2016. Ameloblastomas of the mandible and maxilla [J]. Current Opinion in Otolaryngology & Head and Neck Surgery, 24 (2): 148-154.

MCCLARY A C, WEST R B, MCCLARY A C, 2016. Ameloblastoma: a clinical review and trends in management [J]. European Archives of Oto - Rhino - Laryngology, 273 (7): 1649-1661.

【病例课堂】

1. 病史

患者：×××，男，26岁。

主诉：发现右面部膨隆2个多月。

现病史：患者2个多月前发现右面部膨隆，膨隆无痛渐进性缓慢增大，于当地医院拍片发现右下颌骨低密度影像改变。现患者为求进一步诊治入我科。患者一般情况良好，饮食睡眠佳，二便如常，体重无明显改变。

既往史：无特殊。

查体：体温37.2℃；脉搏，84次/分钟；呼吸，22次/分钟；血压，126/80mmHg。

专科检查：右侧面部膨隆，开口度、开口型正常。42牙～46牙对应的下颌骨体颊、舌侧明显膨隆，质硬，颊侧骨壁可扪及轻度"乒乓感"，牙齿未见明显松动。颏下及双侧颈部、颌面部未扪及明显肿大淋巴结。

2. 症状解读

（1）患者下颌骨体明显膨隆。

＜解析＞患者下颌骨体明显膨隆可能由下列疾病导致：

1）牙源性角化囊性瘤。

2）成釉细胞瘤。

3）其他牙源性肿瘤也可表现为下颌骨膨隆，但是较成釉细胞瘤少见，如牙源性钙化上皮瘤、牙源性钙化囊性瘤、牙源性腺样瘤、牙源性黏液瘤等。

4）部分非牙源性肿瘤或疾病也可以有下颌骨膨隆的表现，如骨化纤维瘤、下颌骨骨髓炎等。

本病例需要进一步检查以明确诊断。

（2）颊侧骨壁可扪及"乒乓感"。

＜解析＞肿瘤向颊侧下颌骨体膨隆致使颊侧骨壁变薄，肿瘤性质初步考虑为囊性。

3. 互动性提问

（1）欲明确诊断，患者需做什么检查？

［答］1）全口曲面断层片检查。

成釉细胞瘤全口曲面断层片检查结果见图8-5。

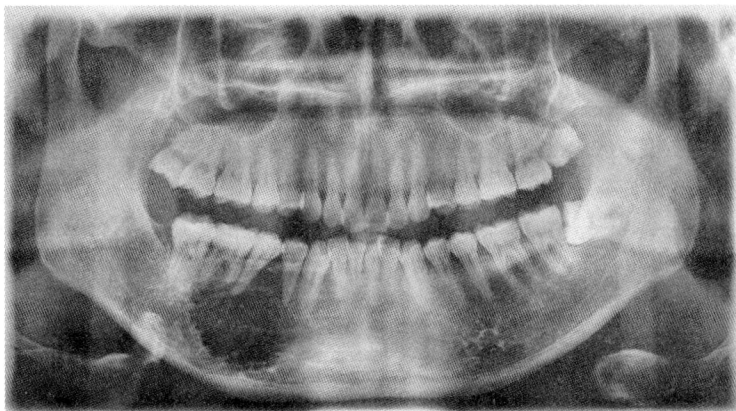

图 8-5 成釉细胞瘤全口曲面断层片检查结果

［结果］右侧下颌骨 42 牙～46 牙区可见低密度病变区，有边界，边界不光滑、不整齐，病变内部及边缘可见纤细骨性分隔。

2）右下颌骨开窗活检。对于临床表现及影像学表现不典型或与其他疾病难以鉴别的病例，可行病理活检。该检查为结论性诊断。

［结果］右下颌骨成釉细胞瘤，部分细胞生长较活跃。

（2）患者的诊断和诊断依据是什么？

［答］诊断为右下颌成釉细胞瘤。

诊断依据如下：

1）缓慢、渐近增长的无痛膨隆史（病程特点）。

2）右侧面部膨隆，开口度、开口型正常。42 牙～46 牙对应的下颌骨体颊、舌侧明显膨隆，质硬，颊侧骨壁可扪及轻度"乒乓感"，牙齿未见明显松动。颏下及双侧颈部、颌面部未扪及明显肿大淋巴结（症状依据）。

3）全口曲面断层片显示：右侧下颌骨 42 牙～46 牙区可见低密度病变区，有边界，但不光滑、不整齐，病变内部及边缘可见纤细骨性分隔（影像学依据）。

4）右下颌骨开窗活检后病理学检查显示：右下颌骨成釉细胞瘤（病理学检查依据）。

（3）应与什么疾病鉴别诊断？

［答］1）牙源性角化囊性瘤。

• 鉴别症状：右下颌骨膨隆，无痛渐进性肿大。

• 排除依据：右下颌骨开窗活检后病理学检查显示，牙源性角化囊性瘤影像周界清晰，有白色致密线条。右下颌骨病理检查可确诊。

2）牙源性腺样瘤。

• 鉴别症状：右下颌骨膨隆，无痛渐进性肿大。

• 排除依据：牙源性腺样瘤常发于上颌尖牙区，且肿瘤影像学检查常见钙化小点，牙根可压迫吸收，呈斜面状。

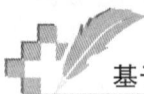

3）牙源性钙化上皮瘤。

• 鉴别症状：右下颌骨膨隆，无痛渐进性肿大。

• 排除依据：临床极少见，影像学检查可见散在、大小不规则的钙化影。

4）牙源性纤维瘤。

• 鉴别症状：右下颌骨膨隆，无痛渐进性肿大。

• 排除依据：病变实性，质硬，影像学表现为骨密质膨胀及多房性阴影，瘤内见不规则密度增高区。

（4）成釉细胞瘤的临床表现及影像学特征有哪些？

［答］成釉细胞瘤好发于青壮年，常见于下颌骨体及下颌角部。成釉细胞瘤生长缓慢，使颌骨膨大，造成面部畸形，不对称。早期可无症状，肿瘤明显长大后可侵犯牙槽突，引起牙的松动、移位和脱落，使咬合关系紊乱；再进一步发展可侵入周围软组织，影响口腔功能。下颌骨成釉细胞瘤压迫下牙槽神经时可引起下唇及颊部不适，少数患者甚至有麻木等症状。上颌骨成釉细胞瘤侵及周围重要结构引起鼻道阻塞、眼球移位、复视等症状。X线检查显示：颌骨膨隆，有多房性阴影，边缘呈切迹状，牙槽间隔骨吸收，受累牙根呈截断样或锯齿状吸收。

（5）抗生素的使用原则是什么？

［答］常规用青霉素或头孢类广谱抗生素，需要询问过敏史，必要时应做皮试，可联合使用甲硝唑（替硝唑/奥硝唑）。作为治疗性用药，应连续使用5~7天。

（6）成釉细胞瘤的预后如何？

成釉细胞瘤属于临界瘤，具有局部侵袭生长的特性，因此手术选择不当很容易导致复发。刮治术最易复发，箱状切除术次之。若肿瘤突破下颌骨密质侵及软组织，则周围骨膜及软组织的残留可引起复发。反复复发可导致恶变。

4. 治疗要点解析

（1）治疗原则：以外科手术治疗为主，因成釉细胞瘤有侵袭性及局部浸润的特点，应在肿瘤外正常组织5mm以上处行手术切除。下颌骨单囊性或壁性成釉细胞瘤可考虑做保守型的刮治术或开窗减压术。术后定期复查，严密随访。

（2）手术切除要点：视肿瘤侵犯程度，考虑行下颌骨箱状切除术、下颌骨部分切除术或下颌骨切除术，并视下颌骨的缺损程度行颌骨修复。

（3）全身使用抗生素5~7天预防感染，广谱抗生素与抗厌氧菌药物联合用药。

（4）行血管吻合游离骨移植者，可适量应用抗凝药物以及促进微循环药物。未行血管吻合者可适当用止血药物。

（5）术后医嘱：注意休息，保持口腔卫生。定期复查，3个月复查一次。

【教师参考要点】

成釉细胞瘤是口腔颌面外科常见的良性肿瘤之一。通过对本病例的学习，学生应：

1. 掌握成釉细胞瘤的临床表现、影像学特征以及与其他相似疾病的鉴别。

2. 掌握成釉细胞瘤的治疗原则及手术要点，结合肿瘤侵犯范围拟定手术方式及修复方式。

3. 锻炼思维逻辑，通过病史及影像学检查给出初步诊断，结合病理学检查结果，确诊并拟定手术方式及修复方式，评估患者预后。建立连贯的系统的临床思维。

病例 5　骨化性纤维瘤

【关键知识点】

1. 临床常见的良性骨病变。
2. 骨化性纤维瘤的临床表现。
3. 骨化性纤维瘤的诊断及鉴别诊断。
4. 骨化性纤维瘤的治疗。

【参考文献】

张志愿，俞光岩，2012. 口腔颌面外科学［M］. 7 版. 北京：人民卫生出版社.

张永栋，杨蓉，傅瑜，2013. 颌骨骨纤维异常增殖症和骨化纤维瘤的临床及病理特征分析［J］. 口腔医学，33（5）：289－293.

【病例课堂】

1. 病史

患者：×××，男，14 岁。

主诉：发现左侧面型膨隆 1 年多。

现病史：1 年多前患者家属发现患者面型不对称，左侧面型稍膨隆，后不对称逐渐明显。患病以来患者未觉明显疼痛，饮食、睡眠可，二便如常，体重无明显改变。

既往史：无特殊。

查体：体温，36.6℃；脉搏，76 次/分钟；呼吸，18 次/分钟；血压，112/78mmHg。

专科查体：患者左侧面型稍膨隆，开口度、开口型正常，口内牙齿及咬合无明显异常。左上后牙区颊部及前庭沟膨隆明显，可扪及大小约 5cm×3cm 的类圆形包块，向上累及左颧骨下方，向前至 25 牙远中，质硬，边界较清晰，无活动，无明显触压痛。颏下、双侧颌下及颈部未扪及明显肿大淋巴结。

2. 症状解读

（1）患者面型不对称。

<解析>1）先天性疾病导致的面型不对称：一些先天性疾病，如半侧面部短小综合征可以导致严重的一侧面部发育不良，并且伴有耳廓的畸形。

2）后天性疾病导致的面型不对称：一些肿瘤、炎症及外伤，如颌面部的良、恶性肿瘤，间隙感染，颌骨骨折等，可导致面型不对称。

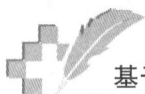

（2）颌骨膨隆。

<解析>颌骨膨隆有：

1）颌骨骨髓炎：可导致骨质反应性增生，引起颌骨膨隆。

2）颌骨囊肿：角化囊肿可向颌骨颊、舌侧发展，引起颌骨膨隆。

3）颌骨肿瘤：后期可导致颌骨破坏及膨隆。

3. 互动性提问

（1）欲明确诊断，患者需做什么检查？

[答]1）检查左侧牙齿有无龋坏、牙隐裂、叩痛及有无牙周袋。

[结果]左上后牙未见明显龋坏、牙隐裂、叩痛及牙周袋。

2）CBCT 检查。

[注]平片中，上颌骨处或多或少有结构重叠影像，难以明确病变性质及范围，应当行 CBCT 检查。

骨化性纤维瘤 CBCT 检查结果见图 8-6。

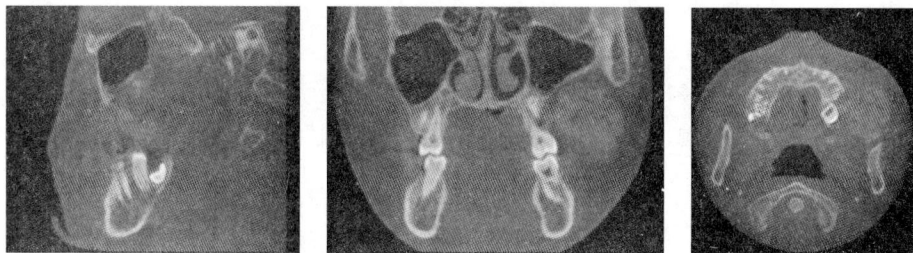

图 8-6 骨化性纤维瘤 CBCT 检查结果

（2）患者的诊断和诊断依据是什么？

[答]诊断为左上颌骨骨化性纤维瘤。

诊断依据如下：

1）患者为少年，男性，病程长（人群和病程特点）。

2）CBCT 检查提示：患者左上颌骨外侧有分叶团块状稍高密度影像，边界较清晰（影像学依据）。

3）患者左侧面型稍膨隆，开口度、开口型正常，口内牙齿及咬合无明显异常。左上后牙区颊部及前庭沟膨隆明显，可扪及大小约 5cm×3cm 的类圆形包块，向上累及左颧骨下方，向前至 25 牙远中，质硬，边界较清晰，无活动，无明显触压痛。颏下、双侧颌下及颈部未扪及明显肿大淋巴结（症状依据）。

（3）应与哪些疾病鉴别诊断？

[答]1）骨纤维异常增殖症。

• 鉴别症状：在 X 线片上表现为颌面骨广泛性或局限性沿骨长轴方向发展，呈不同程度的弥散性膨胀，病变与正常骨之间无明显界限。其密度根据病变中含骨量不同而异，有的呈密度高低不等阴影，有的呈毛玻璃状阴影，少数表现为多房性囊状阴影。

• 排除依据：单发性，病变与正常骨之间界限清晰。

2）巨型牙骨质瘤。

• 鉴别症状：通常累及全部下颌骨，可致骨皮质膨大，X线检查显示浓密的块状堆积体。

• 排除依据：CBCT检查显示不均匀的高低密度混杂影像。

（4）骨化性纤维瘤术后复查时应着重做哪些检查？

［答］检查有无肿瘤复发。骨化性纤维瘤虽为良性病变，但如果手术切除范围不够，术后有可能复发。复查时应检查患侧及对侧下颌骨有无新的肿瘤出现。术后根据术区恢复情况，考虑义齿修复。

4. 治疗要点解析

（1）治疗原则：小型肿瘤多做局部单纯摘除术；病变范围较大时，为防止复发，应做颌骨切除术。

（2）手术时机：骨化性纤维瘤虽然为良性病变，但可以持续生长，导致邻近的组织移位、变形、压迫吸收，造成不可逆的损伤，因此建议及早行手术治疗。

（3）全身使用抗生素：术前预防性使用抗生素，术后抗炎治疗3天以上。

（4）术后医嘱：加强营养，注意保持口腔卫生，密切观察术区有无肿胀。

【教师参考要点】

骨化性纤维瘤为较常见的颌骨良性肿瘤。通过对病例的学习，学生应：

1. 掌握颌骨良性肿瘤的治疗时机、治疗原则以及术后注意事项。

2. 掌握骨化性纤维瘤与骨纤维异样增殖症、巨型牙骨质瘤的鉴别。

3. 掌握抗生素的合理使用方法。

4. 掌握肿瘤的诊治流程、术后的复查要点。

病例 6　中央性颌骨癌

【关键知识点】

1. 颌面部良性肿瘤与恶性肿瘤的鉴别。

2. 中央性颌骨癌的临床表现。

3. 中央性颌骨癌的诊断及鉴别诊断。

4. 中央性颌骨癌的治疗。

【参考文献】

张志愿，俞光岩，2012. 口腔颌面外科学［M］. 7版. 北京：人民卫生出版社.

任振虎，吴汉江，2014. 舌癌手术治疗的进展［J］. 实用口腔医学杂志，30（1）：110-114.

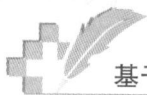

嵇庆海，王宇，2007. 改良性颈淋巴清扫术手术要点 [J]. 中华耳鼻咽喉头颈外科杂志，42（4）：319-320.

【病例课堂】

1. 病史

患者：×××，女，65岁。

主诉：右下颌牙痛4个月，右下唇皮肤麻木3个月，右下颌牙龈出现包块2个月。

现病史：患者4个月前出现右下颌牙痛，未引起重视，未做特殊处理，3个月前出现右下唇及颏部皮肤麻木，2个月前出现右下牙龈包块，快速生长。

既往史：无特殊。

查体：体温，36.6℃；脉搏，90次/分钟；呼吸，18次/分钟；血压，155/89mmHg；体重，52kg。

专科检查：患者面型不对称，张口度基本正常，右下颌骨骨质稍膨隆，触之质地较硬，疼痛明显。右下颌后牙牙龈区可见大小约2cm×3cm的包块，呈菜花样生长，边界不清晰，47牙、48牙松动，触痛明显。右颌下及颈部可扪及数枚肿大淋巴结，最大者直径约1.5cm，活动度差。

2. 症状解读

（1）患者出现右下牙痛。

＜解析＞肿瘤组织的浸润性生长和压迫性生长，破坏周围组织，常可引起疼痛。

（2）患者出现右下唇皮肤麻木。

＜解析＞由于肿瘤侵犯到右侧下牙槽神经，导致右下唇及颏部皮肤出现麻木感。

（3）患者出现牙龈包块。

＜解析＞由于肿瘤生长迅速，且呈浸润性生长，肿瘤自骨髓内向骨密质浸润，穿破骨密质后，则在相应部位颊、舌侧出现肿块，或侵犯牙槽突后导致多数牙松动及脱落。

3. 互动性提问

（1）欲明确诊断，患者需做什么检查？

［答］全口曲面断层片及CBCT检查。全口曲面断层片可较直观地显示病变范围，但由于结构重叠，还需CBCT检查。

中央性颌骨癌全口曲面断层片检查结果见图8-7。

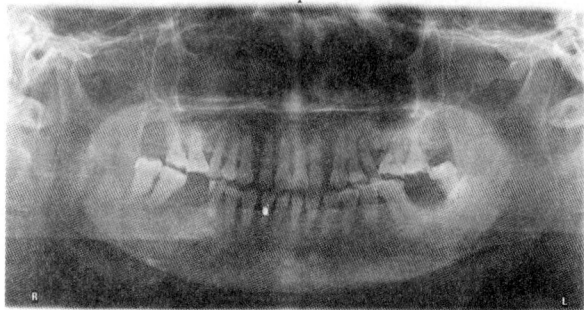

图8-7 中央性颌骨癌全口曲面断层片检查结果

中央性颌骨癌 CBCT 检查结果见图 8-8。

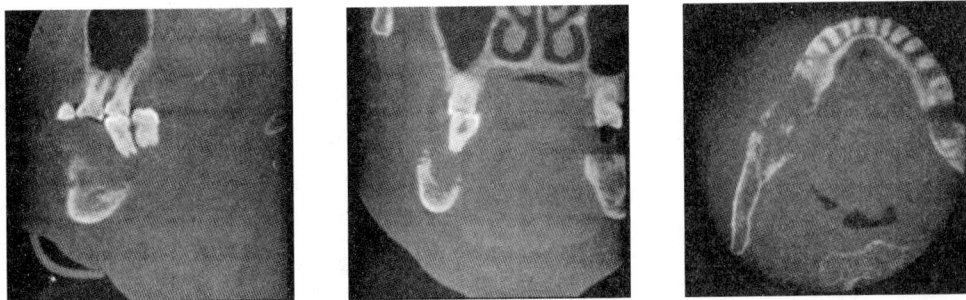

图 8-8　中央性颌骨癌 CBCT 检查结果

（2）患者的诊断和诊断依据是什么？

［答］诊断为右下颌骨中央性颌骨癌。

诊断依据如下：

1）患者为老年女性，发病急（病程特点）。

2）CBCT 检查提示右下颌骨呈溶骨性骨质破坏，周围软组织有肿块形成，大小约 2.6cm×4.6cm×6.1cm，并可见不规则骨膜增生（影像学依据）。

3）患者 4 个月前出现右下颌牙痛，3 个月前出现右下唇及颏部皮肤麻木，2 个月前出现右下牙龈包块，快速生长（症状依据）。

4）右下颌骨骨质稍膨隆，触之质地较硬，疼痛明显。右下颌后牙牙龈区可见约 2cm×3cm 包块，呈菜花样生长，边界不清晰，牙齿松动，触痛明显。右颌下及颈部可扪及数枚肿大淋巴结，最大者直径约 1.5cm，活动度差（专科检查依据）。

（3）应与哪些疾病鉴别诊断？

1）牙槽脓肿。

- 鉴别症状：下唇皮肤麻木。
- 排除依据：牙槽脓肿不出现下唇皮肤麻木。

2）牙龈癌。

- 鉴别症状：麻木与牙龈包块。
- 排除依据：牙龈癌先出现牙龈包块，后出现下唇麻木。

3）慢性骨髓炎。

- 鉴别症状：炎症史。
- 排除依据：慢性骨髓炎多有炎症。

（4）颌面部良、恶性肿瘤如何鉴别？

颌面部良、恶性肿瘤的鉴别见表 8-1。

表 8-1　颌面部良、恶性肿瘤的鉴别

	颌面部良性肿瘤	颌面部恶性肿瘤
发病年龄	可发生于任何年龄	癌多见于老年人，肉瘤多见于青壮年
生长速度	一般慢	一般快

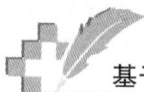

续表8－1

	颌面部良性肿瘤	颌面部恶性肿瘤
生长方式	膨胀性生长	浸润性生长
与周围组织的关系	有包膜，不侵犯周围组织，界限较清晰，可移动	侵犯、破坏周围组织，界限不清晰，活动受限
症状	一般无症状	常有局部疼痛、麻木、头痛、张口受限、面瘫、出血等症状
转移	无	常发生
对机体的影响	一般对机体无影响，如生长在要害部位或发生并发症，也可危及生命	对机体有影响，除压迫和阻塞外，常破坏局部组织器官，引起出血、坏死及感染，晚期引起恶病质，远处转移引起其他器官损害
组织学结构	细胞分化良好，细胞形态和结构与正常组织相似	细胞分化差，细胞形态和结构呈异型性，有异常核分裂

（5）口腔颌面肿瘤患者的修复重建能提高患者生存质量吗？

［答］血管化组织瓣的应用，如血管化前臂皮瓣游离移植术、血管化背阔肌瓣游离移植术等，使得在切除颌面肿瘤的同时重建，可恢复部分功能，改善患者容貌，提高患者生存质量。

4. 治疗要点解析

（1）治疗原则：手术是治疗中央性颌骨癌的主要方法。根据中央性颌骨癌的病变扩散特点，下颌骨的切除范围应更加广泛。限于一侧者一般应行半侧下颌骨切除；邻近中线或超越中线者，应根据解剖特点于对侧下颌骨颏孔或下颌孔处截骨，甚至行全下颌骨切除；对可疑有淋巴转移者，应行联合根治。

（2）皮瓣修复：根据手术切除的范围，选择合适的皮瓣修复。如半侧下颌骨切除后可行血管化背阔肌瓣游离移植术。

（3）使用抗生素：中央性颌骨癌多伴有坏死，手术切口为感染切口，使用抗生素抗炎治疗。

（4）术后医嘱：注意观察皮瓣颜色、引流物颜色及引流量，保持患者头正中位，术后7天鼻饲管喂流质饮食，每隔3天复查血常规、电解质。

【教师参考要点】

通过对本病例的学习，学生应：

1. 掌握颌面部良性肿瘤与恶性肿瘤的鉴别。

2. 掌握中央性颌骨癌的临床表现。

3. 掌握中央性颌骨癌的诊断及鉴别诊断。

4. 掌握中央性颌骨癌的治疗。

病例 7　颌面部骨肉瘤

【关键知识点】

1. 掌握颌面部骨肉瘤的临床表现。
2. 掌握颌面部骨肉瘤的诊断及鉴别诊断。
3. 掌握颌面部骨肉瘤的治疗。

【参考文献】

张志愿，俞光岩，2012. 口腔颌面外科学［M］. 7 版. 北京：人民卫生出版社.

胡勤刚，2015. 口腔颌面外科查房手册［M］. 北京：人民卫生出版社.

中华医学会，2016. 临床诊疗指南（口腔医学分册）［M］. 北京：人民卫生出版社.

俞光岩，王慧明，2016. 口腔医学（口腔颌面外科分册）［M］. 北京：人民卫生出版社.

A. F. DEANGELIS, T. ISELI, J. DESAI, A. L. NASTRI, 2015. Maxillofacial osteosarcoma: outcomes and update of current treatment protocols［J］. J Oral Maxillofac Surg, 44（1）：53.

【病例课堂】

1. 病史

患者：×××，女，38 岁。

主诉：左面部肿胀半年，左下唇疼痛、麻木 2 个月。

现病史：半年前患者无意间发现左颊部有一"枣样"大小包块，无疼痛、麻木症状，后包块缓慢长大，面部肿胀明显，2 个月前自觉包块生长加速伴疼痛及下唇麻木。

既往史：无特殊。

查体：体温，37.2℃；脉搏，84 次/分钟；呼吸，22 次/分钟；血压，126/80mmHg。

专科检查：面部左右不对称，开口度一横指半，开口型基本正常。颊部、左面部下颌骨区膨隆明显，表面皮温稍增高，颜色正常，质韧，颊部触压痛明显，颊部约 2cm×3cm 区域局部皮肤与面部包块粘连。口内 43 牙至左下颌升支颊侧骨质膨隆明显，黏膜完整、触痛。颊部及双侧颌面颈部未扪及明显肿大淋巴结。

2. 症状解读

（1）患者面部包块先缓慢长大，近 2 个月突然加速生长，并有疼痛。

＜解析＞近期加速生长可初步考虑肿瘤为恶性，出现疼痛及下唇麻木可考虑压迫或侵犯下牙槽神经。本病例需要进一步行影像学检查。

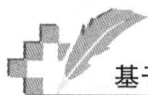

（2）面部左右不对称，开口度一横指半。

<解析> 伴有开口困难，可初步考虑肿瘤侵及咀嚼肌。

（3）颏部及双侧颌面颈部未扪及明显肿大淋巴结。

<解析> 从临床角度可初步判断为肿瘤还未经淋巴道转移至颌面颈部淋巴结。本病例还需要进一步检查以判定是否转移。

3. 互动性提问

（1）欲明确诊断，患者需做什么检查？

［答］1）实验室检查：有时可见白细胞数量增多，碱性磷酸酶升高等（该患者未见异常）。

2）应做颌面颈部 CT、MRI 等检查，以明确肿瘤范围、大小以及颈部有无转移灶。因骨肉瘤易发生远处转移，尤其是肺部及脑部，对可疑转移者行 PET 或 CT 检查。

颌面部骨肉瘤增强 CT 结果见图 8-9。

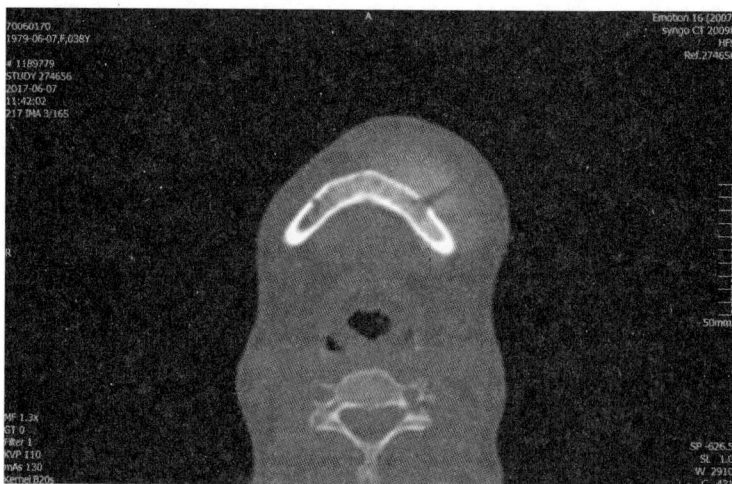

图 8-9 颌面部骨肉瘤增强 CT 结果

3）组织活检：病理诊断为疾病诊断的金标准。该患者切取活检后的病理学检查结果提示左侧下颌骨骨肉瘤。

（2）患者的诊断及诊断依据是什么？

［答］诊断为左下颌骨骨肉瘤。

诊断依据如下：

1）患者为青年女性，发展快（人群和病程特点）。

2）患者 2 个月前自觉包块生长加速，伴疼痛及下唇麻木。面部左右不对称，开口度一横指半。颏部、左面部下颌骨区膨隆明显，质韧，颏部触压痛明显。口内 43 牙至左下颌升支颊侧骨质膨隆明显，黏膜完整、触痛（症状依据）。

3）增强 CT 显示：下颌体左份及左侧下颌支呈膨胀性骨质破坏，有"日光放射状"改变，伴周围软组织团影，左侧颊部软组织及翼内肌受压，分界不清，增强后病变内软组织影明显强化（影像学依据）。

4）组织活检显示：左侧下颌骨骨肉瘤（病理依据）。

（3）应与哪些疾病鉴别诊断？

［答］1）下颌骨骨髓炎。

• 鉴别症状：左下颌区疼痛、肿胀，伴开口受限，局部可有脓液形成，部分患者可以出现死骨暴露。

• 排除依据：影像学检查及病理学检查可鉴别。

2）下颌骨中央性颌骨癌。

• 鉴别症状：左下颌区疼痛、肿胀，伴开口受限，下唇麻木，牙齿松动。

• 排除依据：影像学检查及病理学检查可鉴别。

3）朗格汉斯细胞组织细胞增生症。

• 鉴别症状：左下颌区疼痛、肿胀，伴开口受限。

• 排除依据：影像学检查及病理学检查可鉴别。

4. 治疗要点解析

（1）治疗原则：以手术切除为主，辅以放疗、化疗等综合治疗。

（2）远处转移的患者若为单处转移灶，可行手术治疗，采用综合治疗；对原发灶及有多处转移灶不能手术切除患者，采用综合治疗及姑息治疗以延长患者生存期，提高生活质量。

（3）化疗及放疗：术前及术后化疗对颌面部骨肉瘤患者的预后有一定的积极作用。颌面部骨肉瘤对放疗不敏感，但放疗也可作为颌面部骨肉瘤患者术前及术后的辅助治疗措施。

（4）术后医嘱：定期复查，检查有无复发以及颈部、肺部、头部转移。

（5）预后：颌面部骨肉瘤以前多采用手术治疗，疗效很差，采用综合疗法后疗效有明显提高，但预后仍比鳞癌、腺源性上皮癌差。

【教师参考要点】

颌面部骨肉瘤是口腔颌面外科恶性肿瘤中一种较常见的疾病，通常预后较差。通过对本病例的学习，学生应：

1. 颌面部掌握骨肉瘤的临床表现、影像学特征、鉴别诊断及治疗原则。

2. 了解目前以手术为主的综合治疗对颌面部骨肉瘤患者生存率的提升作用。

3. 了解颌面部骨肉瘤的诊疗流程及预后情况。

（李春洁　刘济远　刘显　王了）

第九章　颌面部外伤及先天畸形

颌面部外伤导致的骨折是口腔急诊中常见的情况。骨折常常影响患者的容貌、语言及咀嚼功能。本章遴选了 3 个典型案例，较为全面地展示了临床上颌面部外伤的特征。通过对这 3 个骨折病例的学习，学生要结合颌面部骨骼、肌肉的解剖和功能特点，明确不同的骨折位置与临床表现的关联，并在理解骨折治疗原则的基础上了解骨折复位的方法。

唇腭裂是一类常见的先天畸形，对患儿的容貌、颌骨发育和语音产生较大的影响，科学的序列治疗有望最大限度地恢复患儿形态与功能。本章遴选了 4 个典型案例。通过对这 4 个病例的学习，学生要理解不同类型的唇腭裂与发育的关系，掌握唇腭裂的分类及诊断、唇腭裂序列治疗的原则并初步熟悉治疗方法，建立起基于具体病例具体分析的科学临床思维。

病例 1　上颌骨骨折

【关键知识点】

1. 上颌骨骨折的 LeFort 分型。
2. 上颌骨骨折的诊断及处理原则。
3. 上颌骨骨折的复位及内固定技术。
4. 上颌骨骨折手术切口的选择。
5. 咬合关系的恢复是进行颌骨固定的前提。

【参考文献】

俞光岩，王慧明，2016. 口腔医学（口腔颌面外科分册）［M］. 北京：人民卫生出版社.

沈国芳（译），2015. 颅颌面骨内固定原则［M］. 济南：山东科学技术出版社.

李祖兵，张益，刘彦普，2011. 口腔颌面创伤外科学［M］. 北京：人民卫生出版社.

【病例课堂】

1. 病史

患者：×××，男，28 岁。

主诉：车祸致颌面部外伤 6 天。

现病史：患者 6 天前因车祸致颌面部外伤，立即被送往当地医院行全身检查并行颌面部清创缝合术及抗炎消肿治疗，现生命体征平稳。患者自诉受伤后昏迷 2~3 分钟，无恶心、呕吐等不适症状。

既往史：既往体健，否认全身疾病史、药物过敏史、外伤史、手术史、输血史及传染病病史，预防接种史不详。

查体：体温，37.2℃；脉搏，92 次/分钟；呼吸，18 次/分钟；血压，114/80mmHg。

专科检查：双侧面型不对称，左面部较右侧肿胀，局部皮肤淤青，左侧上唇至右侧鼻翼可见一长约 5cm 的清创缝合术后伤口，缝线在位，表面痂壳覆盖。双侧上颌前庭沟肿胀明显，触痛（＋＋），右侧上颌骨可触及骨台阶感，左侧未触及明显骨台阶感，可触及右侧上颌骨异常骨动度。张口度 2 指，开口型正常，咬合关系错乱，右侧后牙早接触，余牙开𬌗。口腔卫生状况欠佳，牙龈红肿，11 牙冠折，12 牙 90°扭转合并嵌入性脱位，均Ⅲ°松动，13 牙Ⅰ°松动，摇动 12 牙，11 牙随之摇动，余颌面部未见明显异常。

2. 症状解读

（1）患者受伤后出现昏迷。

<解析>患者头部受到外力撞击后，出现短暂的意识丧失，怀疑颅脑损伤，常规需要询问有无逆行性遗忘，并进行颅脑 CT 检查，评估其是否有更为严重的损伤并积极进行处理。

（2）患者受伤后出现咬合关系错乱，右侧后牙早接触。

<解析>患者受伤后出现咬合关系的改变，高度怀疑骨折的存在。下颌骨检查未见明显异常，右侧上颌骨可触及骨台阶感及异常骨动度，初步考虑右侧上颌骨骨折，骨折段向下移位致右侧后牙早接触，右侧上颌骨相对下移，左侧上颌骨"相对抬高"，左侧后牙无咬合接触，遂出现右侧后牙早接触，余牙开𬌗的现象。

（3）检查时出现摇动 12 牙的同时 11 牙也随之摇动的情况。

<解析>外伤后骨折片常有明显的移动度，摇动骨折片的单个牙，可见邻近数牙随之移动，这是牙槽突骨折的确诊依据。据此，可基本判定右侧上颌骨牙槽突骨折，但还需要影像学检查进一步明确。

3. 互动性提问

（1）欲明确诊断，患者需做什么检查？

［答］1）全口曲面断层片检查。

上颌骨骨折全口曲面断层片检查结果见图 9-1。

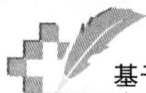

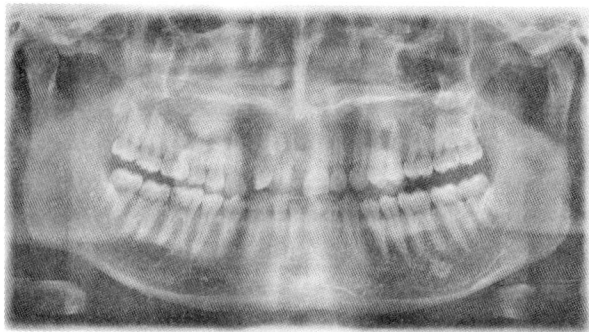

图 9-1 上颌骨骨折全口曲面断层片检查结果

2）螺旋 CT 检查。

上颌骨骨折螺旋 CT 检查结果见图 9-2。

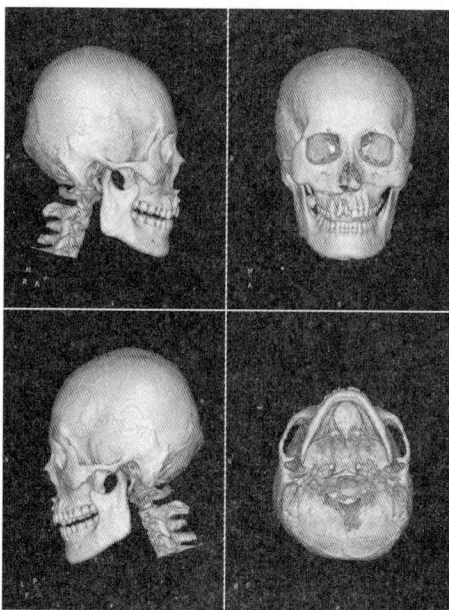

图 9-2 上颌骨骨折螺旋 CT 检查结果

（2）患者的诊断和诊断依据是什么？

［答］诊断为上颌骨骨折（Le Fort Ⅰ型）、右侧上颌骨牙槽突骨折、脑震荡。

诊断依据如下：

1）患者为青年男性，病程短，有明确外伤史、昏迷史及逆行性遗忘史等（病史特点）。

2）面部外形改变，双侧上颌前庭沟肿胀且触压痛明显，可扪及骨台阶感，咬合关系错乱，张口轻度受限，11 牙、12 牙外伤且摇动 12 牙的同时 11 牙也随之摇动（症状依据）。

3）全口曲面断层片及螺旋 CT 显示上颌骨骨折（影像学依据）。

（3）上颌骨 Le Fort 骨折分型及其意义是什么？

［答］1）上颌骨 Le Fort 骨折分型。

• 上颌骨 Le Fort Ⅰ型骨折：又称上颌骨低位骨折，骨折发生在上颌骨的下薄弱线，即从梨状孔下部开始，在牙槽突底部及上颌结节的上方，水平向后延伸至蝶骨翼突上颌缝。

• 上颌骨 Le Fort Ⅱ型骨折：又称上颌骨中位骨折、锥型骨折或颧弓下骨折，骨折发生在上颌骨的中薄弱线，从鼻额缝向两侧横过鼻梁，沿眶内侧壁向下到眶底，然后通过颧上颌缝，到蝶骨翼突。

• 上颌骨 Le Fort Ⅲ型骨折：又称为上颌骨高位骨折或颧弓上骨折，骨折发生在上颌骨的上薄弱线，从鼻额缝向两侧横过鼻梁、眶部，再经过颧额缝向后到蝶骨翼突。

2）意义。

• 上颌骨 Le Fort 骨折分型对临床诊治具有一定指导作用。除了共同的临床表现之外，各型上颌骨 Le Fort 骨折都具有独特的临床表现：Le Fort Ⅱ型骨折会出现鼻及眶下缘的变形，常有鼻腔侧壁及上颌窦的损伤等；Le Fort Ⅲ型骨折则常形成颅面分离，使面中部凹陷、变长等。这些不同的临床表现对临床诊断有重要参考意义。各型上颌骨 Le Fort 骨折在治疗上也具有一定特点：Le Fort Ⅰ型骨折手术时多数只需采用口内前庭切口就能取得良好的疗效；而 Le Fort Ⅱ型、Ⅲ型骨折则多需口内前庭切口和头皮冠状切口联合应用才能获得满意的显露效果；Le Fort Ⅲ型骨折常伴有颅脑损伤和颅底骨折，处理时应注意颅脑损伤的诊治。

• 上颌骨 Le Fort 骨折分型对科研交流和教学具有重要意义。科研交流中需要对上颌骨骨折有公认的准确描述；教学中需要根据临床表现、诊治原则一致的原则对上颌骨骨折进行分类，以利于学生理解和学习。

（4）行坚固内固定的过程中何时进行颌间固定？颌间固定的方法有哪些？

［答］颌间固定是颌面部创伤、重建和正颌手术成功建立或保存上下颌骨的咬合关系的关键，常规在骨折块松解并建立了正确的咬合关系之后进行。常用的方法有金属丝固定、牙弓夹板固定、颌间牵引钉固定、接骨板固定等。坚固内固定患者在术后可以利用颌间固定装置进行颌间牵引，以稳定咬合关系。

（5）根据上颌骨的生物力分析，进行坚固内固定时其理想的接骨板放置位置在哪里？

［答］上颌骨骨折接骨板放置在面中部支柱部位：颧上颌支柱、鼻上颌支柱、眶下缘、眶外侧缘、额颌缝等。

4. 治疗要点解析

（1）治疗原则：首先重视与生命相关创伤的抢救，维持生命体征平稳。正确复位和可靠固定，避免感染。解剖复位上颌骨骨折，恢复并保持伤前的咬合关系。如为陈旧性上颌骨骨折，由于复位标识点丧失等原因无法实现解剖复位，则应实施功能性复位，即恢复正常咬合关系。

（2）治疗时机：待全身情况稳定后应尽早复位固定。

（3）术前准备：进行血常规、小便常规、肝肾功能、电解质、感染标志物、血糖、

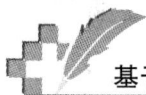

血型、心电图、胸片等术前检查，明确患者有无手术禁忌证；向患者解释手术的必要性、预期效果、风险和可能的并发症，以获得患者及家属对手术的理解和同意；在术前进行备皮、洁牙、术前栓结带钩牙弓夹板、术前用药等准备工作。

（4）手术入路：上颌前庭沟切口。

（5）坚固内固定的三大基本目标：解剖复位、骨折断端间产生压力、坚固内固定。上颌骨骨折的内固定多采用接骨板固定，简单线性骨折可采用可吸收接骨板及螺钉固定，复杂或严重的粉碎性骨折则应采用钛及钛合金接骨板和螺钉固定。固定部位应选择面中部支柱部位，如颧牙槽嵴以及梨状孔两侧。

（6）术后治疗：术后观察生命体征、切口情况等，进行营养、抗炎、消肿等对症支持治疗。术后一周开始张口训练，直至恢复正常的张口度。

【教师参考要点】

本章以上颌骨 Le Fort Ⅰ型骨折为例进行上颌骨骨折的系统分析、诊断和处置。通过对本病例的学习，学生应：

1. 掌握咬合关系的检查在颌骨骨折诊断和治疗中的作用。
2. 掌握上颌骨骨折的临床表现、治疗原则和内固定原则。
3. 锻炼思维逻辑，无症状不诊断，无诊断不治疗，建立连贯的系统的临床思维。

病例 2　颧骨颧弓骨折

【关键知识点】

1. 颧骨颧弓骨折的临床表现。
2. 颧骨颧弓骨折的临床分类及处理原则。
3. 颧骨颧弓骨折的手术适应证。
4. 颧骨颧弓骨折的手术入路及相关解剖层次。
5. 颧骨颧弓骨折的内固定技术。

【参考文献】

俞光岩，王慧明，2016.口腔医学（口腔颌面外科分册）［M］.北京：人民卫生出版社.

沈国芳（译），2015.颅颌面骨内固定原则［M］.济南：山东科学技术出版社.

李祖兵，张益，刘彦普，2011.口腔颌面创伤外科学［M］.北京：人民卫生出版社.

【病例课堂】

1. 病史

患者：×××，男，18 岁。

主诉：骑电瓶车与汽车相撞，致颌面部外伤 1 天。

现病史：患者 1 天前骑电瓶车与汽车发生碰撞，左侧面部着地，自觉左侧面部肿痛不适，于当地医院行全身检查，排除四肢、颅脑及腹部器官损伤，未做特殊处理，转诊至我院求治。伤后患者无头晕、头痛、恶心、呕吐等不适症状。

既往史：既往体健，否认全身疾病史、药物过敏史及食物过敏史。

查体：体温，36.8℃；脉搏，89 次/分钟；呼吸，18 次/分钟；血压，96/66mmHg。

专科检查：双侧面型不对称，左侧颧面部凹陷，周围可见皮肤擦伤，表面可见痂壳覆盖，左侧眶下区及颧部触痛明显，可扪及骨台阶感，左侧眶下区麻木不适，左侧眶周淤青，左眼结膜充血，眼球运动无障碍、无复视。张口受限，张口度两横指，咬合关系正常。余颌面部未见明显异常。颧骨颧弓骨折面部视诊见图 9-3。

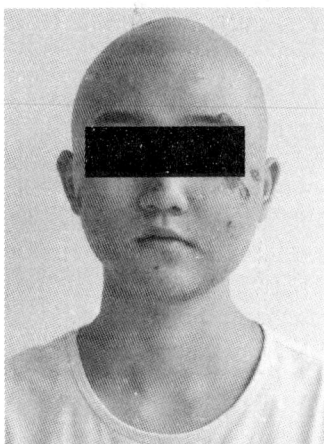

图 9-3　颧骨颧弓骨折面部视诊

2. 症状解读

（1）患者左侧颧面部凹陷。

<解析>颧骨颧弓为面部比较突出的部位，外伤后导致颧面部凹陷，高度怀疑该部位骨折。结合本病例相关临床表现（眶周淤青、骨台阶感、眶下区麻木不适等），可初步诊断为颧骨颧弓骨折，但需要进一步行影像学检查明确骨折部位。

（2）患者出现张口受限。

<解析>颧骨颧弓骨折时骨折断端压迫颞肌，导致颞肌痉挛，张口受限。

（3）眶下区麻木。

<解析>颧骨上颌突的骨折移位，可损伤或压迫眶下神经，导致该神经支配区出现麻木感。

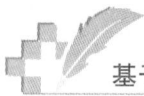

3. 互动性提问

（1）欲明确诊断，患者需做什么检查？

［答］1）详细的眶部功能及结构检查：眼球运动是否受限，有无复视、视野丧失、黑蒙，瞳孔是否等大或散大，眼球结构是否完整。

2）螺旋 CT。

颧骨颧弓骨折螺旋 CT 结果见图 9—4。

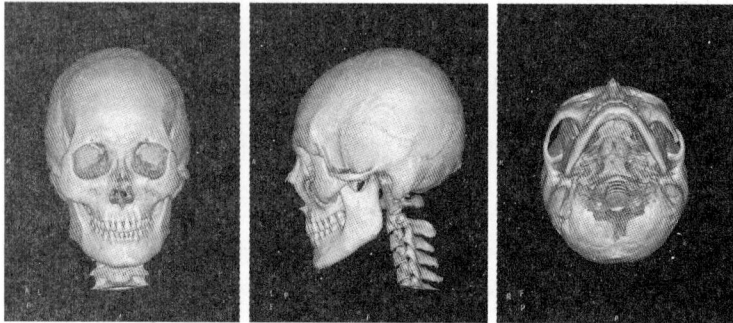

图 9—4　颧骨颧弓骨折螺旋 CT 结果

（2）患者的诊断和诊断依据是什么？

［答］诊断为左颧眶上颌骨骨折。

诊断依据如下：

1）患者为青年男性，有明确外伤史（病史特点）。

2）左侧颧面部凹陷，眼镜症，扪及骨台阶感，有神经症状、张口受限等（症状依据）。

3）螺旋 CT 显示左侧颧眶上颌骨骨折（影像学依据）。

（3）若该患者出现复视症状，其可能的原因是什么？

［答］颧骨构成大部分眶外下壁，颧骨骨折时，眼球等眶内容物向外下方移位，导致撕裂的眼下斜肌嵌入骨折线中，使眼球运动受限而产生复视；眶底骨折时损伤动眼神经，可引起眼球运动障碍产生复视；眶内容物水肿或血肿等也可引起复视。

（4）Knight 和 North 根据解剖移位的角度提出的颧骨颧弓骨折分类法及相应治疗是什么？

［答］颧骨颧弓骨折分为六型。Ⅰ型：无移位骨折；Ⅱ型：颧弓骨折；Ⅲ型：颧骨体骨折向后内下移位，不伴有转位；Ⅳ型：向内转位的颧骨体骨折；Ⅴ型：向外转位的颧骨体骨折；Ⅵ型：颧骨体粉碎性骨折。Ⅱ型、Ⅴ型骨折复位后稳定，不需固定；Ⅲ型、Ⅳ型、Ⅵ型骨折复位后不稳定，需固定。

（5）头皮冠状切口暴露骨折断端时其切口层次是什么？

1）头皮切口层次：皮肤—皮下结缔组织—帽状腱膜层—帽状腱膜下层（切开至此层）—骨膜—颅骨。

2）耳屏前切口层次：皮肤—皮下组织—颞顶筋膜—颧弓上 2cm 切开颞深筋膜浅层—保留颧弓。

（6）经过颧骨的支柱有哪些?

［答］经过颧骨的支柱有眶下缘支柱、颧弓支柱、眶外缘支柱、颧上颌支柱。

（7）如果颧骨受到高能撞击导致颧上颌支柱、眶下缘支柱、颧弓支柱成粉碎性骨折，如何恢复颧骨的正常解剖位置和凸度?

［答］颧蝶缝是重建颧骨的重要解剖标志。此外，可以利用数字化外科技术，将对侧颧骨颧弓的解剖形态作为镜像，指导手术复位并重建颧骨的凸度。

4. 治疗要点解析

（1）治疗原则：当仅有轻度移位，面部外形改变不明显，无张口受限、复视等功能障碍时，可考虑采用保守治疗。凡出现张口受限等功能障碍或有显著畸形者，均应考虑手术复位。但应慎重评估严重颅脑损伤和其他合并伤，解除生命危险后再考虑颧骨颧弓骨折的治疗。

（2）治疗时机：原则上应及早行手术复位治疗，尤以在伤后尚未发生组织水肿时最佳，出现严重水肿或血肿者则考虑在肿胀基本消退后尽早手术。

（3）术前准备：对患者进行全面检查，排除手术禁忌证，与患者及家属进行术前沟通，获得患者及家属对手术的理解和同意。

（4）手术入路：冠状切口、睑缘下切口、眉弓外侧切口、口内前庭沟切口等。

（5）坚固内固定原则：水平支柱用微型板固定，目的是抗拉；垂直支柱用小型板固定，目的是抗拉和抗扭。经典的三点固定部位为颧上颌缝、眶下缘及颧上颌支柱。

（6）术后治疗：术后观察生命体征、切口情况等，进行营养、抗炎、消肿等对症支持治疗。术后一周开始张口训练，直至恢复正常的张口度。

【教师参考要点】

颧骨与颅面多个骨相连，颧骨受到外力作用时常在这些连接处发生骨折。通过对本病例的学习，学生应：

1. 掌握颧骨颧弓骨折的临床检查要点，根据不同的症状和体征对骨折部位进行初步判断并选择合适的辅助检查手段。

2. 掌握颧骨颧弓骨折的治疗原则和内固定原则。

3. 锻炼思维逻辑，无症状不诊断，无诊断不治疗，建立连贯的系统的临床思维。

病例 3 下颌骨骨折

【关键知识点】

1. 下颌骨骨折的临床表现。

2. 下颌骨骨折的诊断及处理原则。

3. 下颌骨骨折的复位及内固定技术。

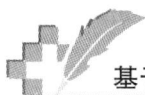

4. 下颌骨骨折手术切口的选择。

5. 咬合关系的恢复是进行颌骨固定的前提。

【参考文献】

俞光岩，王慧明，2016.口腔医学（口腔颌面外科分册）［M］.北京：人民卫生出版社.

沈国芳（译），2015.颅颌面骨内固定原则［M］.济南：山东科学技术出版社.

李祖兵，张益，刘彦普，2011.口腔颌面创伤外科学［M］.北京：人民卫生出版社.

【病例课堂】

1. 病史

患者：×××，男，25岁。

主诉：颌面部被击打致外伤10小时。

现病史：患者10小时前因颌面部被击打致颌面部外伤，伤后口内大量出血并自觉牙齿错乱，于当地医院行全身检查，排除四肢、颅脑及腹部器官损伤，未做特殊处理，转诊至我院求治。患者否认伤后头晕、头痛、恶心、呕吐等不适症状。

既往史：既往体健，否认全身疾病史、药物过敏史、外伤史、手术史、输血史及传染病病史。

查体：体温，37.6℃；脉搏，84次/分钟；呼吸，18次/分钟；血压，129/79mmHg。

专科检查：双侧面型不对称，左面部稍肿胀，下颌后缩，左侧下颌角及右侧下颌骨颏部触压痛明显，可扪及骨台阶感，张口受限，张口度约1横指，咬合关系错乱，右侧后牙早接触，余牙开𬌗。口腔卫生状况尚可，42牙、43牙间可见牙龈撕裂伤，周围牙龈红肿，右侧口底黏膜可见瘀斑，42牙Ⅰ°松动，43牙无明显松动，患者无明显下唇麻木不适感。余颌面部未见明显异常。下颌骨骨折面部照片见图9-5。下颌骨骨折咬合情况见图9-6。

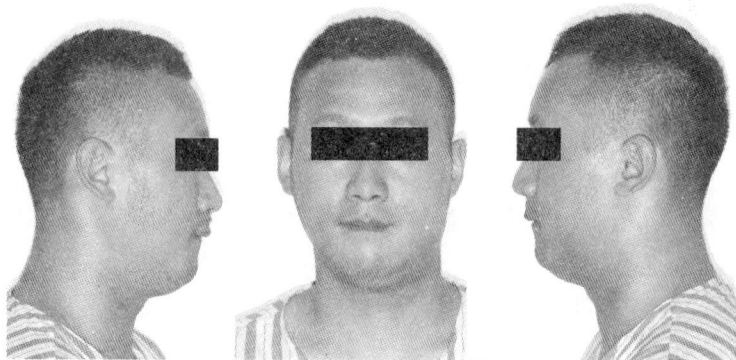

图9-5　下颌骨骨折面部照片

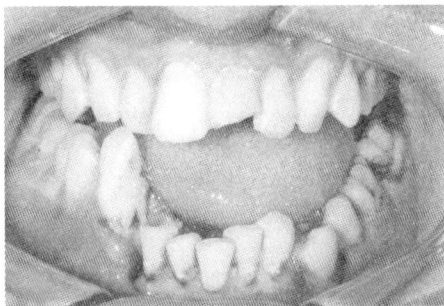

图 9-6　下颌骨骨折咬合情况

2. 症状解读

（1）患者左面部肿胀。

<解析>左侧面部受到外伤后出现了局部软组织血肿及炎症反应。局部肿胀是颌面部创伤的基本临床表现。

（2）患者受伤后出现咬合关系错乱，右侧后牙早接触，余牙开𬌗。

<解析>患者受外伤后出现咬合关系的改变，高度怀疑骨折的存在。口腔检查可触及左侧下颌角及右侧下颌骨颏部骨折，升颌肌群将右侧下颌骨后部向上移位导致右侧后牙早接触，颏部及左侧下颌角前份骨折受到降颌肌群的牵拉，向内下旋转，因此，相关区域的牙齿没有咬合接触，呈现开𬌗状态。

（3）出现下颌后缩的情况。

<解析>受降颌肌群的牵拉，颏部及左侧下颌骨骨折断端向内下旋转移位，造成下颌后缩。

（4）患者出现张口受限的情况。

<解析>下颌运动时骨折断端摩擦产生剧痛，咀嚼肌运动失调和反射性痉挛，使下颌活动受限，张口受限。

3. 互动性提问

（1）欲明确诊断，患者需做什么检查？

［答］1）全口曲面断层片检查。

下颌骨骨折全口曲面断层片检查结果见图 9-7。

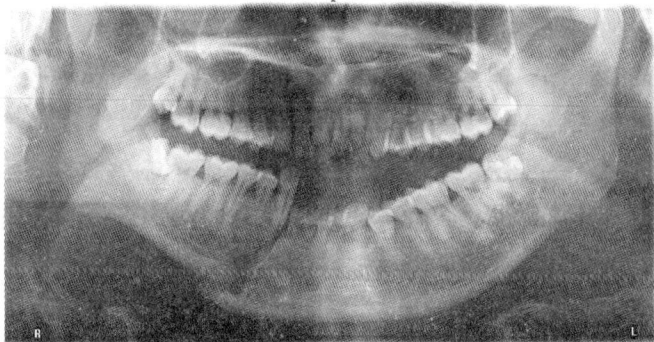

图 9-7　下颌骨骨折全口曲面断层片检查结果

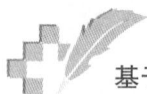

2）螺旋 CT。

下颌骨骨折螺旋 CT 结果见图 9—8。

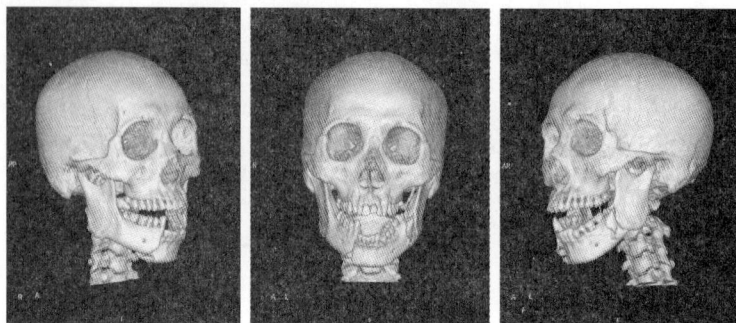

图 9—8　下颌骨骨折螺旋 CT 结果

（2）患者的诊断和诊断依据是什么？

［答］诊断为左侧下颌角、右侧下颌骨颏部骨折。

诊断依据如下：

1）患者为青年男性，病程短，有明确外伤史（病史特点）。

2）面部外形改变，左侧下颌角及右侧下颌骨颏部触压痛且可扪及骨台阶感，咬合关系错乱，右侧口底黏膜可见瘀斑等（症状依据）。

3）螺旋 CT 显示左侧下颌角、右侧下颌骨颏部骨折（影像学依据）。

（3）骨折线上的牙齿如何处理？

［答］骨折线上的牙齿是否保留取决于患者的口腔卫生状况、配合程度及骨折的部位。骨折线上的牙齿不松动，牙周状况良好，其存在能够帮助骨折复位并建立正确的咬合关系，则建议保留；若骨折线上的牙齿出现严重松动、牙齿脱位、牙齿折裂等妨碍骨折复位和咬合关系的建立，且有严重龋坏、根尖周炎、冠周炎等可能导致骨折部位感染的情况，则骨折线上的患牙应该拔除。本病例中 42 牙、43 牙没有明显松动，牙周状况良好，能够辅助骨折复位和咬合关系的建立，应保留；38 牙位于骨折线上，术中若妨碍咬合关系的建立则应拔除，否则保留。

（4）在骨折坚固内固定的过程中何时进行颌间固定？颌间固定的方法有哪些？

［答］颌间固定是颌面部创伤、重建和正颌手术成功建立或保存上下颌骨的咬合关系的关键，常规在骨折块松解并建立了正确的咬合关系之后进行。常用的方法有金属丝固定、牙弓夹板固定、颌间牵引钉固定、接骨板固定等。坚固内固定患者在术后可以利用颌间固定装置进行颌间牵引，以稳定咬合关系。

（5）根据下颌骨的生物力分析，进行坚固内固定时理想的接骨板放置位置在哪里？

［答］颏孔后方钢板放置于牙根正下方和下牙槽神经之间；下颌角钢板放置于外斜线的内侧面；在颏孔之间的前部区域，除了使用根尖下钢板外，还应在下颌骨下缘附近使用另一个钢板来中和扭力。

4. 治疗要点解析

（1）治疗原则：正确复位和可靠固定，避免感染。解剖复位颏部骨折，恢复并保持伤前的咬合。应慎重评估严重颅脑损伤和其他合并伤患者，解除生命危险后再考虑颌面部手术治疗。

（2）治疗时机：原则上应及早行手术复位治疗，若出现严重水肿或血肿，考虑在肿胀基本消退后尽早手术。

（3）术前准备：进行血常规、尿常规、肝肾功能、电解质、感染标志物、血糖、血型、心电图、胸片等术前检查，明确患者有无手术禁忌证；向患者及家属解释手术的必要性、预期效果、风险和可能的并发症，以获得患者及家属对手术的理解和同意；在术前进行备皮、洁牙、术前栓结带钩牙弓夹板、术前用药等准备工作。

（4）手术入路：口内前庭沟切口、颏下切口、下颌下切口等。

（5）坚固内固定：三大基本目标为解剖复位、骨折断端间产生压力、坚固内固定。颏部骨折：后缩不明显者多采用两个小型接骨板平行固定，后缩严重者则需小型板加重建板坚强固定；下颌角部的骨折：通常在下颌下缘使用两个平行的小型接骨板固定，可以得到牢固的复位固定；粉碎性骨折：使用钛网、微型板或小型板复位固定粉碎的骨块，并采用重建板恢复骨折断端的连续性。

（6）术后治疗：术后观察生命体征、切口情况等，进行营养、抗炎、消肿等对症支持治疗。术后一周开始张口训练，直至恢复正常的张口度。

【教师参考要点】

下颌骨位于面下1/3，下颌骨的特殊形态及力学特点，容易造成下颌骨各个部位的同时骨折。下颌骨骨折是颌面部最常见的骨折。通过对本病例的学习，学生应：

1. 掌握咬合关系的检查在颌骨骨折诊断和治疗中的作用。
2. 掌握下颌骨骨折的临床表现、治疗原则和内固定原则。
3. 锻炼思维逻辑，无症状不诊断，无诊断不治疗，建立连贯的系统的临床思维。

病例 4　唇裂

【关键知识点】

1. 唇裂的诊断、分类。
2. 唇裂的治疗原则。
3. 唇裂修复手术的方法。
4. 唇裂修复手术的并发症及处理。

【参考文献】

张志愿，俞光岩，2012.口腔颌面外科学［M］. 7版.北京：人民卫生出版社.

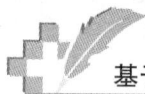

【病例课堂】

1. 病史

患儿：×××，男，3 月龄。

主诉：发现左侧上唇完全裂开 3 个月。

现病史：患儿出生即被发现左侧上唇、牙槽、腭部完全裂开，影响美观及进食。

既往史：无特殊。

查体：左侧上唇自红唇至鼻底完全裂开，左侧鼻翼塌陷，鼻小柱偏斜。

2. 互动性提问

（1）患儿的诊断是什么？

［答］主要诊断：左侧完全性唇裂；次要诊断：左侧完全性腭裂、左侧完全性牙槽突裂。

（2）患儿的畸形有什么特点？其治疗原则是什么？

［答］患儿红唇至鼻底完全裂开，口轮匝肌连续性中断，裂侧鼻翼向下向外牵拉，裂侧鼻翼宽大扁平，鼻小柱基底被牵拉至非裂侧。

应该根据唇腭裂序列治疗的原则（也就是由多学科医师参与），在患儿适当的年龄，按照约定的程序对唇腭裂进行系统治疗。目前患儿 3 月龄，正是进行唇裂整复的时机，此时患儿生理机能稳定，较新生儿容易护理，且唇部解剖标记点清晰，有利于手术设计。唇裂整复的主要原则是通过手术，恢复上唇口轮匝肌的连续性，形成完整的上唇黏膜皮肤结构，恢复上唇正常的形态，使上唇具有对称的唇峰、居中的人中、对称的鼻孔形态，仅遗留较为轻微的手术瘢痕。

（3）单侧唇裂修复手术方法是什么？

［答］单侧唇裂修复手术方法：通过裂隙两侧黏膜及肌肉的松解，使断裂分离的两侧唇黏膜靠拢，缝合形成黏膜衬里，松解错位的肌肉，将两侧肌肉牵拉到适当的位置缝合，形成完整的口轮匝肌环，同时纠正错位的鼻翼基底以及鼻小柱基底的位置，通过肌肉特定的缝合方式，形成人中凹、人中嵴形态。在皮肤做一定的切口设计，使过高的唇峰能够在外力作用下，下降至正常位置，在裂隙侧白唇皮肤做适当的切口设计，转移皮肤组织修复唇峰下降后产生的皮肤缺隙。皮肤切口应该尽量接近天然人中的位置和形态。红唇黏膜注意恢复干湿红唇的正确位置，利用多个交叉三角瓣形成丰满对称的红唇形态。

3. 治疗要点解析

唇裂手术的并发症及处理如下：

（1）伤口感染及处理：生理盐水清洗伤口，艾力克纱布湿敷，视全身情况，酌情使用抗生素控制感染。

（2）伤口裂开及处理：一般不建议即刻再次缝合，可加强换药，待伤口愈合后，按二期修复原则处理。

（3）上唇形态不佳及处理：择期行二期修复。

【教师参考要点】

1. 在胚胎发育期，由于一侧上颌突未能在一侧与球状突融合而产生唇裂。如在两侧发生融合障碍，则形成双侧唇裂。

2. 唇裂可分为：

(1) 单侧不完全性唇裂：裂隙未至鼻底。

(2) 单侧完全性唇裂：整个上唇至鼻底完全裂开。

(3) 双侧不完全性唇裂：双侧裂隙均未至鼻底。

(4) 双侧完全性唇裂：双侧上唇至鼻底完全裂开。

(5) 双侧混合性唇裂：一侧完全裂，一侧不完全裂。

病例 5　面横裂

【关键知识点】

1. 面横裂的诊断。

2. 面横裂的治疗原则。

3. 面横裂修复手术的方法。

4. 面横裂修复手术的并发症及处理。

【参考文献】

张志愿，俞光岩，2012.口腔颌面外科学［M］. 7版.北京：人民卫生出版社.

【病例课堂】

1. 病史

患儿：×××，男，6月龄。

主诉：发现左口角裂开6个月入院。

现病史：患儿出生即被发现左口角裂开。

既往史：无特殊。

查体：左口角裂开约1.5cm。

2. 互动性提问

(1) 患儿的诊断是什么？

［答］诊断为左侧面横裂。

(2) 患儿目前的治疗方案是什么？

［答］患儿可以在6月龄行面横裂修复手术，修复软组织畸形。如果患儿伴有耳前瘘、附耳畸形，可以同期手术治疗。如果患儿伴有一侧颌骨发育不良，则需待患儿成年

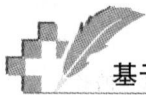

后，再考虑骨组织修复重建，以恢复颜面部对称。

（3）面横裂修复手术的原则和方法是什么？

［答］面横裂修复手术的原则是在 6 月龄先修复软组织畸形，以健侧口角位置确定裂侧修复后的口角位置，封闭裂开的皮肤、肌肉和黏膜。待患儿成年后，根据骨组织畸形程度，行骨组织畸形修复。

手术方法：以健侧口角位置确定裂侧修复后的口角位置，在口角点以外，沿裂隙的上下缘皮肤与红唇交界处各做一切口，切口穿过皮肤和皮下组织，适当解剖裂隙的肌肉，缝合黏膜层、肌肉层、皮肤层。对于裂隙较短的患儿，可直线缝合皮肤；对于裂隙长于 1cm 的患儿，可沿裂隙做 2 个附加切口行对偶三角瓣交叉缝合，以避免直线瘢痕收缩引起口角牵拉变形。

3. 治疗要点解析

面横裂修复手术的并发症及处理如下：

（1）术后裂开及处理：注意完整缝合黏膜层及肌肉层，局部涂擦金霉素眼膏，避免口水过多浸泡伤口。可在红唇黏膜设计矩形瓣，插入对侧唇，矩形瓣折叠形成口角。不在口角处有创口是避免术后口角裂开的有效方式。

（2）术后瘢痕及处理：早期使用预防瘢痕增生的硅胶膜，局部按摩。必要时择期行二期整复。

（3）术后口角不对称及处理：择期行二期整复。

【教师参考要点】

面横裂形成的解剖生理机制：面横裂由胚胎发育期上颌突与下颌突未能完全融合所致，很多还伴有第一腮弓的发育畸形，如颜面部一侧发育不良、耳前瘘管以及附耳等。

病例 6 腭裂

【关键知识点】

1. 腭裂的诊断、分类。
2. 腭裂的治疗原则。
3. 腭裂修复手术的方法。
4. 腭裂修复手术的并发症及处理。

【参考文献】

张志愿，俞光岩，2012. 口腔颌面外科学［M］. 7 版. 北京：人民卫生出版社.

【病例课堂】

1. 病史

患儿：×××，男，10月龄。

主诉：发现上腭裂开 10 个月。

现病史：患儿出生即被发现上腭裂开，不能吸吮，影响进食。

既往史：无特殊。

查体：口内悬雍垂至硬腭中份裂开。

2. 互动性提问

（1）患儿的诊断是什么？

［答］诊断为硬软腭裂。

（2）该疾病的解剖生理特点是什么？

［答］腭裂表现为程度不同的裂隙，造成口、鼻腔相通，软腭长度常常较正常者短小。软腭的肌群组成虽与正常软腭相同，但由于软腭裂开，改变了软腭五对肌肉肌纤维在软腭中线相交织呈拱形的结构，而表现为由后向前附着在硬腭后缘和后鼻嵴，从而中断了腭咽部完整的肌环，使腭裂患儿无法形成腭咽闭合，造成发音时的鼻漏气、鼻音过重，影响咽鼓管功能，导致吸吮、语音、听力等多种功能障碍。

（3）患儿目前考虑什么治疗方案？还需做什么检查及治疗？

［答］患儿应该按照唇腭裂序列治疗原则，在10月龄左右接受腭裂修复手术，术后由语音师随访关注患儿的发音情况，以期获得正常发音。在患儿学习说话之前（10月龄）完成腭裂修复手术，是为了在患儿学习说话前，为其创造正常发音的生理结构，提高术后语音恢复正常的概率。手术应该充分考虑腭裂畸形的本质，给予矫正，同时尽量避免对上颌骨生长发育造成不良影响。手术应在微创的前提下，封闭腭部裂隙，重建软腭肌肉环，延长软腭长度。

术前还应检查患儿中耳功能，明确有无腭裂性中耳炎及其程度，行有针对性的治疗，必要时行中耳鼓膜置管。

（4）腭裂修复手术的目的和方法是什么？

［答］腭裂手术修复的目的：封闭腭部裂隙、重建软腭肌肉正常形态、延长软腭长度。腭裂修复手术的方法：对裂隙两侧的鼻腔黏膜以及口腔侧黏骨膜进行松解，使其向裂隙侧移动，相对缝合，封闭裂隙，同时将软腭异位附着的肌肉解剖复位到正常位置，相对缝合，形成软腭肌肉环，通过"Z"字成型，延长软腭长度。

3. 治疗要点解析

腭裂修复手术的并发症及处理如下：

（1）术后出血及处理：出血量的判断至关重要。术后口鼻腔少量渗血，无需特殊处理。密切注意渗血量的变化，可采用输入凝血药物、麻黄碱滴鼻、局部压迫等措施。若出血量增加，经上述措施处理无效，则应尽早重返手术室探查止血。

（2）穿孔及处理：腭裂修复术后腭部创口愈合不良，造成腭部大小不一的口鼻腔瘘孔，甚至伤口裂开形成复裂。对于明确会影响腭咽闭合的复裂，应在半年后尽早修复；

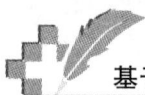

对于大小不一的瘘孔，一般在评估腭咽闭合情况后，充分考虑患儿颌骨生长发育因素，择期行修复手术。

（3）腭咽闭合不全及处理：腭咽闭合不全表现为患儿术后发音时高鼻音、鼻漏气。客观评估患儿腭咽闭合情况后，行手术治疗。

【教师参考要点】

1. 腭裂发生的解剖生理机制。

腭裂由胚胎发育期胚突融合不全或完全不融合所致。如继发腭突未能与鼻中隔和前腭突的一侧融合，则形成单侧腭裂，若与两侧均未能融合，则形成双侧腭裂。

2. 腭裂的分类。

（1）软腭裂：仅软腭裂开。

（2）不完全性腭裂：软腭裂开，并伴有部分硬腭裂开，未裂至切牙孔。

（3）单侧完全性腭裂：悬雍垂至切牙孔完全裂开，斜向外侧到达牙槽突，与牙槽突裂相连。

（4）双侧完全性腭裂：悬雍垂至切牙孔完全裂开，再向两侧斜向前，裂至牙槽突，鼻中隔、前颌骨及前唇孤立于中央。

病例 7　牙槽突裂

【关键知识点】

1. 牙槽突裂的诊断、分类。
2. 牙槽突裂的治疗原则。
3. 牙槽突裂修复手术的方法。
4. 牙槽突裂修复手术的并发症及处理。

【参考文献】

张志愿，俞光岩，2012.口腔颌面外科学［M］.7版.北京：人民卫生出版社.

【病例课堂】

1. 病史

患儿：×××，男，9岁。

主诉：发现牙龈裂开9年。

现病史：患儿出生时即被发现左侧上唇、牙槽、腭部裂开，半岁及一岁时分别行唇裂修复手术及腭裂修复手术。

既往史：无特殊。

查体：左侧上唇皮肤见手术瘢痕，左侧鼻孔略塌陷，左侧红唇下缘见约 2mm 深切迹，口内见 21 牙萌出，21 牙远中牙槽嵴不连续，口腔鼻腔相通，裂隙边缘见 62 牙、63 牙残根，牙龈充血。腭部见手术瘢痕，发音时可闻及高鼻音。

2. 互动性提问

（1）患儿的诊断是什么？

［答］主要诊断：左侧完全性牙槽突裂。

次要诊断：左侧唇裂修复手术后鼻唇畸形、腭裂修复手术后腭咽闭合不全。

（2）患儿需做什么检查？

［答］应行牙槽突 CBCT 检查，明确牙槽突裂周围牙齿牙根形成情况以及裂隙两侧骨块位置情况。

（3）患儿的治疗原则和方案是什么？

［答］现阶段的治疗原则：根据唇腭裂序列治疗，行髂骨松质骨游离移植术修复断裂的牙槽骨，恢复牙槽骨的连续性，有利于裂隙旁边的恒牙正常萌出。方案：拔除 62 牙、63 牙残根，同时进行牙周治疗，待拔牙创口愈合，牙周健康恢复后，行牙槽突裂植骨修复术。

（4）如何提高牙槽突裂植骨修复术的成功率？

［答］1）充分暴露裂隙两侧骨块，增加植入骨与牙槽突骨块的接触面积。

2）合理设计黏骨膜瓣，严密包裹植入骨。

3）在 7~9 岁成骨旺盛阶段进行手术，增加成骨活力。

4）适当应用外源性骨生长因子，增加成骨。

5）术前拔除手术区域内的乳牙、多生牙，有利于充分显露植骨床。

6）术前改善牙周情况，有效预防术后感染，保证植骨存活。

3. 治疗要点解析

牙槽突裂植骨修复术的并发症及处理如下：

（1）感染及处理：去除坏死骨块，加强抗炎治疗。

（2）疼痛及处理：取骨时操作轻柔，避免挖穿髂骨骨壁损伤软组织。

（3）出血及处理：判断出血位置，局部压迫，必要时打开创面，探查止血。

（4）植入骨吸收：植入骨的吸收与植骨床的封闭是否严密、植骨量的多少、手术年龄相关。只能加强手术精确操作来降低植入骨吸收率。

【教师参考要点】

1. 牙槽突裂形成的解剖生理机制。

牙槽突裂由胚胎发育期球状突和上颌突融合障碍所致，其最常发生的部位是侧切牙与尖牙之间，其次在中切牙与侧切牙之间，可单侧发生，也可双侧同时发生。

2. 牙槽突裂的分类。

（1）完全性裂：从鼻腔到前腭骨的牙槽突完全裂开，有宽度不一的间隙，口鼻贯

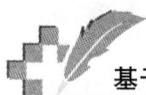

通，常见于单侧或双侧完全性唇腭裂患儿。

（2）不完全性裂：牙槽突有程度不一的部分裂开，鼻底及前庭部位牙槽突有缺损凹陷，但保持连续性，黏膜完整，口鼻不相通，多见于不完全性唇裂患儿。

（杨波　刘显　王夔）